双極うつ病

―― 包括的なガイド ――

編
リフ・S・エル-マラーク
S・ナシア・ガミー

訳
田島 治
佐藤美奈子

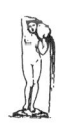

星和書店

BIPOLAR DEPRESSION

A Comprehensive Guide

Edited by
Rif S. El-Mallakh, M.D.
S. Nassir Ghaemi, M.D., M.P.H.

Translated from English
by
Osamu Tajima, M.D., Ph.D.
and
Minako Sato

English Edition Copyright © 2006 by American Psychiatric Publishing, Inc.
All rights reserved. First published in the United States by
American Psychiatric Publishing, Inc., Washington D.C. and London, UK.
Japanese Edition Copyright © 2013 by Seiwa Shoten Publishers, Tokyo

目　次

第 I 部　双極うつ病の診断 ……………………………… 1

第 1 章　双極うつ病の診断　3

診断の妥当性確認手段　3
現象学　5
　　DIGFAST：躁病の中核症状を覚えるための語呂合わせ　7
　　DSM-IV-TR を超えて　8
　　うつ病の現象学　9
　　病気の経過　12
　　遺伝　14
　　治療無反応　15
双極スペクトラム　16
診断についての論争　19
　　誤診　19
　　過剰診断　22
　　　小児と思春期　24／子どもと大人における注意欠陥/多動性障害　25／パーソナリティ障害　28／混合状態と自殺　29
まとめ　30

第Ⅱ部　双極うつ病の神経生物学 …………………… 31

第2章　双極うつ病の神経生物学　33

双極うつ病の特異性　33
双極性障害におけるうつ病エピソード　34
　臨床的特異性　34
　混合性うつ病　35
生物学的特異性についての研究　36
　神経伝達物質の機能についての研究　36
　生理学的研究　41
　　神経生理学　41／陽イオンバランス　42／グリアの異常　42
　生物学的特徴と臨床的特徴の関係　43
双極性障害の脳イメージング研究　43
　構造的イメージング　44
　機能的イメージング　44
　インビボ・スペクトロスコピー（生体内分光検査法）　45
　まとめ　46
再発性うつ病患者における双極うつ病の生物学　46
　病気の経過　46
　遺伝学　48
　　家族研究　48／候補遺伝子研究　48／ゲノム研究　51
　まとめ　52

第3章　双極性障害の遺伝学　55

高い指標の関連　57
　4番染色体　57
　11番染色体　58
　12番染色体　60
　16番染色体　61
　18番染色体　62
　22番染色体　62
　X染色体　63
その他のゲノム　64
　1番染色体　64
　2番染色体　65
　3番染色体　65
　5番染色体　66
　6番染色体　67
　7番染色体　67
　8番染色体　67
　9番染色体　68
　10番染色体　69
　13番染色体　70
　14番染色体　71
　15番染色体　71
　17番染色体　72
　20番染色体　72
　21番染色体　73
将来の方向性　73
まとめ　78

第Ⅲ部　双極うつ病における特別なトピック … 81

第4章　小児双極うつ病　83

疫学　84
臨床像　85
　思春期前の子ども　86
　思春期　88

自殺　89
鑑別診断　90
　　　注意欠陥／多動性障害　90
　　　統合失調症　91
　　　他の病気　91
治療　91
　　　精神療法　91
　　　薬物療法　92
　　　　リチウム　92／抗てんかん薬　92／選択的セロトニン再取り
　　　　込み阻害薬　93
まとめ　94

第5章　双極うつ病における自殺　95

疫学　96
自殺のリスク要因　98
　　　病相　98
　　　臨床経過　99
　　　早期の発症　100
　　　急速交代型　101
　　　精神病像　102
共存症と自殺　102
　　　不安障害　103
　　　アルコールと物質使用障害　104
　　　摂食障害　105
　　　パーソナリティ障害　106
　　　身体疾患の共存　106
遺伝的脆弱性　107

治療介入　107

 精神薬理学的介入：潜在的予防効果　107

  リチウム　108／抗てんかん薬　114／非定型抗精神病薬　114／抗うつ薬　115

 心理療法　116

自殺の予測　117

まとめ　119

第Ⅳ部　双極うつ病の治療と予防　121

第6章　双極うつ病に対するリチウムと抗てんかん薬　123

リチウム　124

 双極うつ病　124

 病相の予防　124

ラモトリギン　125

 双極うつ病　125

 エピソードの予防　126

 併用投与　127

バルプロ酸　128

 双極うつ病　128

 併用　129

 エピソードの予防　130

カルバマゼピン　132

 双極うつ病　132

 エピソードの予防　133

オクスカルバゼピン　134

トピラマート　135
　　他の抗けいれん薬　136
　　　ガバペンチン　136
　　　チアガビン　137
　　　プレガバリン　138
　　　レベチラセタム　138
　　まとめ　138

第7章　双極うつ病に対する抗うつ薬　141

　　有効性　142
　　　双極Ⅰ型障害急性期に対する有効性　142
　　　双極Ⅱ型障害急性期に対する有効性　144
　　　双極性障害における予防効果　147
　　安全性　149
　　　抗うつ薬誘発性急性躁病　149
　　　　抗うつ薬誘発性の急性躁病のリスク要因　151
　　　抗うつ薬誘発性の気分不安定化と急速交代型　152
　　　　観察研究　154
　　抗うつ薬投与に伴う慢性易刺激性不快気分症　155
　　まとめ　156

第8章　双極うつ病に対する抗精神病薬　159

　　抑うつ惹起薬としての抗精神病薬　159
　　抗うつ薬としての抗精神病薬　161
　　まとめ　163

第9章　双極うつ病に対する新しい治療　165

非定型抗精神病薬　166
　クロザピン　166
　リスペリドン　166
　オランザピン　167
　　双極Ⅰ型うつ病の治療におけるオランザピンとオランザピン-フルオキセチン合剤　168／リスペリドンとオランザピンの比較　168
　クエチアピン　169
　ジプラシドン　170
　まとめ　170
電気けいれん療法　171
経頭蓋磁気刺激法　172
迷走神経刺激　173
ケトン食療法　175
　ケトン食療法と双極性障害　176
　ケトン食療法の副作用　177
オメガ-3脂肪酸　177
ミオイノシトール　180
ドーパミン作動薬　102
　プラミペキソール　182
双極うつ病における脳エネルギー代謝　183
　将来の治療に対する意義　186

第10章　双極うつ病に対する心理的介入　187

双極うつ病に対する認知行動療法　190

対人関係・社会リズム療法　193
　　中核症状および付随する問題の心理的治療　194
　　　付随する問題　194
　　　双極うつ病の中核症状　195
　　まとめ　196

第11章　実践と研究の将来の方向性　199

　　臨床的現象学から診断的妥当性へ　200
　　神経生物学における進歩　202
　　遺伝学的研究の方向　204
　　臨床精神薬理学における進歩　206
　　気分障害の生物学的側面と心理社会的側面の統合　208
　　生活の質と機能障害　210
　　公共政策と倫理：新たな問題点　211
　　まとめ　213

文献　215
訳者あとがき　275
索引　279

第 I 部

双極うつ病の診断

第1章 双極うつ病の診断

S・ナシア・ガミー, M.D., M.P.H.
ジャックリン・サジェス, B.A.
フレデリック・グッドウィン, M.D.

　うつ病は，双極性障害の最も一般的な現れ方だが，そう診断するには躁病か軽躁病の病歴が必要である。双極うつ病という診断をする上での難問はこれら2つの行動の存在をつきとめることにあるが，抑うつ状態の患者を前にしたとき，それが双極性障害に由来するのかどうかを確認することは臨床医にとって極めて困難なことがある。

　一般的には，患者が現在大うつ病エピソードの基準を満たしていると判断することは簡単だが，それほど簡単ではなく注意が必要なのは，患者の病歴が単極うつ病と一致するのか，双極うつ病と一致するのかを判断することである。本稿では，精神医学的疾病分類学で用いられる診断の妥当性確認手段に基づいて，そうした診断評価をするための階層的モデルを提唱したい。

診断の妥当性確認手段

　精神医学的診断の古典的妥当性確認手段は，1970年にエリ・ロビンスとサミュエル・ギューズにより統合失調症に関して初めて議論されたが，次の5つの妥当性確認手段が同定された。すなわち徴候と症状，他の障害との境界決定，追跡調査（アウトカム），家族歴，そして臨床検査である。精神医学的診断に複数の妥当性確認手段が必要なことを支持する基本的根

拠は,「絶対的な基準」が存在しないことにある。医学では,臨床医が可能性のある診断をめぐって論議することがよくあるが,最終的には病理学者が正しい答えを出すことになる。それに対して精神医学には,そのような決定的で即時的な解決策は何もない。つまり精神医学には,病理学者のような存在がないということだが,実際には,多くの病理学者が,統合失調症の患者の単純な脳の異常を求めて無駄に全生涯を研究に費やしてきたため,統合失調症は「病理学者の墓場」であるというのがちょっと哀しい冗談となっている。診断のための臓器標本が存在しないため,ロビンスとギューズのような精神医学の疾病分類学者は,エミール・クレペリンの古典的研究に回帰した。クレペリンは,精神疾患の原因を明らかにすることに神経病理学が失敗したことに着目し,「診断は予後である」と強調した[48]。そう述べることで彼は,精神医学的診断は病気の縦断的経過を評価することによって最も明確に確立されることを示した。

　これは,米国で発達した精神分析の伝統とは対照的な見方で,クルト・シュナイダー[65]といった,当時のヨーロッパの一部の学者の間で発展した現象学に焦点を当てた見方とも,対照的である。シュナイダーにとって,診断とは,実質的に,患者の現在の症状の評価に基づくものであったのに対し[48],クレペリンのアプローチが主張するのは,横断的症状というのは,たとえそれがどれほどよく理解されようとも障害の診断には不十分であり,病気の経過は,それ以上ではないとしても,同じくらい重要である,ということである。

　ロビンスとギューズは,米国において標準的な症状志向の診断アプローチに,経過についてのクレペリンの基準と,家族歴と臨床検査という基準も加えた。家族歴は遺伝の影響を組み入れるため,臨床検査は病気のより客観的な測定方法を期待してのことであったが,診断に有効な臨床検査は今のところ開発されていない。そのためこの基準は,さほど強力ではないものの,それでも多少は役に立つものに置き換えられた。それが,治療反応であるが,実際には,治療無反応のほうが治療反応よりも強力な診断妥当性確認手段であることが示唆されている。というのは向精神薬やその他の薬というのは概して非特異的であることが,この数十年間にわたって明らかになったからだ。ロビンスとギューズが提唱した新クレペリン主義

の理論的枠組みは，たちまち疾病分類学における革命をもたらし，結果的に1980年にDSM-IIIが生まれた。それは一部に，クレペリンの診断カテゴリーが最終的に治療的に有効であると思われたことが理由である[48]。リチウムが躁病の治療に有効であり，三環系抗うつ薬がうつ病に有効で，さらにフェノチアジンが統合失調症に有効であることはわかっていたが，リチウムがうつ病にも有効な場合があることや，フェノチアジンによって躁病の治療も可能であること，また抗うつ薬によって双極うつ病や統合失調症の抑うつ症状，不安障害などの多くの他の病気も治療可能であることが，経験と研究から明らかとなった。したがって，治療無反応に着目すると，より特異的な結果が得られる。すなわち抗うつ薬に無反応である場合は双極うつ病の疑いが生じること[56]，抗精神病薬単独ではうつ病において概して効果がないこと[40, 105]，リチウムは統合失調症に概して効果がない[73]ということなどである。

現在，診断に独自の妥当性確認手段としては一般的に現象学と病気の経過，遺伝，および治療無反応の4つが概念化されているが，双極うつ病の評価も，これらの4つの妥当性確認手段を中心として最もよく体系づけることができる。

現象学

表面的なレベルでいえば，双極うつ病の現象学は，過去の躁病あるいは，軽躁病と現在のうつ病の2つの部分があるとして説明される。

DSM-IV-TRに基づく双極うつ病診断の標準的なアプローチは，過去の躁病または軽躁病のエピソードの診断に終始している。これは双極うつ病の診断に必要ではあるものの不十分なアプローチである。抑うつ状態の患者における過去の躁病または軽躁病のエピソードの存在は双極うつ病の診断基準を満たす一方で，このようなエピソードが欠けているからといって，双極うつ病が十分に除外されるわけではない。これには少なくとも2つの理由がある。第一に，I型またはII型の双極性障害は，過去の躁病ないし軽躁病のエピソードについて患者からの報告がない場合でも存在することがあるからである。それは単に患者が過去の躁病症状を十分に報告し

ないためで，躁病エピソードをもつ患者の約半数は自分の躁病症状に対する洞察を欠いていることが研究から明らかになっている[49, 50]。家族へのインタビューは重要で，家族が報告する患者の躁病の頻度は，患者当人の報告の2倍にのぼることがわかっている[67]。これには，ひどい抑うつ状態の最中には過去の出来事についての記憶が不十分であるといった要因も関連するので，患者の自己報告に頼ると熟達した臨床面接能力のある医師でも，双極性障害の誤診を招くことになる。第二に，DSM-Ⅳ-TRは，双極性障害の疾病分類における最終的な見解というわけではなく，より広い定義が有効であることが明らかになってきている。言い換えると，クレペリンが示唆したように，躁病や軽躁病のエピソードが存在しない双極性疾患の診断が正しいことが疾病分類学的研究によって確証されるかもしれない[71]。

　それでも，まずは過去の躁病または軽躁病のエピソードをどのように定義するかという問題から始めていくのが有効である。家族と話をし，外部の情報源を得ることとは別に，臨床医は自分自身の診断の傾向にも注意すべきである。臨床医には，社会心理学者が「プロトタイプ（原型）による診断」と呼ぶものに没頭しがちな傾向がある[30, 110]。医学において，これは実務経験を積むことによる利益でもあり，また災いのもとでもある。徐々に，臨床家は，話し方や服装，非言語的な行動の仕方といった特性が似通っている特定の診断の患者を多数診察するようになる。経験豊かな臨床医ならば，数分以内に，患者の診断または症状について直観的な勘が働き始める。多くの場合，これらの勘は結局正しかったということになるが，そのあとそれらの勘が系統的な評価によって徹底的に追究されない場合，臨床医は，特定の患者に特定の診断という自己実現的な習慣の悪循環にとらわれてしまいかねない。こうなると診立てが正しいのか，間違っているのかが，明らかになることはめったにない。患者が抑うつ状態であるのに，抑うつ状態に見えないことや，精神病であるのに，精神病に見えないこともある。双極性障害の場合においても，重症の躁病であるのに，まったく躁病に見えないこともある。とりわけ医師が心の中に，躁病の患者であれば，多幸的で，誇大妄想があり，行動が奇異であるに違いないというプロトタイプのイメージを抱いている場合にはそうである。

　実際，臨床現場ではよくあることだが，躁病の症状評価は単なる直観や

印象で行うべきではない。うつ病の場合に自律神経症状に注目するのと同様に，臨床医は躁病の基本的な症状を注意深く評価すべきである。しかし臨床医の多くは，躁病の基本的な症状が何であるかさえ十分に理解さえしていない[102]。うつ病の場合は，「SIGECAPS」（もともとマサチューセッツ総合病院でケアリー・グロス医師によって開発されたもの）というように語呂合わせで覚えると記憶しやすかったのと同じで，躁病の症状を系統的に評価するよう臨床医に強く求めるためには，「DIGFAST」（もともとマサチューセッツ総合病院のウィリアム・フォーク医師によって開発された）と覚えるのが便利だろう，というのがわれわれの意見である。

DIGFAST：躁病の中核症状を覚えるための語呂合わせ

DIGFAST は，次の概念を記憶するのに便利である：

Distractibility（注意散漫）──集中を維持することができない。これは，うつ病の場合の集中の低下と対照的である。うつ病の場合は集中を始めることができないのに対し，躁病の場合は複数の課題を始めてそのどれひとつとして終了しなくなる。

Insominia（不眠症）──睡眠欲求の減少。うつ病の不眠症の場合の睡眠の低下と対照で，患者は睡眠が減っても，その翌日にエネルギーは低下しない，または増加する。あるいは，睡眠量に変化がなくても，患者のエネルギーレベルは増加する。

Grandiosity（誇大性）──自尊心の肥大。必ずしも妄想的である必要はない。

Flight of ideas（観念奔逸）──いくつもの考えが競い合っているという主観的な体験。

Activities（活動性）──目標志向活動（社交，性，学校，仕事，家庭での）の亢進。

＊（訳注）SIGECAPS とは，Sleep changes 睡眠の変化，Interest（less）興味・関心の喪失，Guilt 罪責感，Energy（lack）気力の喪失，Cognition Concentration：reduced cognition &/or difficulty concentrating 認知能力の低下とあるいは集中力の低下，Appetite（loss）食欲不振，Psychomotor：agitation or retardation 精神運動制止あるいは焦燥，Suicide 自殺願望。

Speech（話し方）——客観的徴候として多弁。主観的徴候としても，いつもよりおしゃべりになるということがある。これは，患者が普段よりもより多弁となっているかどうかを尋ねることによって判断される。

Thoughtlessness（無分別）——危険覚悟の行動と一般に呼ばれ，まずい結果になる可能性が高い快楽的活動が増加する。ルーチンに評価すべき行動としては，性的無分別，ばか騒ぎして浪費する，衝動的な旅行，無謀な運転の4つがある。

躁病と診断されるのは，多幸的気分が1週間続き，DIGFASTの症状のうち3つが存在する場合か，あるいはいらいらした気分に他の症状が4つみられ，さらに重篤な社会的，または職業的な機能不全が存在する場合である。もし日常生活が損なわれない程度の躁病症状が少なくとも4日間続く場合は，軽躁病と診断される。症状の持続が4日間よりも少ない場合は，特定不能のうつ病性障害と診断される。

もっぱら多幸感をよりどころにすることは，双極性障害における行動をかなり過小評価することになる。というのは，易刺激性だけでも躁病における主な気分変動として十分だし，混合性エピソード（この場合気分は抑うつ的である）は純粋な躁病エピソードと同じくらい一般的だからである[59]。易刺激性は，怒り発作として表現され，単極うつ病よりも双極うつ病に多い[84]。したがって，怒り発作が起こった場合は，DIGFASTの基準について注意深い評価を行うべきだ。その他にDIGFASTをチェックするのは，以下に記す双極性障害のうつ病相の特徴がみられた場合である。

DSM-IV-TRの基準では，軽躁病と躁病の区別は，特定の躁症状に基づくのではなく，社会的または職業的な機能の不全の程度に基づいて，躁病と区別されるが，患者は対人的な機能の不全を過小評価することが多いため，家族の報告が不可欠となる。したがって，家族やその他の第三者の報告がないと，双極性障害を除外するのは，不可能ではないにしても，困難である。

DSM-IV-TRを超えて

過去に躁病または軽躁病のエピソードが存在しない場合や，これらのエ

表1-1 双極うつ病と単極うつ病の間の現象学上の相違

単極うつ病よりも双極うつ病でより一般的であるもの
    非定型的な症状
    精神病
    うつ病性の混合状態
    不安・激越性うつ病
    活力欠乏型のうつ病*
    易刺激性・怒り発作

*関連が疑われるが確実ではない。

ピソードの病歴がはっきりせず，両者を決定的に除外することも組み入れることもできない場合，臨床医は精神医学的診断の4つの妥当性確認手段を用いて，双極性疾患の可能性の評価へ進むとよい。まずは，うつ病の現象学の評価から始め，続いて病気の経過，遺伝，そして最後に治療無反応へと進む。以下の概念はどれひとつとして，DSM-IV-TRでは触れられていないが，双極性障害の疾病分類の歴史の終わりではなく，その歴史における一歩としてみなされるべきであることを再度強調したい。したがって診断のその他の妥当性確認手段も，DSM-IV-TRで唯一採用されている過去の躁病または軽躁病のエピソードの存在の有無と同様に，重要な価値を有しているとみなすべきである。

うつ病の現象学

双極うつ病の症状は，これまで多くの人たちによって単極うつ病でみられる症状と似ていると考えられてきたが，単極うつ病と双極うつ病の間には，うつ病の現象学的表現に違いがあるようである。これらの，おそらく違いと思われるものについては，表1-1で強調して示している。

非定型的なうつ病症状は，単極うつ病よりも双極うつ病で多くみられる[2, 12, 14, 54, 78]。米国国立精神保健研究所（NIMH）によるうつ病共同研究は，20年にわたるうつ病患者の前向きコホート研究であるが，この研究では非定型的なうつ病の病像は，単極うつ病ではなく双極性障害の予測因子であった[9]。非定型病像のDSM-IV-TR基準には，過眠，過食，拒絶への過敏性，鉛様の麻痺，および気分反応性が含まれる。非定型うつ病

のDSM-IV-TRの定義は一部の臨床定義よりも厳格で，主に睡眠と食欲の特徴に焦点を当てている。臨床観察上興味深いのは，双極性障害患者のほとんどはこうした逆転した自律神経症状のどれか1つしかもっていないということである。つまり，過眠だが食欲は減退しているか，あるいはその逆に過食だが不眠という患者が多い。定型うつ病を睡眠と食欲の減退として定義し，非定型うつ病を先述の非定型な特徴のどれか1つが存在していることと定義した場合，双極うつ病エピソードの約90％に非定型の特徴が含まれる。一方，単極うつ病エピソードでは，その約半分にしか非定型の特徴が含まれていない[55]。

精神病性のうつ病も，単極うつ病より双極うつ病に多くみられる[77,78,83]。精神病症状の存在は，確証が難しいことが多いが，これは，精神病性うつ病の患者が躁病や統合失調症の患者よりも自分の症状に対して洞察を多くもっているため，これらの症状を隠す可能性が高いからである[37]。非精神病性うつ病の患者とは対照的に精神病性うつ病の患者で顕著なうつ病症状としては，罪悪感と精神運動性の焦燥や制止と著しい罪悪感の増大がある[98]。したがって，防衛的だが，非常に焦燥が強く，罪悪感に駆られている双極うつ病の患者をみた場合，精神病症状を伴っていることを強く疑うべきである。臨床経験からも，一般的に若い人の精神病性うつ病は，双極性障害の最初の表現であることが示唆される。このような患者で，特に双極性障害の家族歴がある場合は，抗うつ薬よりも，むしろ最初から気分安定薬の使用を注意深く検討するべきである。

うつ病性混合状態というのは，大うつ病に躁的な症状を伴うもので，DSM-IV-TRの混合性エピソードの定義を満たさないものである[88]。こうしたうつ病性混合状態は，激越性うつ病とまったく同一というわけではないが，よく似ている[6]。というのは，うつ病性混合状態のほとんどの定義では，大うつ病エピソードに併せて，2つまたは3つの躁的な症状が必要とされるからである[17]。こうした躁的な症状とは，多くの場合，精神運動性の亢進，観念奔逸，睡眠欲求の低下した期間である。このような定義のうつ病性混合状態は，特に双極II型うつ病で極めて多く[16,17]，単極うつ病よりも双極うつ病にはるかに多いこと[7,15,97]が，多数の研究から明らかになっている。ベナッチ[15]の報告では，躁病様症状を2つもつうつ病が，

単極性患者の41.5％に対して，双極II型の患者では71.8％に存在し，これらの3つの症状をもつうつ病は，単極性患者の7.6％に対して双極II型の患者の46.6％に存在することを明らかにしている。563人の患者についての追跡調査で，ベナッチは，3つの躁病様の症状の存在によって定義されるうつ病性混合状態の罹患率が，双極II型障害の患者の49.5％で生じたことを確かめている[17]。ただしここで注意が必要なのは，これらの報告では多動と焦燥を一緒にしている点である。

　精神運動激越性うつ病以外に，不安うつ病が双極性障害に関係している疑いもある。大うつ病エピソードに不安が併存することはよくあることだが，一般的には診断上の情報を与えてくれるとはみなされない。このような患者がうつ病性混合状態に相当する躁病症状をもっていることはよくあるにもかかわらずである。臨床的に興味深い疑問は，不安うつ病は他の躁病様の症状がない場合に，単極うつ病よりも双極うつ病に多いのかどうかということである。不安症状は，双極性障害において極めて一般的で，不安の診断条件が適用された場合，生涯の共存率は55％から90％にまで及ぶため[28]，不安の共存は，単極うつ病よりも多いと報告されてきた。多くの臨床経験に基づいて，クコプロスとクコプロス[70]はペルージ[87, 89]と同様に，不安と双極性障害の関連を示唆している。うつ病に伴う不安の診断上の意義についておそらく最も重要なベナッチら[21]の調査では，精神的な緊張と焦燥が大うつ病エピソード（単極性と双極II型の両方を含む）の患者336人の15.4％にみられ，多変量回帰モデルにおいて不安緊張から双極II型障害を予測できることを示している。

　活力欠如型のうつ病は，一般的に単極性障害よりも双極性障害と関連があることがしばしば報告されてきた。この活力欠如の一部は，メランコリー型うつ病にみられる顕著な精神運動性の制止としてあらわれている。非定型うつ病とメランコリー型うつ病は，前者では気分反応性が維持されているのに対し，後者では快感喪失が顕著であり，対照的と考えられているが，これらは両方とも単極うつ病よりも双極うつ病に多いことを示唆するデータもいくつかある[78, 83]。この可能性は，不安うつ病や激越性うつ病が双極性を反映しているのかもしれないという上記の仮説とやや矛盾する。実際，精神運動性の亢進は双極うつ病に多いのに対して，精神運動性の制

止は単極うつ病に多いことを示唆する研究もいくつかある[77]。活力欠如型のうつ病は双極性障害と同一とみなされることがしばしばあるが，この見解を支持する文献は限られている。これとは対照的に，うつ病性混合状態やある種の不安・激越性うつ病が単極うつ病よりも双極うつ病の特徴である可能性を支持する根拠が増大している。

　易刺激性や怒り発作も，双極性障害と関係づけられている。易刺激性は，うつ病性混合状態の成分である可能性があるが，不安の場合と同様，臨床的な疑問は，他の躁病様症状がない場合，大うつ病エピソードに伴う易刺激性や怒りが，単極うつ病よりも双極性障害に特徴的なのかどうかである。ベナッチとアキスカル[20]はこれが事実であることを示している。すなわち易刺激性を伴う大うつ病エピソードが双極II型障害の患者では348人のうち59.7％に存在したのに対し，単極うつ病の患者では254人のうち37.4％であったことを示している。大規模な単極うつ病のサンプルでも，うつ病に伴う易刺激性の罹患率が，約40％であったとも報告されている[85]。79例の双極性と単極性の被験者のなかで，怒り発作は著しい易刺激性をもつサブタイプを示しているが，単極うつ病群では26％，双極うつ病群では62％と，双極うつ病に多いことが報告されている[84]。つまり，易刺激性自体は，他の躁病様の症状とは別とみなされるものの，単極うつ病よりも双極うつ病で多く認められる。とはいえ，易刺激性を操作的に定義するのは難しく，診断上は非特異的な点は注意すべきである。

　全体としてみると，大うつ病の現象学は，双極うつ病と単極うつ病の間で異なるようであり，非定型うつ病や，精神病性うつ病，うつ病性混合状態などとしての現れ方が，単極よりも双極うつ病に多いことがかなり確証されつつある。活力欠如型や，メランコリー型，不安，易刺激性などの現れが，両群間で異なっていることも明らかになりつつあるが，そうした関連を確証するにはさらに研究が必要である。

病気の経過

　双極うつ病と単極うつ病では，病気の経過にも違いが存在する（**表1-2**）。クレペリン[71]は，病気の経過を，鑑別診断上の重要な検証因子とと

表 1-2　双極うつ病と単極うつ病の経過の違い

単極うつ病よりも双極うつ病で多いのは：
    発症年齢が早い
    反復性
    産後うつ病
    急速交代型
    うつ病エピソードの持続期間が短い
    病前の性格が発揚（高揚）性格

らえた。双極性障害の場合，発症年齢が比較的早いことで単極うつ病と鑑別される。単極うつ病は発症年齢の幅がより遅く，20代後半から30代前半に中央値がある。発症年齢が25歳または30歳より下のうつ病患者の追跡調査から，このような早発性のうつ病患者は，双極性障害を発症することが多いことが示唆されている。単極うつ病の臨床試験に参加した平均年齢12.3歳の72人の子どもたちについての研究では，10年間の追跡調査で48.6％が躁病または軽躁病のエピソードを起こしていた[46]。当初単極性のうつ病エピソードで入院した74人の若い成人（平均年齢23.0歳）についての別の研究でも，15年の追跡調査で同様の人数（46％）が躁病または軽躁病を発症していた[46]。これとは対照的に，当初の平均年齢が30代未満のサンプルについての追跡調査では，躁転により双極性障害へ診断が変更された率が，11年間追跡調査を行った患者559人のうち12.5％とかなり低かったことが報告されている[9]。

　双極性障害の最初に現れる気分エピソードとして最も多いのは，躁病エピソードではなく，むしろ大うつ病エピソードであることを認識することが重要である[59]。したがって，先述のように，子どもや若い大人で新たに発症したうつ病の場合，双極性障害になる可能性が推定約50％とかなり高い。

　気分エピソードの反復は，単極うつ病よりも双極うつ病でかなり多く認められる。単極うつ病の患者の約4分の1は，13.5年の追跡調査で新たな気分エピソードをひとつも経験しておらず[103]，最初のエピソードが大うつ病エピソードだった患者は回復しやすく，12年の追跡調査でも症状のない可能性がかなり高かった[66]。対照的に，双極性の患者のほぼ全員が

4年間の追跡調査中に反復する気分エピソードを経験し[104]，通常の自然経過では平均して約1年に1回の気分エピソードとなっている[68]。

産後のうつ病エピソードの発症は，単極性，双極性のいずれのうつ病でも高い罹患率を示しているが，単極よりも双極うつ病のほうが多い[45]。1年に4回またはそれ以上のエピソードを示す急速交代型は，双極性障害と比較して単極うつ病では非常にまれである[112]。これは，双極うつ病エピソードが単極うつ病エピソードよりも短いという観察と関係している。推定値は各調査によって異なるが[59]，未治療の場合，大うつ病エピソードが，単極うつ病では平均して6〜12ヵ月持続するのに対し，双極うつ病では3〜6ヵ月間続く。

病前の発揚（高揚）性パーソナリティは，評価上の重要なもうひとつの経過特徴である[31,90]。気分エピソードを評価する場合，それらのエピソードを患者の病前の気分の状態と比較することが重要なことは明らかである。病前の気分状態とは，要するに，その患者の通常のパーソナリティを意味する。発揚性のパーソナリティというのは，慢性的に軽躁状態で，陽気で，社交性に富み，非常に外向的なパーソナリティのことである。このような人は特徴として，ふつうの人よりも睡眠を必要とせず（6時間以下），仕事（仕事中毒）や社会的活動で費やす多大なエネルギーをもっている。彼らはまた性欲も旺盛で，ふつうの人よりも性的無分別が原因による夫婦間の争いを多く抱えやすい。発揚性パーソナリティは，双極性障害をもつ患者の家族に多く認められることが報告されている[34]。また発揚性パーソナリティは，抗うつ薬誘発性躁病の予測因子でもある[61]。正常な気分の状態と交互に起こる，不連続で挿話的な軽躁エピソードをもつ患者よりも，発揚性パーソナリティをもつ重症の反復性うつ病エピソードの患者では双極II型の診断を下すのが難しい場合が多い。

遺 伝

双極うつ病と単極うつ病を区別する主要な科学的基礎が，躁うつ病という広い概念とは対照的に，遺伝研究と関係があるということは，あまり認められていないことが多い事実である。1960年代のペリスによる古典的

研究では，双極性障害をもつ患者には双極性障害と診断可能な家族がいるのに対し，単極うつ病の患者には単極うつ病と診断可能な家族はいるが，双極性障害と診断可能な家族はいないことを示している[86]。

　遺伝研究に関するこの文献には，重要な臨床的意義がある。純粋な単極性のうつ病エピソードがある人に双極性障害の家族歴があるとしたら，それは，双極性と単極性を区別するおそらく最も重要な科学的基盤と矛盾することになる。実際，自発性の躁病または軽躁病のエピソードを経験したことはなくても，双極性障害の家族歴をもつうつ病患者は，抗うつ薬誘発性躁病の危険性が高くなる。自発性の双極性エピソードが明らかに認められないのは，単に患者の年齢を反映しているだけにすぎないことが多い。一見単極うつ病に罹患しているように見えても，双極性障害の家族歴をもつ小児や若い成人の場合，30歳までに躁病エピソードを自然に発症するリスクは50％以上と高い[46, 58]。したがって，診断上は双極性障害の家族歴には大きな比重を置くべきである。

　双極性障害は誤診されることが多く，ましてや先の世代においてはもっとそうで，誤って家族歴に双極性障害なしということも多いので，重症のうつ病や薬物乱用，自殺，精神疾患による入院歴，電気けいれん療法（ECT）の家族歴には注意を払うべきである。このような病歴からは重篤な精神疾患が示唆されるが，双極性障害というのは過去にこのような形で現れることが多い疾患である。

治療無反応

　治療反応性に関する詳細は，第7章「双極うつ病に対する抗うつ薬」で述べているが，そこでは，**表1-3**に挙げた関連を支持する根拠が提供されている。この章では，抗うつ薬に誘発される躁病は単極うつ病よりも双極うつ病に著しく多く，双極うつ病の人の約20％～50％で起こるのに対して，単極うつ病の人では1％に満たないことだけは注意しておきたい[8, 56]。

　臨床的に興味深い疑問として，抗うつ薬誘発性の躁病には古典的な躁病の定義を満たさないバリエーションがあるかどうかということがある。た

表1-3 双極うつ病と単極うつ病の抗うつ薬による治療反応性の違い

単極うつ病よりも双極うつ病で多くみられるのは：
　抗うつ薬誘発性躁病
　抗うつ薬誘発性精神病，混合状態，自殺関連行動
　急性期の無反応
　耐性
　急速交代型

とえば，抗うつ薬は，易刺激性によって主に特徴づけられる診断基準を満たさない軽躁病状態を誘発し[57]，さらにそれがその後慢性化する可能性がある[41]。抗うつ薬はまた，ごく軽症のうつ状態や躁状態を誘発する可能性もあり，不安定化（$roughening$）と呼ばれる[95]。

抗うつ薬誘発性の躁病の症状は混合状態が多い。混合状態は自殺行動を伴いやすく，小児や大人の抗うつ薬に誘発された自殺行動例[69,80,107]の多くが，診断されていない双極性疾患やある種の双極性疾患をもつ人に混合状態が誘発されている可能性がある。

矛盾するデータもあるが[79]，新しい研究からも双極性障害の患者は単極うつ病の患者と比べて，急性期の大うつ病エピソードが抗うつ薬にさほど反応しない可能性があることが示唆される[56]。

耐性出現の頻度，すなわち最初の反応の後抗うつ薬治療を持続しているにもかかわらず再発して，うつ状態となる確率を検証した研究では，単極うつ病よりも双極うつ病のほうがはるかに耐性出現の率が高く，双極性では58％であるのに対して単極性では18％であることが示されている[56]。最後に，抗うつ薬が急速交代型を誘発し，双極性障害の気分エピソードを徐々に増加させる原因となる可能性があることを指摘する論文[56]が増えているが論争の的となっており，これに関してはガミーら[54]によるレビューがある。

双極スペクトラム

双極うつ病と単極うつ病を鑑別する方法についてのこれまでの議論は，双極スペクトラムという全般的な概念とも関連がある。双極スペクトラム

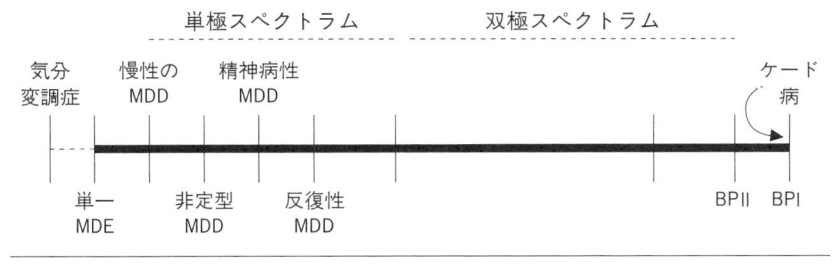

```
          単極スペクトラム            双極スペクトラム
気分     慢性の   精神病性                                      ケード
変調症   MDD     MDD                                          病

         単一    非定型   反復性                        BPII  BPI
         MDE    MDD     MDD
```

図1-1　躁うつスペクトラム

注：ケード病とは，古典的な双極Ⅰ型障害（ジョン・ケードによって1949年に発見された）を示すために，テレンス・ケッターが博士が最初に提唱した用語で，この障害は，リチウムに非常によく反応することが多い（パーソナル・コミュニケーション2001年7月）。
略語：BPⅠ＝双極Ⅰ型障害，BPⅡ＝双極Ⅱ型障害，MDD＝大うつ病性障害，MDE＝大うつ病エピソード。
出典：Ghaemi SN, Ko JY, Goodwin FK："Cade's Disease and Beyond：Misdiagnosis, Antidepressant Use, and a Proposed Definition for Bipolar Spectrum Disorder." *Canadian Journal of Psychiatry*, 47：125-134, 2002[53]．

という考え方は，単極うつ病や双極Ⅰ型・Ⅱ型障害の古典的定義を満たさない患者が多いという事実から始まっている。図1-1で示したように，多くの患者は，これまでに述べたうつ病の現象学や病気の経過などの点で，双極性の特徴を明確に示しているものの，自発性の躁病や軽躁病のエピソードの診断ができなければ双極性障害のⅠ型やⅡ型の診断は下せない。

　双極スペクトラムの概念は比較的新しく，主にアキスカルによって近年復活されたものだが[3]，もともとはクレペリンの躁うつ病概念（図1-2参照）[71]に由来していることを認識することが重要である。クレペリンの見解では，躁うつ病の鍵となる重要な特徴は，双極性と，反復性単極性の病状の両方とも反復性という点である。これは，現在の1980年のDSM-Ⅲ以来の疾病分類学とは対照的で，現在の疾病分類学では両極性をこれらの気分障害を診断するための主要な基盤としてみなしている。つまりクレペリンにとっては，患者がどのようなタイプの気分エピソードを経験したかではなく，どれほどの数の気分エピソードを経験したかが問題なのである。ところがDSM-Ⅲ以降は，エピソードが躁病かうつ病かという極性だけが重視されている。

　双極スペクトラムの分類にはさまざまな方法が提唱されてきた。双極性

18　第Ⅰ部　双極うつ病の診断

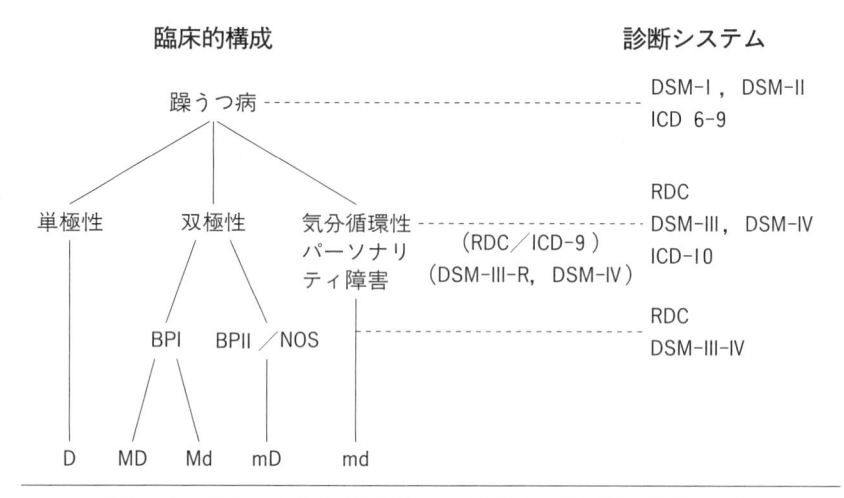

```
            臨床的構成                              診断システム

           躁うつ病 ---------------------------------- DSM-I, DSM-II
          ／    ＼                                    ICD 6-9
         ／      ＼
                                                     RDC
   単極性    双極性    気分循環性 -------------------- DSM-III, DSM-IV
                     パーソナリ   (RDC／ICD-9)       ICD-10
                     ティ障害   (DSM-III-R, DSM-IV)

            ／   ＼                                   RDC
          BPI    BPII／NOS -------------------------- DSM-III-IV
         ／＼   ／＼    ＼
        D  MD Md  mD   md
```

図1-2　躁うつ疾患との区別となる双極性／単極性の特徴の評価

注：BPI＝双極Ⅰ型障害，BPII＝双極Ⅱ型障害，D＝大うつ病，d＝亜症候性，M＝躁病，m＝軽躁病，NOS＝特定不能，RDC＝研究用診断基準
出典：Goodwin FK, Ghaemi SN: "An introduction and history of affective disorders," in *Oxford Textbook of Psychiatry,* Vol 1. Gelder MG, Lo-pez-Ibor JJ Jr. Andreasen NC. Oxford, England, Oxford University Press, 2000, pp677-680.

疾患をⅢ型，Ⅳ型など[4]，さらにサブタイプ分けしようとしたアプローチもあるが，われわれが提唱してきたのは，それとは別のアプローチで，こうした双極スペクトラムのサブタイプすべてをまとめて，「双極スペクトラム障害」（BSD）と呼ばれる全般的なカテゴリーにしようというものである[47]。BSDの発見的定義を，**表1-4**に示した。初期の研究から，これによって現在では単極うつ病として分類される多くのうつ病性障害の患者を捕捉することができる有用な診断となることが示唆されている。外来を一定期間に連続して受診した若者87人についての調査では，83.9％が，DSM-IV-TRにしたがって単極うつ病と診断されたが，双極スペクトラム障害の基準が用いられた場合，この集団の47.1％がBSDと診断可能であった[101]。難治性単極うつ病の患者61人についての調査では，DSM-IV-TRの単極性グループの52％が，この定義のもとでBSDと診断可能だった[99]。

　双極性障害の非常に狭く均質な定義とは対照的な，単極性障害の非常に

表1-4　双極スペクトラム障害の定義の案

A．少なくともひとつの大うつ病エピソード
B．軽躁病または躁病の自発性エピソードがまったくない
C．次の項目のどちらかに加えて基準Dから少なくとも2つの項目か，あるいは次の項目の両方に加えて基準Dから1つの項目：
　1．第1度親族に双極性障害の家族歴
　2．抗うつ薬誘発性の躁病または軽躁病
D．基準Cからひとつの項目も存在しない場合，次の9つの基準のうち6つが必要とされる：
　1．発揚（高揚）性パーソナリティ（病前のうつ状態がないときに）
　2．反復性の大うつ病エピソード（3回以上）
　3．短期の大うつ病エピソード（平均して3カ月未満）
　4．非定型うつ病症状（DSM-IV-TR基準で）
　5．精神病性うつ病エピソード
　6．大うつ病エピソードの発症年齢が若い
　7．産後のうつ病
　8．抗うつ薬の効果の消失（再発予防ではなく急性期の反応）
　9．3種類以上の抗うつ薬による治療に反応しない

出典：Ghaemi SN, Ko JY, Goodwin FK："The Bipolar Spectrum and the Antidepressant View of the World." *Journal of Psychiatric Practice* 7：287-297, 2001.[52]

広範囲で異種性の高い定義を維持することに意味があるのかどうかを明らかにするには，今後の臨床研究が必要である。こうした研究によって，双極性の概念を広げることが，科学的にも臨床的にも意味があることが示されるであろう。

診断についての論争

誤診

　現在，きわめて多数の研究から，双極性障害をもつ人の約40％が当初単極うつ病と誤診されていたことが確かめられているが[52]，誤診というよりも，病気の自然な経過という問題であるケースもある。うつ病エピソードが躁病エピソードに先行した場合，現在の疾病分類学が正確に適用されると誤診につながる。これは偽単極うつ病と呼ばれることもある。とはい

え双極性障害の患者の約90％は，大うつ病エピソードを3回経験するまでには，躁病エピソードを経験することになるので[59]，ある時点で臨床医は躁病エピソードを観察し，診断する機会をもつことになる。さらに少なくともある1つの臨床研究では，偽単極性自然経過という問題について補正を行ったところ，37％の誤診率が明らかになった[51]。

　上に述べた臨床研究とは別に，双極性障害の患者では，50％以上の誤診率が出されている[63,74]。調査と臨床研究のいずれもが，患者が双極性疾患のためにメンタルヘルスの専門家に助けを求めた時点から，正しく診断されるまでに約10年を要することを示している（Ⅰ型のほうが短く，Ⅱ型のほうが長くなる）[51]。誤診につながるもうひとつの理由として，精神科医の診療を受けることに同意せず，心理士かソーシャルワーカーに会うことを求める患者が多いことがある。この集団を比較した唯一の調査では，双極性の診断が下される前に，医師以外のメンタルヘルスの専門家を受診した数が，医師すなわち精神科医を受診した数の2倍に上っている[51]。この調査から，医師以外のメンタルヘルスの専門家の場合は双極性障害の診断を下すまでに平均8.9年かかったのに対して，精神科医は平均して6.5年を要することが明らかになっており，いずれがよいともいえない。

　現在，うつ病患者の多くがプライマリーケア医による治療を受けているが，そこでの誤診の頻度は，不明である。この問題を調べるため気分障害質問表（Mood Disorder Questionnaire：MDQ）などの自記式尺度が用いられてきたが，それらはプライマリーケアの場合では必ずしも正確な診断手段ではなく，臨床診断に限定的に代わるものとしてとらえた方がよい。そうした点もふまえた調査のひとつでは，プライマリーケアでの双極性障害について91％の誤診率を示している[35]。また別の調査では，地域でMDQでポジティブで双極性障害の可能性がある85,358人の患者のうち，実際にそう診断されて治療されていたのは，80.2％だけだったと報告されている[62]。これは興味深いことで，こうした患者のうちMDQによって誤って双極性障害と判定された人も一部いるとは考えられるが，彼らの大多数が誤診されていた可能性は極めて低い。

　したがって，メンタルヘルスの臨床場面では，双極性障害を抱える人の約半数が，当初の10年は誤診されると結論するのが妥当であろう。プラ

表1-5 双極性障害の誤診の理由

- 疾病分類が躁とうつという極性に基づいたアプローチであること
- 躁病に対する患者の病識欠如
- 躁病の症状に関する臨床医の知識不足
- 臨床診断がプロトタイプに基づいたアプローチであること
- うつ病エピソード急性期には記憶力が低下していること
- 家族やその他の治療者との接触を臨床医が避けてしまうこと

イマリーケアの医療場面では，誤診率はおそらくもっと高くなるであろう。

　最後に，診断基準自体も，双極性障害の誤診の原因となっている。アミンら[10]は3年の追跡調査で，双極性障害の診断がICD-10基準にしたがって診断された患者の91％で維持されていたのに対し，DSM-Ⅳ基準にしたがって診断された患者では78％しか維持されていなかったことを明らかにしている。こうした不一致の原因はDSM-Ⅳの枠組みが障害そのものよりも，エピソードを高い信頼性で定義しているという事実にある。つまりDSMの方法では，病気の自然経過や縦断的パターン，再発の病歴という重要な特徴が排除されている。

　要するに，双極性障害の診断の状況は，まったく容認できるものではない。ここ10年間，双極性障害についての研究や著作，議論，および持続的な教育活動が増加しているとはいえ，残念ながら誤診率に変わりはなく，改善の兆候はみられない[63]。

　誤診の重要な理由を，**表1-5**に示しているが，双極性障害の誤診を招く最も重要な要因は，おそらく病識の欠如であろう。前に述べたように，急性の躁病の患者の約半数は，自分が躁病のエピソードを経験していることに気づいていない。したがって，患者がうつ病を示している場合，DSM診断でトレーニングを受けた臨床医が過去の躁病や軽躁病を見つけだそうとしても，患者は2分の1の確率でそれらの症状を否定することになる。

　つまり，DSM-Ⅳ-TRの構成では，患者が自分が過去に躁病だったことがあるという理解を欠いていることが多いにもかかわらず，躁病の発見が必要条件となっているため，必然的に双極性障害の誤診の可能性が高くなっている。**図1-3**に示すように，患者がうつ病を示している場合，臨

うつ病の鑑別診断

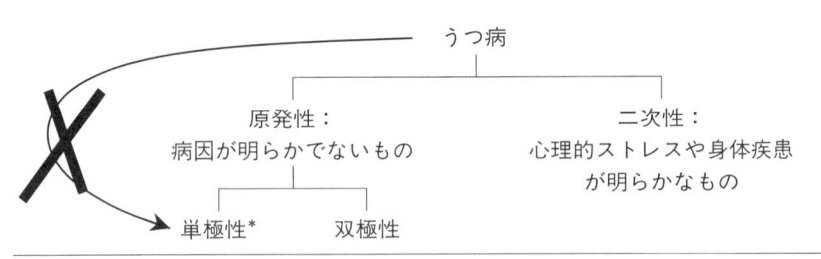

```
                    うつ病
                  ┌───┴───┐
              原発性：        二次性：
           病因が明らかでないもの  心理的ストレスや身体疾患
                              が明らかなもの
            ┌───┴───┐
         単極性*    双極性
```

図1-3 DSM-IV-TRの躁とうつの極性に基づく双極性障害の診断アプローチがどうして誤診につながるのか

*除外診断

出典：Goodwin FK, Ghaemi SN："An Introduction and History of Affective Disorders," in *Oxford Textbook of Psychiatry,* Vol 1. Edited by Gelder MG, Lopez-Ibor JJ Jr. Andreasen NC. Oxford, England, Oxford University Press, 2000, pp677-680.

床医が躁病の病歴を正しく把握していなかったり，躁病の症状についてまったく尋ねないことが多いため，単極うつ病と診断されてしまう。そうではなくて，単極うつ病の診断を下す前に，二次性のうつ病と双極うつ病を除外診断する必要がある。抑うつ状態の患者をみた場合，単極うつ病という診断は最初に下すものではなく，除外診断をしたあとに，最後に下すべき診断である。

過剰診断

双極性障害の誤診がここ10年間に減少していないことを示す根拠があるにもかかわらず，臨床医や研究者のなかには，双極性障害の過剰診断の可能性について懸念を示す人もいる。この懸念は，とくに双極スペクトラムの定義を広げることをめぐる議論で表明されている。

これまで双極性障害の過小診断が続いているという見解を支持する広範囲にわたる文献について触れたが，それとは対照的に，かなり限られたものではあるが双極性障害過剰診断の実証的な根拠を提供する論文がある。双極性障害の「過剰診断」と「誤診」についてMEDLINEで調べると，

双極性障害過剰診断の可能性を示した報告は3つしか見つからず，しかもそのうち2つは編集者への手紙のなかの症例報告である。

　唯一発表された研究では[72]，双極性障害の臨床診断で入院した青年期の若者53人のうち，DSM-Ⅲ-R 基準を満たしていたのは72％だったことから，28％はこの病気と誤って診断されたことが示唆される。しかし，このあとで述べるように，双極性障害の DSM 基準は成人の研究を通して作られたもので，はたしてそれが小児思春期の患者集団にも同じように適用可能なのかどうかは議論の余地がある。過剰診断の可能性があると報告された症例でも，それらの患者が実際に双極性障害でないことを確定するのは容易ではない。たとえば，編集者に宛てた手紙の著者がなぜ患者が双極性障害ではないと考えたのかというと，バルプロ酸に対しては反応がなく，抗うつ薬にはよく反応したことが主な理由であった[64]。もちろん，薬の反応は情報を与えてくれるが，極めて非特異的で診断の妥当性を支持する情報源としては，それだけでは有用ではない。

　本章全体を通じて述べているように，診断の妥当性を確立するには複数のデータ源が必要である。持続期間の条件を除外し，DSM-Ⅳ-TR よりも双極性障害の拡大したアプローチを用いた他の研究では，小児における双極性障害の過小診断の比率がもっとずっと高いことが報告されている。DSM-Ⅳ-TR の基準を用いながらも持続期間の条件は除外して診断された82人の小児（平均年齢10.6歳）の研究では，90％が双極性障害と診断されていなかった[42]。

　双極性障害の診断に関する未発表データを探していたとき，われわれは双極性障害カンファレンスで発表されたポスターを発見した。このポスター発表では，双極性障害の臨床診断をもつ70人の成人入院患者が研究調査の準備のなかで DSM-Ⅳ-TR のための構造化臨床面接（SCID）を用いて再診断されている[23]。DSM-Ⅳ-TR 基準に基づいて双極性障害のいずれかのタイプと診断されたのは78％だけであった。興味深いのは，この研究では双極性障害以外で入院していた患者のなかに双極性障害をもっていると思われる患者も何人か観察されていたことである。そのような過小診断が疑われる7つの症例のうち5人は実際に SCID 面接で双極性障害の基準を満たしていた。つまりこの著者は過剰診断と過小診断の両方の

証拠を見出していた。この研究から患者によっては誤って双極性障害と診断されたことがあるという思春期の双極性障害に関する先行研究が部分的に確かめられたことになる。これらの推定が正しいとすると，双極性障害と診断された入院患者の約25％が現在のDSM-IV-TRの基準にしたがうと，この病気ではない可能性がある。その一方で，DSM-IV-TR基準を用いていると，双極性障害の患者の約40％が，最初は他の病気と誤診されることになり，過小診断のほうが今なお過剰診断よりも問題である。

もちろん，現在の診断基準を用いた際の過小診断や過剰診断という問題以上に，双極性障害の現在のDSM-IV-TR基準がはたして妥当なのかどうかという重大な問題がある。これは双極スペクトラムという問題で，その解決には疾病分類学的に方向づけられた遺伝学や神経生物学的研究とともに，よりよい臨床研究や疫学研究が必要である。

小児と思春期

子どもの双極うつ病の診断という問題は，極めて複雑でもあるし極めて単純でもある。単純な面からはじめると，双極性障害は前に述べたように単極性障害よりも発症年齢が早い。うつ病を経験している平均年齢12.3歳の子どもたちの研究データによると，約半数が21歳までに双極性障害を発症することが示されている[46]。したがって，子どもの双極性障害の問題とはうつ病の問題であり，子どもが抑うつ状態にある場合，双極性障害である可能性は高く，おそらく約50％である。抑うつ状態の子どもに双極性障害の家族歴がある場合，双極性障害である可能性はさらに高くなる。したがって，たとえ躁病や軽躁病のエピソードが明らかでなくても，抑うつ状態の子どもをみた場合は，臨床医は病気が双極性障害でないかを強く疑うべきである。

問題の複雑な面とは，成人用に作られたDSM-IV-TRの躁病の診断基準が，子どもにも適用可能かどうかということである。大人の診断基準を子どもに対して同じように適用しないというのはある程度筋が通っているように思われる。小児期の双極性障害の診断基準を確立させるためには，成人期に至る追跡調査を伴った小児の研究が必要である。そうした研究はすでに始まっており，そこで明らかになりつつあるエビデンスは，次のふ

たつのカテゴリーに該当する。研究結果のひとつの方向として，子どもの双極性障害は，気分の高揚と誇大性，睡眠欲求の減少，観念奔逸，過剰な性欲の存在によって最もよく確定できることが明らかとなっている[47]。ほとんどの臨床医はこの定義には賛成するであろうが，気分の高揚や誇大性がなく，むしろ怒りっぽさと攻撃的な行動が躁病の表現である子どもがいるかどうかということに関しては議論の余地がある[203]。クレペリンの時代までさかのぼった臨床経験と[106]，大人に関する最近の研究[32]からは，易刺激性と攻撃的な行動が，実際に多くの患者において躁病エピソードの重要な構成要素であることが示されている。しかも多幸的な躁病は大人の躁病エピソードでも少なく，混合性や易刺激的な気分のほうが圧倒的に多い[32]。実際，子どもは特に過激で，おそらく大人よりもセロトニン再取り込み阻害薬（SRI）誘発性の躁病を起こしやすい[11]。したがって，子どもの躁病エピソードでは気分高揚よりも易刺激性が主に現れるとしても驚くべきことではないが，他の躁病基準を満たす症状が存在しない場合，DSM-IV-TR の定義を現状では満たしておらず，そのことが現在の論争となっている。このような子どもを成人まで追跡調査することで，小児期のこのような症状の現れ方が実際に小児期の双極性障害の特徴かどうかを裏づける最善の根拠となる。

子どもと大人における注意欠陥／多動性障害

小児では注意欠陥／多動性障害（ADHD）と双極性障害の鑑別が診断上の重大な問題となっているが，非常にやっかいなのは主に転導性や多動の症状がどちらにも認められることにある。ある研究では，DSM-III-R の双極性障害の基準を満たした子どもの約 90 ％が，ADHD の基準も満たしていた。対照的に，ADHD の子どものうち，双極性障害の基準を満たしていたのは約 25 ％しかいなかった[113]。したがって，ADHD と診断可能で，中枢刺激薬によく反応する子どもが多い一方で，ADHD と思われる子どものなかには実際には双極性障害の子どもがいる。この観察は，双極性障害をもつ大人の約 9.5 ％は，回顧すると，小児期に ADHD と診断される可能性があることを示唆する研究からも支持される[81]。中枢刺激薬の使用は診断に役立つものではないが，その他に躁病を疑わせる症状と双

極性障害の家族歴がある場合には有用な情報となる。このような子どもの場合，中枢刺激薬は効果がないことが多く，あったとしてもその効き目は限られていて，顕著な易刺激性と攻撃性を伴った躁病エピソードの引き金となりかねない。82 人の子どもたちに関するある調査では（平均年齢 10.6 歳），18 ％がアンフェタミンで躁病を発症しているが，他の抗うつ薬による躁転率は，もっと高かった（44 ％）[43]。中枢刺激薬による治療を受けた双極性障害の子どもは，中枢刺激薬による治療を一度も受けたことがない双極性障害の子どもよりも発症年齢が早いことが，ある調査で示されている[36]。この結果は他の要因による影響を受けているかもしれないが，ひとつの可能性として，中枢刺激薬が双極性障害の発症を早め，病気の経過を悪化させたとも考えられる。幼若な動物に対する中枢刺激薬長期投与の神経発達上のリスクについても報告がなされてきており[25]，双極性障害の危険要因をもつ子どもに用いる場合にはリスクとベネフィットを慎重に考慮する必要がある[108]。

そのため子どもの ADHD の診断にあたって，特にこの障害の治療のために中枢刺激薬を使用する際には注意が必要である。米国における ADHD の診断についての初の全国的なコミュニティレベルでの調査[33]で，2003 年には，4〜17 歳の子どもの 7.8 ％が ADHD と診断されていたことが明らかになった。ADHD の診断は，女児よりも男児にはるかに多かった（女児対男児＝44.4 ％対 11.0 ％）。また 9〜17 歳の子どもでは，4〜8 歳の子どもの 2 倍の頻度で診断されていた（9〜17 歳対 4〜8 歳＝9.7 ％対 4.1 ％）。子どもが白人で保険に入っており，米国の貧困水準を下回っている場合に，診断を受ける可能性がより高かった。ADHD の診断を受けた子どもの約半数は中枢刺激薬を投与されていた（4.3 ％）。ここでも，男児の割合が女児よりもずっと高かった（6.2 ％対 2.4 ％）。他の研究で示された ADHD 過剰診断の根拠は，診断の顕著な地域差の所見によって幾分裏づけられている。ADHD の診断は，裕福な州と比較して，貧困水準が最も高い州で診断される可能性が高かった（5 ％〜5.5 ％という最低の診断率だったのはコロラド州とカリフォルニア州，一方，10 ％〜11 ％という最高の診断率だったのはアラバマ州，ルイジアナ州，ウェストバージニア州であった）。アラバマに住んでいることが，カリフォルニアに住ん

だ場合よりも ADHD にかかりやすくするという生物学的理由が何もないことは明らかで，診断と治療につながる社会的，経済的要因が関係しているように思われる。

　子どもの ADHD の診断と治療には限界があるとはいえ，適切に診断された子どもにおける診断の妥当性と治療の有用性を裏づけるエビデンスは，大人よりもはるかに広範囲にわたる。しかし大人の ADHD の診断は，2002 年に登場した大人の ADHD のための最初の薬ストラテラ（アトモキセチン）の製薬メーカーによるマーケティングと同時に，きわめて一般的となった。大人の ADHD という診断の妥当性についてはいくつか研究が行われているが，子どもの ADHD よりもはるかに限られており，独立した研究グループによる追試が待たれる。

　かつては ADHD は大人になるまで続かないと一般に考えられていた。大人の ADHD に対する関心が最近高まっているにもかかわらず，大人の ADHD という概念を支持する最近のレビューでは，わずかに 2 つの研究にしか言及していない[111]。ひとつは，63 人の子どもを 15 年間にわたって追跡した 1985 年の調査では，少数の子どもは成人期早期に入るまで症状をもち続けていたことを報告している[109]。もうひとつの調査は青年期の若者の 6 年間のフォローアップに関するもので，多動は改善したものの注意欠陥はいくらか続いていることを報告している[1]。1 世紀にもわたる広範な双極性障害に関する文献[106]と比較し，大人の ADHD という概念の妥当性を支持する病気の経過に関するこれらのデータは，説得力があるようにはとうてい思われず，大人の ADHD の診断と治療になおいっそうの注意が必要なことを示唆している。

　ADHD のためにしばしば中枢刺激薬であるアンフェタミンを求める大人の患者は物質乱用に陥っていることがあることは特筆すべきであり，アンフェタミンによる治療が効いて注意力が改善したとしても，それで ADHD 診断の妥当性が証明されたわけではない。したがって臨床医は過去に物質乱用の経歴がないか十分調べるとともに，このことについてすべての患者と話し合う必要がある。前に述べたように治療反応性は 4 つの診断妥当性確認手段のひとつにすぎず，しかもそれはそのなかでも最も弱く，最も非特異的なものなのである。これはとくに薬物乱用のケースに直面し

たときに問題となる。アンフェタミンが乱用される理由は診断の如何にかかわらず正常な人の注意力を改善するためで[76]，このような改善は診断とは関係があるわけではない。

パーソナリティ障害

　白熱した議論を呼ぶもうひとつのテーマは，双極性障害が境界性パーソナリティ障害といったパーソナリティ障害の診断を犠牲にして過剰に診断されているのではないかということである[5, 24, 75, 84, 100]。この議論は症例報告[26]に基づいて行われてきたが，この問題に関する実証的なエビデンスはひとつもない。その一方で異常な気分や不安定な気分を示す患者が抗うつ薬や気分安定薬によって気分エピソードが解消すると，ボーダーライン特性がなくなってしまうことが多いのに，境界性パーソナリティ障害であると過剰に診断されていることを示す広範囲な研究がある[44, 91]。したがって，実証的根拠からは大うつ病エピソードと躁病または軽躁病エピソードをもつ人を境界性パーソナリティ障害と診断することを控える必要がある。むしろ臨床的には彼らの気分エピソードを治療することが理にかなっている。それらのエピソードが解消し正常な気分の状態になってもなお境界性パーソナリティ障害の特性が持続する場合は，本当に共存症として存在することになる。

　その一方で，軽躁病や躁病エピソードがなく境界性パーソナリティの特性が長年にわたって続いている人がいることも確かで，そのような人たちは境界性パーソナリティ障害の診断で主に心理療法を受けるのが最善である。その場合，軽躁病や躁病の症候群の定義を満たさない気分の不安定さは，境界性パーソナリティの病気の特徴であることが多い。一般に気分の不安定さが双極性障害の予測因子である可能性を示唆するデータもあるが[19]，狭義のDSM-IV-TRモデルとより広い双極スペクトラム障害のモデルのいずれも，気分エピソードの症候群の定義を満たすためには他の症状を必要としており，そうした古典的アプローチを強調するのが，理にかなっている。

　このような2つの症候群におけるオーバーラップの存在を認識する必要がある一方で，双極性障害が優位なケースと境界性パーソナリティ障害が

優位なケースを明らかにするために，懸命に診断に取り組むことも必要であるというのが，われわれの見解である。ボーダーラインと双極性障害の問題に関しては実証的なエビデンスは限られているが，こうしたアプローチを支持するものもある。双極II型障害の患者において，ベナッチは情動の不安定性というボーダーラインの特質が広範囲にわたってオーバーラップしているものの，衝動性に関してはボーダーラインの基準を満たしていないことを示した[18]。同様の結果は別のグループによるもっと前の研究でも明らかにされている[60]。このように気分の不安定さは2つを区別する有用な診断的特徴ではないが，リストカットなどのボーダーライン的な衝動行動は双極性障害においてはあまり多くはない。躁病と軽躁病の標準的な定義に臨床医が注意するだけで，双極性障害患者の大部分は，たとえII型だとしても境界性パーソナリティ障害とかなり鑑別できる[13]。

ここで重要なのは気分の不安定さといった単なる症状のオーバーラップを越えた他の診断妥当性確認手段，特に本章全体を通じて述べてきた病気の経過や家族歴を用いることである[82]。

混合状態と自殺

抗うつ薬で治療された人のなかに一部，自殺の潜在的リスクが増大した人がいるということから，そのようなうつ状態の患者は，むしろ混合状態を経験していたのではないかという疑問が上がっている。前に述べた混合状態の広い定義が妥当であるとすると，現在大うつ病エピソードと診断されている人の多くが，実はうつ病性混合状態を経験していることになる。抗うつ薬は混合状態を引き起こす[30]か，悪化させる可能性があり，限られたデータではあるが，抗うつ薬では混合状態のエピソードにおける抑うつ症状が改善しないことが示されている[92]。混合状態のエピソードは自殺傾向が高いことと関連があることが知られており，おそらくエネルギー欠乏型の純粋なうつ病よりもはるかにリスクが高い[39]。

したがってセロトニン再取り込み阻害型の抗うつ薬の臨床試験に参加したうつ病の子どもの約半数に躁病や軽躁病が出現する可能性があるというデータを考慮すると，彼らの多くが実際には双極性障害であった可能性がないとはいえない[46]。彼らはその後，抗うつ薬誘発性の混合状態のエピソ

ードを起こしやすくなり，それに付随して自殺傾向が起こってくる[22]。すでに論じたように，同様のリスクは20代の若い成人にもおそらく当てはまるであろう[58]。

　これに関連した問題として，臨床医の多くが混合状態のエピソードを純粋なうつ病エピソードと誤診し，抗うつ薬による治療をしているという事実がある。うつ病性混合エピソードに対する抗うつ薬の使用を支持するデータは非常に限られているが[29,93]，だからといって臨床医にこうした診療行為を止めさせることにはなっていない。その一方で，抗けいれん薬と抗精神病薬は効果がはるかに高い可能性があり[27,96]，うつ病性混合状態に対しては純粋な大うつ病とは異なることが明らかにされており，これらの薬物をもっと真剣に考慮する必要がある。要するに，抗うつ薬によって誘発される自殺傾向（自殺念慮と自殺企図）という問題は，実際には不適切に治療された双極うつ病とうつ病性混合状態という氷山の一角であるかもしれないと言える。

まとめ

　双極うつ病は極めて一般的であるが，単極うつ病と混同されることが多いもうひとつのうつ病である。双極うつ病と単極うつ病の現れ方には疾病分類学上の重要な違いが存在する。したがって，双極うつ病を単極うつ病と誤って診断することは重大な臨床上の問題であり，注意を要する。本章では，それらの違い，とくにうつ病の現象学と経過，家族歴，および抗うつ薬に対する無反応に注目した。双極スペクトラムの概念も発見的な意味で重要であり，疾病分類学上のさらなる研究によって妥当性が示されるかもしれない。診断上のいくつかの重要な論議の解明に関してはさらに研究が必要である。

第 II 部

双極うつ病の神経生物学

第2章
双極うつ病の神経生物学

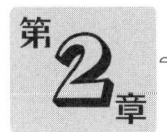

アラン・C・スワン, M.D.

双極うつ病の特異性

　双極うつ病の生物学には，双極性障害のうつ病エピソードの生物学と，うつ病エピソードを生じるこの疾患の生物学が含まれる。双極うつ病の生物学を理解することで診断や治療の効果は高まるはずである。現在の疾病分類学では双極性障害と診断するには躁病または軽躁病が必要であるが[58]，ほとんどの患者で，うつ病がこの疾患の最も顕著な特徴である。標準的な双極性障害患者は躁病の3倍もの時間をうつ状態で過ごし[136]，うつ病エピソードが双極性障害の心理社会的障害のほとんどと，自殺による死亡と関連している[105]。双極性障害は通常躁病や軽躁病からではなく，うつ病から始まるため，多くの場合，誤診されたまま相当な期間を過ごすことになるが，最初のエピソードが躁病だった場合と比べて病気の経過は悪い[131]。したがって，最初の躁病エピソードよりも前に双極性障害を発見するのが目標である。

　図2-1に双極性障害の特異性を示す可能性のある4つのモデルを示した。すなわち1）双極うつ病と単極うつ病をまったく別な臨床的，生物学的症候群と考える，2）生物学的には別個の双極うつ病と単極うつ病だが2つの疾患とも臨床的には似通っている，3）うつ病は双極性障害と単極性障害でオーバーラップしていて，非特異的な生物学的，臨床的な症候群である，4）いわゆる双極性障害と単極性障害を同じ疾患の形態の違いと

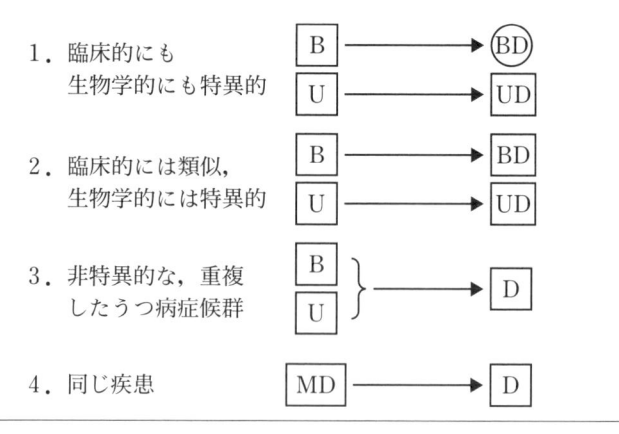

```
1. 臨床的にも         B ──────→ BD
   生物学的にも特異的   U ──────→ UD

2. 臨床的には類似,    B ──────→ BD
   生物学的には特異的   U ──────→ UD

3. 非特異的な, 重複    B ⎫
   したうつ病症候群    U ⎭ ──────→ D

4. 同じ疾患          MD ──────→ D
```

図 2-1 双極うつ病の特殊性のモデル

注：うつ病エピソードと双極性障害の間の特異性の4つのモデル。
略字：B＝双極性，D＝うつ病，M＝躁病，U＝単極性。

考える。本章ではこれらの可能性の面から双極性障害の生物学について検討してみたい。簡潔を期すために非双極性，反復性，原発性うつ病を単極うつ病と呼ぶ。

ここでは生物学を広く定義して，遺伝学的および生理学的特徴も含めることとし，基盤にある生物学的メカニズムの根拠と考えられる臨床的特徴も検討したい。基本的には躁病の病歴に頼らずに双極性障害と同定する生物学的特徴がはたして存在するのか，その解明へ向けて挑戦したい。

双極性障害におけるうつ病エピソード

臨床的特異性

うつ病症候群に不可欠なのは目標志向の報酬に関連した活動の抑制であり，興味と喜びの喪失，不安な悲観主義として体験される。うつ病の生物学的モデルはこれまで統制不可能なストレッサーの影響に主として焦点を当ててきたが，これらのモデルには薬理学的妥当性はある程度あるものの，双極性障害の特異性を示す根拠が欠けている[104, 120]。

中核的なうつ病であるメランコリー症候群は単極および双極うつ病にお

いて本質的には同じである[115]。平均的にいえば双極うつ病のエピソードでは単極うつ病エピソードよりも，運動性の制止とエネルギー欠乏が顕著であるが[77, 88]，必ずしもすべての報告がこれと一致しているわけではない[115]。単極うつ病とかなりオーバーラップしており，この特徴は診断には役立たない[77]。同じことは双極うつ病における過眠や食欲増進，拒絶への過敏さなどのいわゆる非定型病徴の頻度の高さについてもいえ，広く報告されている違いではあるが，一致しているわけではない[17]。

混合性うつ病

双極性障害が悪化すると，うつ病と躁病のあらゆる症状が単独もしくは一緒に現れてくる可能性がある。混合性躁病というのは，躁病エピソードに顕著なうつ病の特徴が組み合わさったもので，これについてはこれまで広範な研究がなされており，DSM-IV-TRでも公式に認めている。混合性うつ病について述べた文献も増えているが，混合性うつ病の場合には，大うつ病エピソードに通常2つ以上の躁病症状を伴う[16]。2つの躁病症状では診断的に甘くなり，双極うつ病の71.8％，単極うつ病の41.5％に存在していた。一方，3つの躁病症状になると双極うつ病では46.6％，単極うつ病では7.6％であった[14]。マッケルロイら[111]が混合性躁病を操作的に定義するときにうつ病症状に対して行ったように，躁病の症状を躁病に特異的かどうかに基づいて優先順位をつけることで，混合性うつ病の定義を改善することが可能である。不安と内的緊張はうつ病エピソードにはつきもので，激越うつ病それ自体が双極性障害の混合状態として[18]，あるいは単極うつ病のエピソードとして[77, 187]生じる可能性がある。これを臨床的に区別するには，1）目標志向の活動性の亢進と誇大性，過剰な性欲，うつや不安で思案したり，強迫観念のためでない本物の観念奔逸といった他の躁病症状の発見[58]と，2）焦燥が診断には結びつかない強い内的緊張によるものなのか[59]，それとも双極性障害を示唆する目標志向性の駆り立てられた多動の要素をもつのか[176]，焦燥それ自体の特徴を明らかにする必要がある。混合性うつ病の発見には，かなり鋭い臨床的洞察力が必要となる。混合性躁病とは対照的に，混合性うつ病の役割についてはこれまで

十分に研究されてこなかった。混合性躁病と非混合性躁病という対比[175, 177]とは異なり，混合性うつ病と非混合性うつ病の生物学的特徴の違いを比較する情報はほとんどない。純粋なうつ病エピソードと比較すると躁病が優勢な混合状態ではノルアドレナリンの機能が亢進していることをわれわれは報告した[177]。このレビューでは，間違いなく診断上の大きな課題である顕著な混合性病像をもたないうつ病に焦点を置くことになる。

　まとめると双極うつ病では概して非双極うつ病より重度の動作緩慢と非定型病像がみられるものの，かなりオーバーラップしている。双極うつ病のなかにはきわめて明白な躁病の特徴をもっているものもあるが，これらの特徴が存在しない場合は，うつ病エピソードの臨床的特徴に基づいて双極うつ病の診断をくだすことは不可能である[1, 13, 50]。

生物学的特異性についての研究

神経伝達物質の機能についての研究

　双極うつ病と非双極うつ病における神経伝達物質の機能については，体液中の伝達物質の代謝産物レベルや末梢細胞の受容体，アゴニストや神経内分泌学的誘発法による受容体機能などを用いて研究されてきた。こうした研究を**表2-1**にまとめたが，一連の単純かつ発見的な仮説によって行われてきたものである。各仮説にはそれを支持するデータがあるものの，矛盾する所見も存在する。かなり初期の段階で，大うつ病が双極性か否かを問わず，伝達物質が多すぎるかあるいは少なすぎることから生じるという仮説を却下することが可能であった[102]。第2世代の仮説では，ノルアドレナリンとセロトニン[137]，あるいはノルアドレナリンとアセチルコリン[74]といった伝達物質間のバランスの異常が想定された。第3世代の仮説は論理的には第1世代の仮説に非常に近く，伝達物質の受容体と関連したセカンドメッセンジャー機能が異常で，躁病では活動が亢進すると考えた[91, 165]。

　神経伝達物質に関する研究の多くはノルアドレナリンに焦点を当ててきた。躁病や混合状態ではノルアドレナリン系の機能に状態依存性の亢進が

表 2-1　双極性障害における古典的な伝達物質仮説

仮説	支持するデータ	参考文献
ノルアドレナリンが躁病では高く，うつ病では低い	体液中の代謝産物レベル，治療に対する反応性，エピソードの誘発，動物モデル	Bunney et al. 1972[35]
躁病とうつ病の両方でセロトニンが低いことに合わせて，ノルアドレナリンは躁病では高く，うつ病では低い	体液中の代謝産物レベル，L-トリプトファンに対する反応	Prange et al. 1974[137]
躁病ではノルアドレナリンは高く，アセチルコリンは低い。うつ病ではその反対	感情に対するコリン作動薬の効果，コリン作動薬に対する生理学的感受性	Janowsky et al. 1972[74]
GABA の低下	体液中の GABA レベル，治療に対する反応性，動物モデル	Brambilla et al. 2003[28]

みられるが[173]，うつ病の最中にはノルアドレナリンにもその代謝産物レベルにも確実な変化は存在していない[86]。しかし，うつ病の最中には，ノルアドレナリンの代謝は明らかに異常となり，細胞内の代謝産物の相対的濃度は低下している。これはノルアドレナリンのパルス状の放出亢進と一致した所見と解釈できるが[101]，これは躁病においても生じている[173]。ノルアドレナリンとアドレナリンの代謝産物排泄パターンの判別解析から得られるのが D スコアだが，一般的に双極 I 型うつ病で最も低く，双極 II 型うつ病ではやや高く，他のうつ病で最も高くなる[66, 149]。D スコアというのは，うつ病のタイプの違いを鑑別するために，異なるアミンの代謝産物レベルから数式を用いて計算したものである[149]。この発見は興味深いものではあるが，生理学的には解釈が困難である。代謝されずに排泄されるものよりも細胞内で代謝されるノルアドレナリンの割合のほうが生理学的に解釈しやすいが，単極うつ病と双極うつ病の両方で低下している[101]。

　ノルアドレナリンとその代謝産物の量の相違にかかわらず，双極うつ病の患者ではノルアドレナリンに対する反応性が高まっているようである。単極うつ病よりも双極うつ病においてそうなっていることから，ノルアドレナリンの機能は気分と精神運動性の障害[178]，治療反応性[100]，およびス

トレス度の高い出来事[174]とより強く関連している。双極性障害の被験者では中枢刺激薬の自覚的効果に対する感受性が亢進していた[6]。薬理学的にノルアドレナリンの機能を亢進させると，双極性障害の被験者では躁病が誘発されるが[138]，双極うつ病を選択的に改善させることもある[127]。双極性障害の被験者では単極性障害の被験者や対照群と比較して，起立によるノルアドレナリンの反応が亢進している[146]。死後脳研究では双極性障害の被験者が単極性の被験者や対照群よりも，青斑核ノルアドレナリンニューロン数が多いことが示されている[12]。

セロトニン系の機能は通常アンタゴニストやアゴニスト，前駆物質の投与などに対する神経内分泌反応を用いて評価される。これまでの研究は機能の低下と概して矛盾しない結果だが，単極性障害と双極性障害の特異性を裏づける根拠はほとんど得られていない[139,159,162]。セロトニン系機能が低いことは情動や診断とは無関係に，潜在的な自殺傾向と関係している[65,107]。こうした関係は双極うつ病の被験者よりも単極うつ病の被験者において強い[10]。セロトニン機能と双極性障害の間に，何か特定の関係があることを示す最も興味深い根拠は，おそらく双極性障害患者の血縁者と対照群とを比較した研究で，トリプトファン枯渇により双極性障害患者の血縁者では気分が落ち込み，衝動性が高まることが示されている[140]。

双極うつ病における伝達物質関連の所見としては，その他にアセチルコリンに対する感受性の亢進[160]や，体液中のγ-アミノ酪酸（GABA）の低下[28,133]がある。寛解期の双極性障害被験者の脳脊髄液中GABA濃度は対照群と同じであったことから[22,23]，低GABA濃度というのはうつ病エピソードの特徴なのかもしれない。一連の複雑な内分泌所見のほとんどは視床下部-下垂体-副腎皮質軸（HPA）に関連したものである。報告されたHPAの異常には，ネガティブフィードバック調節に対する感受性低下に伴うコルチゾル排泄の増加があるが，それにより双極うつ病と単極うつ病の両方においてデキサメタゾンの非抑制の率が高くなる[166]。HPAの機能不全は治療反応性の高いうつ病エピソードという，特定のタイプと関連があると当初提唱されたが，HPA軸機能不全を伴う大うつ病エピソードと伴わないものとの間には，不安の亢進以外には特異的かつ信頼性の高い臨床的相違はなかった[85]。双極性障害において，脳脊髄液中コルチゾル濃度

とデキサメタゾン抑制試験（DST）における非抑制の程度が，特に混合状態における抑うつ気分と関連していた[175]。これらの伝達物質と内分泌の所見は全体としてみると複雑で特異性も多様なことから，何か他のその基礎にあるプロセスに続発したものと考えられる。

表 2-2 には，単極うつ病および症状がない寛解期の双極性障害対照群と比較した，双極うつ病における生物学的所見とその特異性との関係を要約している。結果の多くは，診断よりもうつ状態の存在と関係しているようだが，興味深い例外もある。ノルアドレナリンの変化は状態依存的に見えるが，ノルアドレナリンに対する感受性は状態にかかわらず異常で，双極性障害と単極性障害で違いがある。セロトニン系の異常の多くは双極性障害と単極性障害で違いがないが，症状のない寛解期の被験者では 5-ヒドロキシトリプトファンに対する感受性が鈍化していることや，双極性障害患者の血縁者においてトリプトファンの枯渇に対する行動反応の異常がみられたことから，双極性障害にある程度特異的な，セロトニン系機能の特性依存的な異常の存在が示唆された。その他の伝達物質システムに関してはほとんど情報がないが，それは神経化学的研究が困難で，研究に適した安定した代謝産物や，リガンド投与の手法が確立していないことが主な理由である。

さらに最近のデータでは，ほとんどの生物学的データの見かけ上の複雑性の背景にある，活動性やセカンドメッセンジャー系の変化に伴うニューロンの適応に関係するシステムが病態生理に関与していることが示唆されている。窒素酸化物システムは研究上の戦略的候補であり[4]，間接的な研究から，双極性障害の被験者では対照群と比較して，血漿アルギナーゼが低く，亜硝酸塩が高いことが示されている[182,190]。細胞内シグナル伝達システム，なかでもイノシトールとプロテインキナーゼ C は，いわゆる気分安定薬の効果に関与している[69]。アラキドン酸カスケードのような膜脂質に関するシステムも重要で，脳画像研究による研究が可能である[143]。双極性障害の生物学的研究は，薬理学的効果と記述的なデータを用いた研究から，うつ病やその再発感受性の基礎にある生理学的システムを目指した研究へと変わりつつある。

表2-2 双極性障害における伝達物質関連のデータの特異性

特異性	伝達物質	結果	参考文献
双極性, 単極性	ノルアドレナリン	代謝（Dスコア）	Schatzberg et al. 1989[149]; Grossman and Potter 1999[66]
		副腎髄質 双極性＜単極性	Maas et al. 1994[103]
		起立に対する反応, 双極性＞単極性	Rudorfer et al. 1985[146]
		ノルアドレナリンに対する感受性	Swann et al. 1999[178]
		青斑核細胞の増加	Baumann and Bogerts 2001[12]
	セロトニン	死後の脳における受容体の分布	Lopez-Figueroa et al. 2004[99]
双極性＝単極性	ドーパミン	死後の脳で大脳基底核が小さい	Baumann and Bogerts 2001[12]
	GABA	血漿中および, CSFのGABA低値	Petty et al. 1993[133]; Brambilla et al. 2003[28]
	ノルアドレナリン	細胞内ノルアドレナリン代謝の低下	Maas et al. 1987[101]
		代謝レベル	Koslow et al. 1983[86]
		アポモルフィンに対する反応	McPherson et al. 2003[113]
		メトクロプラミドに対する反応	Joyce et al. 1987
	セロトニン	フェンフルラミンに対するPETでの反応	Kegeles et al. 2003[78]
		5-HT-誘発性Ca^{2+}流入	Kusumi et al. 1994[90]
		トリプトファン静脈内投与に対する内分泌反応	Price et al. 1991[139]
		フェンフルラミンに対する内分泌反応	Sher et al. 2003[159]
寛解期の双極性対照群	セロトニン	5-HTPに対するコルチゾルの反応が鈍い	Sobczak et al. 2002[162]; Meltzer et al. 1983[114]
		トリプトファン枯渇に対する行動的反応（罹患していない血縁者）	Quintin et al. 2001[140]

注：CSF＝脳脊髄液（cerebrospinal fluid）；PET＝ポジトロン断層法（pet positron emission tomography）

表2-3 双極性障害における神経生理学的研究

特徴	比較グループ	結果	参考文献
感覚ゲーティング(P50)	統合失調症，躁病，うつ病，対照群	躁病ではノルアドレナリンに関する障害がみられ，統合失調症ではみられなかった	Adler et al. 1990[2]
プレパルス抑制	うつ病症状のない寛解期の双極性障害，統合失調症	同様の障害	Perry et al. 2001[130]
N1-P2増強	双極性対単極性	双極性＞単極性	Brocke et al. 2000[31]
	双極性対罹患していない同胞	双極性＞同胞	Knoll et al. 1985[84]
オドボール刺激後のP300	統合失調症，双極性障害，対照群	統合失調症と双極性障害で振幅の低下	O'Dnnell et al. 2004[124］; Salisbury et al. 1999[147］; Souza et al. 1995[163]
		双極性障害で潜時が延長	Souza et al. 1995[163]
	双極性障害，障害のない親族，対照群	双極性障害と親族では潜時が延長	Pierson et al. 2000[134]
	統合失調症，双極性，単極性	診断にかかわらず，DISC-1転移をもつ同胞では，振幅が低下	Blackwood and Muir 2004[24]
側性化	双極性，単極性，対照群	右大脳半球優位性の喪失	Bruder et al. 1992[33]
	双極性，対照群	大脳半球間のスイッチングの障害	Pettigrew and Miller 1998[132]

生理学的研究

神経生理学

　直接的な脳画像研究が利用可能になる以前には，双極うつ病は脳波や，誘発電位，神経心理学的検査を用いて研究されていた．表2-3に要約したように，これらの実験からは，双極うつ病のエピソードにおける覚醒や側性化，衝動性への感受性における微妙な異常と一致する興味深い手がかりが得られている．たとえば聴覚誘発電位のN1-P2成分の増強は，診断にかかわらず自殺行動のリスクと関係があり[34]，セロトニン系機能と反比例すること[31,71]が報告されている．さらにP300の振幅の低下や潜時の遅

れはアンヘドニアと関係していた[52]。こうした結果を確認するうえで問題となるのは，双極うつ病の患者のなかには躁病の特徴を伴う混合性エピソードを経験しているケースがあり，それが単極うつ病の患者との違いの原因になっていることがある。

陽イオンバランス

覚醒や神経伝達物質に対する感受性の異常は，イオン分布の調節異常とも関連がある[183]。昔からの伝統に従って生活するアーミッシュの人々の双極性障害患者では，罹患していない血縁者や対照群と比べて，培養リンパ芽球の各ナトリウムポンプ当たりの能動輸送が減少していた[40]。ナトリウムの流入増加に対するナトリウム能動輸送の反応は，興奮性細胞の膜電位を維持し，神経伝達物質や他の構成要素の取り込みプロセスを促進し，活動依存性エネルギー利用の主な原因となる陽イオン勾配を生みだすが[164]，これは脳機能画像によって間接的に測定される変数である。このプロセスは双極性障害患者の細胞では減弱している[96]。ウアバインによるナトリウム能動輸送の阻害により，異常な海馬細胞の興奮性が生じ[56]，ラットの運動活動性が亢進する[55,57]。しかし，Na^+/K^+-ATPアーゼのサブユニットの遺伝子に関する研究は，これまで否定的な結果であった[97]が，ひとつ例外として，特定の一塩基多型とくに双極性障害患者の α サブユニットの $\alpha 3$ アイソフォームの過剰表現の可能性を示唆する研究がある[118]。

グリアの異常

グリア細胞は，脳のエネルギー代謝において不可欠で[152]，グルタミン酸のクリアランスの役割を果たしている。グリアの機能が低下するとグルタミン酸が蓄積して神経細胞の過剰な興奮が生じ[150,151]，結果的に，興奮毒性を伴う[98]。正常対照群と比較し，双極性障害患者の脳組織のグリア密度に変化があることが，いくつかの研究で明らかになった。オンガーら[126]は，双極性障害患者では前部帯状皮質（ACC）の膝下部と前頭前野の膝下部において，グリア密度が著しく低下していることを示し，チャナら[37]は，双極性障害におけるACCのニューロン密度の増加を示している。そして，ラジコウスカら[142]は，背外側前頭前野の第Ⅲ層のニューロンの

減少を，ボーリーら[27]は扁桃体におけるグリアの減少が，リチウムとバルプロ酸のいずれも投与されていない患者にのみ認められることを報告している。さらにローズら[145]はグリア特異的タンパクであるNa^+/K^+-ATPアーゼポンプの$α2$サブユニットが，双極性障害の人の側頭皮質で減少していることを報告している。側頭葉の組織に関するその後の研究では，グリアのサイズが正常対照群やうつ病群の脳と比較して双極性障害の脳では縮小していることが示されている[30]。

生物学的特徴と臨床的特徴の関係

双極うつ病と単極うつ病は同じような臨床的特徴を有しているが，生物学的メカニズムは異なっている。たとえば微細運動機能の障害は双極うつ病と単極うつ病で同じように認められるが，双極うつ病の場合は，それらの障害はノルアドレナリン系機能やうつ病の重症度と密接に関係している[178]。同様に治療反応性[100]やストレス度の高い出来事に対する感受性[174]は，単極うつ病よりも双極うつ病のほうがノルアドレナリンとの関連が強い。図2-1に関していうと，これらの結果からは双極うつ病と単極うつ病は臨床的には類似した症候群であるが，生物学的には異なっていることが示唆される。

双極性障害の脳イメージング研究

神経系の活動や受容体機能のパターン研究に応用可能な技術の到来によって，それまでほとんど間接的にしか調べられなかった脳の機能研究に発展の可能性が生まれた[48]。これらの技術は費用がかかり，高度な設備とデータ解析が必要なため，一般的な診断テクニックとして利用することはできないが，急速に広まっており，すぐに利用できる末梢の間接的なマーカーの妥当性を検証する情報を提供している。PET（陽電子放射断層撮影）や，SPECT（単一光子放射断層撮影），MRI（核磁気共鳴画像法），MRS（磁気共鳴分光法）を用いた研究が，双極うつ病の被験者と健常対照群，寛解状態の双極性障害被験者，単極うつ病の被験者との比較で比較

され，行われている[82]）。

構造的イメージング

　構造的MRIの結果からは双極性障害の被験者では，全般的に対照群よりも白質の信号強度が過剰で，小脳の大きさが縮小し，脳溝と第3脳室容積が増大している可能性が高いことが示唆されている[167]）。その他の研究では双極性障害と白質の過剰強度の間に特異的な関連を認めていないが[32, 148]，ドレベッツら[51]は大うつ病性障害と双極性障害の被験者のいずれも，気分の状態や治療とは明らかに関係なく，前頭前野灰白質の容積が減少していたことを報告している。青年期の双極性障害患者で，皮質全体と扁桃体容積の減少が報告されているが，それが病気の経過の早期から存在していて，二次的な退行性変化ではないことが示唆されている[49]）。海馬容積に関しては，双極うつ病ではなく単極うつ病において，全体的に縮小していることが報告されている[63]）。事実，右海馬容積の増加は，双極うつ病の被験者における認知機能の低下と関連していることが報告されている[5]）。脳梁信号の強度が単極性障害や対照群と比較して，双極性障害の被験者では低下していたが[29]，これは大脳半球間のスイッチング障害を示した神経心理学的研究報告と一致している[132]）。これらの研究結果を総合すると，双極性障害では経過の比較的早期に解剖学的異常が存在するものの，その機能的および診断的意義は十分に解明されていないことが示唆される[75]）。

機能的イメージング

　PET（陽電子放射断層撮影）とfMRI（機能的磁気共鳴画像法）により，局所的な脳の活動を測定することができる[168]）。PETを用いたブドウ糖代謝の研究から，前頭前野の活動低下を示す結果が得られているが，これは非双極うつ病被験者の結果とも一致している[83, 168]）。小脳虫部の活動亢進も認められているが，これはおそらく双極性障害の特性に関係した特徴といえるかもしれない[83]）。双極性障害の被験者を用いた気分の誘発研

究[87]から，腹側帯状回と皮質，辺縁系の活動の変化が明らかとなったが，この変化は対照群，特に抑うつ気質をもつ人たちに認められる変化と同様であった[79]。双極うつ病と単極うつ病の被験者におけるアンヘドニアについての研究からは，両者においてアンヘドニアが，島と前障における2-デオキシグルコース取り込みと負の相関を示す一方で，前部帯状皮質における取り込みとは正の相関があることが明らかとなった。双極性障害をもつ被験者の場合は，前頭前野背外側部と脳梁上帯状回における取り込みとアンヘドニアとの間に負の相関があったのに対し，単極うつ病の被験者では，アンヘドニアは前頭極への取り込みと負の相関があった[53]。これらの研究からは，特異性について3つのレベルが示唆される。すなわち診断にかかわらずネガティブな情動状態の被験者[79]，単極と双極の極性にかかわらずうつ病の被験者[53, 83]，および情動状態にかかわらず双極性の被験者[83]に特異的というものである。

　fMRIも，双極性障害における感情と認知の反応性の研究に用いられてきた。双極性障害と単極性障害は両方とも，背外側と腹内側の前頭前野の活性化の異常と関連している[26, 109]。色と文字の調和，不調和による情動負荷ストループテストにおいて，双極性障害のうつ病相の被験者は，うつ病症状がない寛解期の被験者よりも左腹側前頭前野の活性化が大きく，双極性の被験者は対照群よりも吻側左腹側前頭前野がより活性化していた[26]。こうした反応と情動の特異性は，診断によっても異なる。感情誘発を用いた研究で，双極性障害の被験者では単極性の被験者や対照群と比較し，ポジティブな刺激とネガティブな刺激の両方に対する腹側前頭前野の反応が増大していた[92]。別の研究でも双極性障害の被験者ではポジティブな刺激とネガティブな刺激の両方に対する反応が対照群とは異なっており，明らかに皮質領域に加えて皮質下と大脳辺縁系の領域が動員されていることが確かめられている[106]。

インビボ・スペクトロスコピー（生体内分光検査法）

　MRS（磁気共鳴スペクトロスコピー）を用いることにより生体内で神経化学的研究を行うことが可能となった[116]。プロトンMRSにより，双

極性障害の被験者においては，コリン代謝の異常が，特に大脳基底核[168]と前部帯状皮質[117]において認められることが示唆されている。リチウムの作用部位と推定されているイノシトール代謝の研究では，ポジティブな結果[167]とネガティブな結果[117]が得られている。背外側前頭前野においてN-アセチルアスパラギン酸濃度が低下しているという所見は，この部位のニューロンの統合に何らかの障害が起こっている可能性を示唆している[186]。リンMRSでは，前頭葉のリン脂質代謝の異常の存在が示唆されるが，これは初期に行われた代謝や血流研究と一致している[168]。

まとめ

これらの脳画像研究から浮かび上がる双極うつ病のイメージは，情動的反応がうまく統制されていない状況であり，それはおそらく前頭連合野による皮質下と側頭葉の情報伝達の調節の失敗から生じたものと思われる[169, 170]。こうした異常の一部は病気の経過の早期に存在しているが[49]，病気が進行するにつれて他の異常が出現してくる[169]。画像研究からは，診断に非特異的な複雑な情動反応の相互作用が明らかとなるが，これらは双極性障害に特異的な特徴と重ね合わせることができる。これらの構造的，機能的，および代謝の変化の特徴をさらに明らかにすることは，双極性障害の発症とその経過の生理学的モデルの開発に役立つとともに，そのようなモデルの必要性を高めることにもなる。

再発性うつ病患者における双極うつ病の生物学

病気の経過

双極性障害の最初のエピソードは通常うつ病であるため，その後に躁病エピソードのある再発性うつ病患者と，躁病エピソードがないままの患者の違いを明らかにすることは重要である。再発性うつ病の患者で，その後躁病や軽症病エピソードが出現してくる人と出現しない人の比較はもちろんのこと，単極性か双極性かが確認された患者のコホート間の比較からも，

双極性障害のほうがより反復的な経過をたどり[7, 81]，発症年齢が早く[3, 15, 18, 80]，エピソードの回数が多い[7, 64, 80, 81, 185]ことが一貫して明らかにされている。同様に，急速交代型は，単極と双極のどちらでも起こるものの，双極性障害にはるかに多い[188]。

双極うつ病エピソードと単極うつ病エピソードの間に一貫した臨床的相違が欠けていることも合わせて，これらの結果は，双極性障害の最も顕著な臨床的特徴が，個々のエピソードの特徴というよりも，むしろ病気の経過であるという結論を裏づけている。実際，いわゆる単極うつ病患者の中でも再発性が高く，リチウム反応性や家族歴をもち，単極性障害の患者よりもむしろ双極性障害の患者に似ているサブグループが存在している[15, 17, 89]。

双極性障害の再発性の経過を説明するために，キンドリング（燃え上がり）現象モデルと感作モデルが提唱されている[8]。このモデルでは，早期のエピソードは環境面や心理面のストレッサーと関係している可能性が大きいのに対して，後期のエピソードは次第に誘因のはっきりしない自律的なものになるとともに，エピソードの頻度が加速的に高まっていくことを示唆している[135]。実際，双極性障害と大うつ病性障害の両方が，平均すると，次のような一般的な経過の特徴を有している。たとえば，どちらの経過とも，その特徴として早期のエピソードは，ストレスの大きな出来事と関連があるのに対して，後期のエピソードは自律的に起こるようになってくる[174]。臨床的特徴が十分検討された患者を対象とした再発についての2つの大規模な調査から，双極性障害のほうが再発率が高いものの[7, 81]単極性障害と双極性障害のいずれもエピソードを繰り返すごとに再発率が上昇したことが明らかにされた（それぞれ9％と15％）[81]。これらのデータはいずれも，類似の再発メカニズムが双極うつ病と大うつ病に存在している可能性があるものの，双極性障害ではこれらのメカニズムが概して，より顕著であることを示唆している。

遺伝学

家族研究

　双極性障害は非常に家族性が高く[62]，一卵性双生児の一致率は47％から70％で，双極性障害をもつ発端者の第1度親族の5％〜10％が，双極性障害に罹患している[46]。双極性障害をもつ親の子どもの51％が精神疾患をもっていて，子どもにおける双極性障害のリスクは，親の病気の発症が早いほど高い[38]。米国国立精神保健研究所（NIMH）による「うつ病の精神生物学の臨床共同研究」では，612人の発端者の第1度親族2,225人に面接を行い，早期の発症によって近親者における単極性障害かあるいは双極性障害のいずれかのリスクが増大することと，世代が進むにつれて発症年齢が次第に早まっていくことを確認している[144]。単極性障害は，双極性障害をもつ家族においても増加しているため，遺伝特異性の程度は明確ではない[62]。家族研究や双生児研究は，単極性障害と双極性障害の家族性伝達の明確な論証に一律に成功してきたわけではない。疫学的サンプルを用いた研究では，双子における躁病と大うつ病に関連があるものの，躁病の病歴を除いても大うつ病エピソードの遺伝率にわずかな影響しか与えないことが示されている。これは単極うつ病と双極うつ病の遺伝に関する連続モデルと一致している[76]。しかし，67組の双極性障害の双生児ペア（一卵性30組）と176組の単極うつ病の双生児ペア（一卵性68組）の研究では，双極性障害の遺伝率は85％であり，躁病の遺伝的リスクの71％はうつ病については共有されないことが報告されている[112]。統合失調症か双極性障害あるいは単極性障害をもつ発端者の第1度親族1,578人についての研究から，感情障害の遺伝率は統合失調症とは区別されうるものの，単極性障害と双極性障害とは明確には区別できないことが明らかにされている。

候補遺伝子研究

　双極性障害の症状とその治療のメカニズムには神経伝達物質のシステムが明らかな役割を担っていることから，双極性障害をもつ被験者を対象にして，これらのシステムを調節する遺伝子の対立遺伝子についての研究が

行われてきたが，その結果は，大方ネガティブなものであった。

セロトニン　セロトニン系は最も広範囲にわたって研究されている。セロトニントランスポーターの型が双極うつ病と単極うつ病のいずれかにおける選択的セロトニン再取り込み阻害薬（SSRI）に対する反応性と関係があるようである[94,158]。トリプトファン水酸化酵素やセロトニン1A，2A，2C受容体対立遺伝子のいずれも，リチウムに対する反応性とは関係がなかった[156,157]。ある型の5-HT$_{2C}$型の受容体の発現率が，単極性障害か双極性障害のいずれにおいても高いことが報告されている[95]。5-HT$_{1B}$[73]，5-HT$_{2A}$[110,122]，5-HT$_{6A}$[9]受容体や，セロトニントランスポーター[47,108]およびトリプトファン水酸化酵素[47]遺伝子の対立遺伝子は，すべて双極性障害と単極性障害や対照群との間に違いがないことが報告されている。

カテコールアミン　カテコールアミンの受容体や代謝酵素の多型には，双極性障害と単極性障害や健康対照群との間にはまったく違いがないことが報告されている。カテコールO-メチルトランスフェラーゼ（COMT）遺伝子のLL対立遺伝子（これは活性が低いため，カテコールアミンの細胞外での分解が低下する可能性がある）は超-急速交代型と関連があると報告した研究もある[129]。D$_2$ドーパミン受容体遺伝子のA1対立遺伝子は物質乱用のリスクとの関連性が報告されている[123]。さらにある型のD$_4$受容体は単極性障害と双極性障害のいずれにおいても妄想のリスクと関連がみられた[150]。ノルアドレナリントランスポーター[67]，α2ノルアドレナリン受容体[125]，D$_3$受容体[41]，およびモノアミン酸化酵素A（MAO-A）[179]についての研究はいずれもネガティブで違いは認められなかった。

他の伝達物質　初期の理論的研究から注目されたGABA-A受容体[45,154]や，コルチコトロピン放出ホルモン合成[171]とプロニューロテンシン合成[11]に関する最近の研究はいずれもネガティブな結果となっている。

生理学的システム　脳由来神経栄養因子（BDNF）は，ストレスに対

する神経の適応に重要であり，うつ病の動物モデルにおいては抗うつ薬としての特性を有している[70]。BDNF遺伝子のジヌクレオチド反復は，小児期発症の気分障害のリスクと関係が認められた[189]。val66met対立遺伝子に関する結果は人種[72]や研究方法によって異なるが，単極性障害と双極性障害とで違いが認められた。しかし症例対照研究では双極性障害の被験者と健常対照者を区別できず[119, 121, 128]，それによって小児期発症の気分障害の被験者を同定することもできなかった[189]。ところが家族研究では，val66met対立遺伝子は双極性障害[121, 161]や，小児期発症の双極性障害[60]との関連が認められた。この型のBDNFは早期発症の強迫性障害と関連があり[68]，それ自体も双極性障害のリスクと関係がある[39, 180]。

時計遺伝子は，双極性障害の再発性の亢進[20]や発症年齢[21]との関連性が報告されている。GSK-3-βの多型のひとつは発症防止につながるが，頻度は低い[21]。

脳組織の研究　関連が推定される脳のシステムについて，死後脳の組織を用いて，量的オートラジオグラフィーやin situハイブリダイゼーション*などの方法で研究が可能である。視床のグルタミン酸作動性システムに関しては，受容体とセカンドメッセンジャーの情報処理の調節異常を裏づける根拠があるが，受容体結合部位自体の異常は認められていない[44]。期待をかきたてる研究によって，統合失調症と双極性障害の大脳辺縁系領域においては，コンプレキシン*1と呼ばれる一群のシナプス・タンパク質の減少が明らかになっているが，単極性障害においてはそのような減少は認められていない[54]。CREB*2遺伝子表現は，診断にかかわらず自殺者の扁桃体では増加していた[191]。DISC-1*3遺伝子の転移は，統合失調症と双極性障害のP300の振幅の低下と関連していた[24, 25]。COMT[181]*4や神経ペプチドY[36]*5の遺伝子表現はいずれも，統合失調症，双極性障害，単極性障害，および健常対照群のサンプル間で違いがなかった。

まとめ　これまで研究されてきた対立遺伝子候補は比較的少数だが，そ

---

*（訳注）組織や細胞において特定のDNAやmRNAの分布や量を検出する方法。

れらからは，双極性障害と，単極性障害や統合失調症との特異的な相違を支持する根拠はさほど多くは得られておらず，互いに共通している特徴もある。おそらく最も期待されるのは，病気の経過と神経生理学的特性に関係する研究であろう。これらの研究成果から，双極性障害は統合失調症や単極性障害といくつかの特徴を共有しており，病態生理に連続的なディメンジョナルパターンがあることが示唆されるであろう。

ゲノム研究

これまでに多くの可能性のある感受性遺伝子の座位が発見されてきたが，一致して同じ結果が得られているものは非常に少ない[46]。父方と母方の伝達によって，異なる感受性遺伝子座位が存在するようである[42]。有意性は症例の定義によるが，その定義にはすべての感情障害を含む広義のものから，双極I型に限定した狭義のものまで幅がある[43, 153]。18 データセットのメタアナリシスからは有意性の高い領域はひとつも見出されなかったが，染色体9，10と14に有望なサイトが同定された[153]。同様に，NIMHの家系を用いた最近の研究からは，弱い効果の感受性遺伝子が明らかにされている[184, 192]。ゲノム研究については，第3章「双極性障害の遺伝学」でより詳しく検討する。

まとめ 双極性障害の遺伝学的研究では，臨床研究から生じる複雑な状況が確証されつつあり，ハンチントン病のような疾患とは対照的に，双極性障害の原因となる遺伝子というものは存在しないようである。初期の研究結果は，単一遺伝子，優性遺伝という不適切な仮定や，症例と対照群の同定に問題がある[61]。最も説得力のあるモデルは，オリゴジーン（少数遺

---

* 1 （訳注）complexin は神経組織の細胞質タンパクの一種で，伝達物質の小胞が放出のために膜に融合するのを調節する SNARE タンパク複合体と結合し，その働きを調節している。
* 2 （訳注）cAMP 応答配列結合タンパク。
* 3 （訳注）Disrupted-In-Schizophrenia 1, 統合失調症脆弱性因子と呼ばれる遺伝子のひとつ。
* 4 （訳注）カテコール-O-メチルトランスフェラーゼ。
* 5 （訳注）脳と自律神経で見つかった 36 のアミノ酸から成るペプチド神経伝達物質。

伝子）障害のモデルである。このモデルでは，臨床的特徴はいくつかの感受性遺伝子の組み合わせによって規定されるが，各遺伝子は比較的一般的なものである[61]。これまでに入手可能な根拠に基づくと，感受性遺伝子の可能性のある領域としては，病気の発症や[189]，周期性[20]，精神病発症脆弱性[24]，うつ病や躁病に対する相対的な感受性[141]が含まれる。

まとめ

　脳イメージングと遺伝学的テクニックの著しい進歩にもかかわらず，双極性障害の表現型を記述するわれわれの能力が不完全なため，双極うつ病の生物学についての研究能力には限界がある。うつ病の方が通常躁病よりも先に起こるため，過去の躁病や軽躁病の存在だけでは診断には十分ではない。この問題は中間表現型やP300の振幅，基盤にある感受性遺伝子の表現とも考えられる中枢刺激薬に対する反応といった特徴についての研究によって取り組むことが可能かもしれない[93]。双極性障害は，統合失調症や単極性障害と共通する特徴をもつ一方で，この障害をどちらの疾患とも区別する特徴もある。このことから感情障害と統合失調症のスペクトラム様の表現についてはもちろんのこと，双極性障害と統合失調症や単極性障害との間の遺伝子的，臨床的な重複についても説明できる。

　特異性に関しては重要な手がかりがあるが，絶対的な所見はほとんどない。双極性障害や単極性障害に伴ううつ病エピソードは臨床的には同じであるが，双極性障害におけるうつ病のほうが，感情の状態と運動機能やノルアドレナリン機能との間の相互関係が強い[178]。双極性障害の病気の経過は，この障害に最も特有な特徴で，単極性障害に比し発症年齢が早く，感情不安定性が強く，再発の可能性も高い。とはいえ，これらの特徴は双極性障害と単極性障害が質的に異なっているというよりも，量的に異なっていて，連続していることを示している[7,81,174]。われわれは数年前に躁病エピソードのランダムな発生が，単極性障害と双極性障害を区別する病気の経過の変化につながっているのではないかと提唱した[172]。しかし，うつ病のエピソードの頻度は一般的には最初の躁病エピソードの前に増加するという根拠がかなり存在している[3,185]。したがって，躁病のエピソー

ドが病気の経過に大きな変化を引き起こすというよりも，病気の再発の可能性が高まったことのランダムな結果であり，患者によってうつ病と躁病に対する感受性が異なっているのかもしれない[141]。最後に，中枢刺激薬に対する感受性の亢進[6]やカテコールアミンに対する感受性の亢進[138, 174, 178]は，双極性障害における行動感作の果たす役割[135]と，そうした感作感受性亢進の要因の理解が深まる必要性を示唆している。

　要約すると，遺伝学や生理学的研究と機能的画像研究がひとつに収束することにより，病気の経過を決定する特性が，うつ病症候群の特性と相互に作用して双極うつ病という臨床単位を生み出しているメカニズムの理解へ向けて進んでいるが，われわれはまだそこまで到達していない。双極性障害と単極性障害というのは，同じような基礎的プロセスの結果なのかもしれないが，両者は，見かけの疾患の経過と治療反応性が著しく異なっている。双極性障害を発見する最も実際的な手段は，依然として病気の経過を注意深く特徴づけることである。

第3章 双極性障害の遺伝学

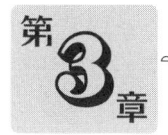

エリザベス・P・ハイデン, Ph.D.
ジョン・I・ナーンバーガー Jr., M.D., Ph.D.

　双極性障害は主として躁病エピソードとうつ病エピソードによって特徴づけられる重篤な状態で，最も狭く定義した場合でも人口の約0.5%～1%が罹患する。双極性障害は自殺傾向や他の精神疾患の共存症，心理社会的機能の著しい障害を伴って認められることが多く，患者本人とその家族に多大な犠牲をもたらす。気分安定薬による十分な治療を行っても，双極性障害患者の3分の1が3年以内に再発する[62]。この障害をもつ成人のアメリカ人にかかる年間のコストは，1991年では450億ドル（約4兆円）と推定される[126]。双極性障害は世界的にも能力障害の主要な原因の第6位に挙げられている[93]。このように有害な結果を引き起こす疾患にふさわしく，この病気の病因についての理解を深めることに多大な関心が寄せられている。双生児と養子の研究からは，一貫して双極性障害における遺伝の強い影響が示唆されている。いくつかの双生児研究から，二卵性双生児と比較して一卵性双生児では双極性障害のリスクが著しく増加することが明らかにされている[19, 22, 65]。養子研究からも，双極性障害における遺伝要因の重要性が証明されている。すなわち養父母が双極性障害の場合よりも，実の親が双極性障害のときのほうが，この障害が起こることが多い[87]。またウェンダーら[121]は，双極性障害の発端者の生物学的近親者で

原注：この研究の一部は，AA07462, MH059545と，インディアナ精神保健部局からの多くの補助金の援助を受けたものである。

はさまざまな精神疾患と自殺完遂者の割合が高いことを報告している。

双極性障害のような比較的重篤な形の感情病は，家族内に受け継がれて遺伝性が高いことが立証されている。感情障害の患者の家系を調査すると，単独遺伝子による解釈とは相容れない遺伝様式が示唆される。また，現在までの研究では，感情障害の家族に共通する遺伝的変異と，独特の遺伝的変異の両方が示唆されている。双極性障害の発端者の家族では単極うつ病と双極うつ病の両方がみられるのに対して，原発性単極うつ病は，単極うつ病の発端者の家族にみられることから，単極性と双極性の疾患のいくつかの型に共通する遺伝的感受性があることが示唆される。同様に，双極II型障害（軽躁病を伴ううつ病）は遺伝的には双極性障害と単極性障害の両方に関連があるが，双極II型の発端者の家族には双極II型疾患の割合が高いことを支持する根拠もある[48]。このことから双極II型疾患に特有の何らかの遺伝的影響があることが示唆される。

双生児や養子縁組，家族研究からは，双極性障害における遺伝子の役割を支持する一貫した根拠が示されているが，この障害の正確な分子レベルでの基盤は複雑でよく分かっていない。一部の染色体の部位に関しては，他の領域と比べて一致した裏づけを得ているものもあるが，現時点では，双極性障害の原因に関わる特定の遺伝子は，議論の余地なくひとつも同定されていない。そこで本章では，双極性疾患の遺伝的基盤について現在の知識をまとめて整理するために，1999年以降に発表された論文を中心に，連鎖と関連研究の成果を要約する。どの研究を含めるかを決める際には，多数の研究が同じ部位に関わっている場合を除いて，ランダーとクルグリャックによる[72]，有意および示唆的な対数オッズ（ロッド）スコア*のカットオフに従った。その後で，双極性障害の遺伝的基盤に関する今後の研究戦略について検討した。

＊（訳注）ある特定の染色体上にある2つの遺伝子座位が，伴って遺伝する可能性が高いほどに物理的に近接している，すなわち連鎖しているかどうかを統計学的に推定する値。ロッドスコアが3以上であれば，有意な連鎖を示す証拠とみなされる。2.0〜3.0を示唆的（suggestive）という。

高い指標の関連

　人間の染色体のある部分は，他の部分よりも双極性疾患と密接に関連しており，これらの高い指標の関連は反復実験が繰り返され，重要な候補遺伝子を同定している。これらの高い指標の関連にもかかわらず，双極性疾患の発症のリスクに寄与したりその進行の予防や治療，疾患の経過に関連する変動要因であると明確に同定された特定の遺伝子はひとつもない。

4番染色体

　染色体4pとの有意な連鎖は，スコットランド人の大規模な家系においてブラックウッドらによって最初に報告された[21]。ディテラ-ワドレーら[33]も，4p16-p14の連鎖を裏づける根拠を報告した。オーストラリア人家系において示唆的な連鎖が，アダムスら[2]によって，染色体4q35に対して報告されている。いくつかの研究によって，染色体のさまざまな部位で連鎖信号が突き止められてきた。マッキニスら[85]は，メリーランド州とアイオワ州の入院と外来の65人の双極性障害発端者とその家族の標本を調べた。診断には，研究用診断基準（The Research Diagnostic Criteria：RDC）が用いられ，遺伝性疾患研究センターが，マーカーによって家系の大多数を遺伝子型に分類した。ジーンハンタープラス（GENE-HUNTER-PLUS）[66]を用いて，ノンパラメトリック・ゲノムワイド連鎖解析を行い，4q32上の*D4S1629*マーカー（ロッド−1.9　広義の疾患モデルによる）周辺に弱い連鎖信号を明らかにした。バデンホップら[7]は，解析が可能であった英国人とアイルランド人674人を含む55家系標本を調べた。診断は，RDCにしたがって行われた。染色体4q35上の29のマイクロサテライトマーカーが用いられ，ANALYZE[55]を用いて2ポイントパラメトリックロッドスコア解析が実施された。この部位のいくつかのマーカーが，連鎖の示唆的根拠を示していた。それには*D4S3051*（ロッド2.32）と，*D4S426*（ロッド2.49），および*D4S1652*（ロッド3.19）が含まれるが，すべて広義の疾患モデルによるものであった。リュウら[78]の

先に述べた研究では，4q31における*D4S1625*について，広義の疾患表現型を用いた，優性モデル下で3.16という示唆的な2ポイントロッドスコアが得られた。

4p16に対する連鎖所見から，精神症状はウォルフラム病[*1]と関連があることを示唆する所見[95]とともに，ウォルフラム遺伝子（*WFS1*/wolframin）が双極性障害の妥当な候補遺伝子である仮説へと至った。この分野の連鎖研究に関して，加藤ら[61]は，血縁関係のない双極性障害患者184人と対照群207人の日本人標本において，*WFS1*の突然変異およびmRNA発現と，双極性障害との関連を調べた。その結果，両グループ間には，*WFS1*mRNAの突然変異にも，発現にもまったく有意差はなく，双極性疾患においてこの遺伝子が重要でないことを示した。

11番染色体

11番染色体は，アーミッシュ[*2]の人たちの血族関係における連鎖が最初に指摘されて以来研究者の関心を集めてきた。最近の関連研究と連鎖研究では，11番染色体が双極性障害において何らかの役割を担っていることを示唆している。米国国立精神保健研究所（NIMH）の双極性障害に関する遺伝学新規戦略（Genetics Initiative）の一環として，ザンディら[127]は，56家族354人において染色体2，11，13，14およびXを入念に調べた。マイクロサテライトマーカーが用いられ，ジーンハンタープラスとXジーンハンターバージョン1.3（X-GENEHUNTER v 1.3）によって，マルチポイントパラメトリック解析とノンパラメトリック解析が実施された[66]。そして，2.96というノンパラメトリック連鎖スコアのピークが，マーカー*D11S1923*で報告された。パラメトリック解析からは，優性の中間疾患モデルにおいて同じマーカー近くで，2.0という示唆的な異種性ロッドスコアが明らかになった。また，これらの解析から，この遺伝子がおそらくチロシン水酸化酵素（*TH*）遺伝子に近接して位置すること

---

*1 （訳注）尿崩症，糖尿病，視神経萎縮，難聴を合併する遺伝性疾患。
*2 （訳注）米国のペンシルベニア州などに居住するドイツ系移民の宗教集団。戒律に従い移民当時の自給自足の生活様式を保持している。

が推定された。*TH* は，カテコールアミン合成の律速酵素であり，双極性障害の病態生理に何らかの役割を果たしていることが推定される。*TH* に関しては，以前にもメロニら[86)]によって報告されたことがあり，大うつ病と関連していて，特にイントロン 7 における多型と関連があるのかもしれない[50)]。

マグリアら[91)]は，145 の核家族の標本において，双極 I 型または双極 II 型障害，統合失調感情障害双極型（SABP）あるいは特定不能の双極性障害の診断をもつ154 人の患者と，その生物学的な親の標本において，双極性障害におけるドーパミン D_4 受容体（*DRD4*）と *TH* 遺伝子（両者とも 11p に位置する）の役割を調べた。その標本は，カナダ人の主に白人であったが，*TH* 対立遺伝子の伝達にバイアスは見出せなかった。同様に，台湾人の標本においても関連が立証されなかった[70)]。しかし，*DRD4* の 4-反復対立遺伝子の過剰な伝達が発見され，それに対して 2-反復対立遺伝子の伝達率は低下していたことから，マグリアら[91)]は，この対立遺伝子が双極性障害のリスクを予防する可能性を提唱するようになった。彼らの解析からは，4-反復対立遺伝子と 2-反復対立遺伝子の両方の伝達が母方の減数分裂と関連しており，親のオリジン効果（parent-of-origin effect）＊が指摘された。

スクラーら[112)]は，患者とその両親の 3 人組，136 組を用いて，さまざまな候補遺伝子と双極性障害の関連を，これらの遺伝子の一塩基多型（SNP）のジェノタイピングによって検討した。ジョンズ・ホプキンス大学の研究者らによって募集されたこれらの家族は，マッキニスら[85)]と同じ標本で，メリーランド州とアイオワ州の入院および外来クリニックから集められた人たちで，RDC にしたがって診断された。発端者は，双極 I 型または双極 II 型障害，あるいは統合失調感情障害の躁病と診断されていた。染色体 11p13-15 上にある脳由来神経栄養因子（*BDNF*）の SNP と双極性障害の関連が明らかになった。スクラーら[112)]は，この関連を双極性障害患者の 2 つの独立した標本において確かめているが，複数の家族のメン

＊（訳注）遺伝的刷り込み効果ともいい，遺伝子には，それが父親由来か母親由来かによって発現の異なるものが存在する。

バーが独立した症例として扱われているようである。複製標本で，*BDNF* のアミノ酸66のバリン対立遺伝子の過剰伝達が観察された。双極性障害における *BDNF* の役割を裏づけるさらなる根拠がネベス-ペレイラら[96)]によって報告された一方で，ネガティブな結果も報告されている[94)]。双極性障害における *BDNF* の機能的意義は明らかではないが，スクラーら[112)]は，気分調節に *BDNF* が関与している可能性を動物モデルが示唆していることに注目しているが，*BDNF* レベルはリチウム治療によって上昇する[37)]。

著者らは，双極性障害の特徴である極端な気分の変化がドーパミンの調節障害によって説明しうることを提唱し[123, 124)]，このシステムに関与する遺伝子を強力な候補遺伝子に挙げてきた。マサットら[82)]は，感情障害のヨーロッパ多施設研究で，11q22.2-22.3 におけるドーパミン D_2 受容体遺伝子（*DRD2*）の役割を調べた。合計で469人の双極性障害患者と，524人の一致する対照群が，*DRD2* マーカーによって遺伝子型に分類された。双極性障害と，5-5遺伝子型の過剰発現および対立遺伝子5の頻度が高いことに関連があることが，双極性障害患者で認められた。

11q23.1 近くの神経細胞接着分子1（*NCAM1*）の遺伝子多型が，357人の対照群の被験者と比べて，151人の日本人の双極性障害患者の標本と，通常，関連があることが明らかになった[4)]。*NCAM1* は一連の神経発達プロセスに関与しており，このプロセスが中断すると双極性障害の発症しやすさの一因となるが，統合失調症の病態生理における関与のほうがもっと重要である[103)]。

12番染色体

12番染色体への連鎖は，感情障害がダリエー病*と共分離している家族において，クラドックら[28)]によって報告された。モリセットら[89)]は，非常に大きなフランス系カナダ人家系を調べ，その家系のすべてではないが，いくつかの分家で，染色体12q23-q24 への連鎖（いくつかのロッドスコ

＊（訳注）幼児・青年期に発症する遺伝性角化症で常染色体優性遺伝。

アが1.5以上）の証拠を発見した。同じ地理的部位出身のもうひとつの，より小さな家系の解析でも，12番染色体における遺伝子座の根拠を支持していた。さらにバーデン[9]は，ハプロタイプ解析を用い，12q23-24部位周辺の無名の遺伝子との有意な関連を報告した。カーティスら[29]は，単極うつ病症例を含む優性モデルがマーカー D12S342 に対して2.8という示唆的な4ポイントロッドスコアを得たことを報告した。D12S342 はダリエー病の部位に近い。2つの家族で，エバルドら[42]は，D12S1639 で，3.63という有意な，全ゲノムマルチポイントパラメトリックロッドスコアを報告し，この部位が双極性障害の感受性遺伝子を含んでいるという見解を支持した。しかし，ダリエー病の遺伝子に近い部位は，双極性障害発症の脆弱性を与える一方で，そうしているのはダリエー病の遺伝子自体ではないことを示唆する根拠もある[58,60]。

16番染色体

NIMH 遺伝学新規戦略構想からのオリジナル標本と複製標本の両方において，マーカー D16S2619 で示唆的な連鎖のシグナルを発見した後，ディックら[34]は，連鎖の追加的な根拠を得るため組み合わせた標本を調べた。ノンパラメトリック罹患血縁者ペア解析を用い，彼らは4つのマーカーを含む部位を同定したが，すべてが2.0よりも大きなロッドスコアとなり，D16S749 においてロッドが最高となった（ロッド2.8）。著者らは，神経伝達に関わる遺伝子も含めて，双極性障害の候補遺伝子として知られたいくつかの遺伝子がここに位置していることから，この部位が研究者らの興味をそそるものであることに着目している。たとえば，γ-アミノ酪酸（GABA）の伝達は，うつ病と双極性障害の被験者において低下しているようであるが[14,15,16]，この伝達に関わる2つの遺伝子がこの部位に位置している。

糸川ら[57]は，N-メチル-D-アスパラギン酸サブユニット1受容体（NMDAR）表現に関わる遺伝である GRIN2A プロモーター遺伝子という，16p13.3に位置する遺伝子について検討した。この標本で，96の多重な双極性家系の関連解析により，長い対立遺伝子の伝達に統計的に有意な

バイアスがあることを示唆した。彼らは，この結果は，標準よりも長い対立遺伝子の結果としてグルタミン酸系の神経伝達が過剰となり，それによって双極性障害発症感受性の一因となることを示唆した。

また 16p13 上の，タイプ 9 アデニル酸シクラーゼ遺伝子（*ADCY9*）も双極性障害の候補遺伝子である。*ADCY9* は神経細胞の信号伝達に関わっており，抗うつ薬の作用のターゲットとなることや，気分安定薬がセカンドメッセンジャーの信号を変えることがその理由であるが，関連研究の結果は不確かなものである[116, 118]。したがってこの遺伝子が双極性障害に何らかの役割を果たしているのか明らかにするには，さらに研究が必要である。

18 番染色体

連鎖研究に関して最も広く研究されているのは，18 番染色体に関する報告である。ベレッティニら[18]とディテラ-ワドレーら[33]は，18 番染色体のセントロメア周辺部位との示唆的で有意な連鎖を報告した。加えて，コスタリカの家系が，18p と 18q22-23 の先端に対する連鎖を支持している[47]。セグラドら[110]のメタ解析では，双極性障害の感受性遺伝子座を含む可能性があるものとして，18pter-p11（狭い疾患モデル下での加重解析と非加重解析により）と 18p11-q12.3（すべての加重モデル下で）も含め，18 番染色体上のいくつかの部位を同定した。双極性障害との関連が推定されるこの部位の遺伝子には，*CHMP1.5*[13]と *G-olf* *が含まれるが，双極性障害における *G-olf* *の役割に関しては，いくつかのネガティブな研究結果が発表されている（例えば文献 119, 128）。

22 番染色体

NIMH の遺伝学新規戦略構想の標本や，NIMH 神経遺伝学家系からの

---

* （訳注）*G-olf* は，細胞のシグナル伝達に関与する三量体Gタンパク質のサブファミリーである *G-olf* の遺伝子。視細胞（網膜）と嗅細胞のシグナル伝達に重要な役割を果たしている。

双極性障害の標本において，22番染色体への示唆的から有意なものまで，連鎖を示唆する報告が，いくつかのグループによりなされている[63]。バドナーとガーション[8]による双極性障害と統合失調症の発表された全ゲノムスキャンのメタ解析によれば，両方の障害に共通の感受性遺伝子座が22qに潜んでいるという強力な証拠が存在した。ポタッシュら[104]も，精神病性気分障害をもつ家族の22q12に対する連鎖の証拠を報告し，3.06というノンパラメトリックロッドスコアを報告している。ところがそのなかに精神病性気分障害をもたない家族も含まれていたことから，結局，この部位に対する連鎖の証拠にはほとんどならなかった。バーデンホップら[6]は劣性広範モデルのもとで，D22S420の染色体22q11上で，2.0という2ポイントロッドを検出したが，それは単独の家系内においてのみであった。

22番染色体上には，双極性障害の興味深い候補遺伝子がいくつか位置している。ラクマンら[69]は，カテコールO-メチルトランスフェラーゼ（*COMT*）の遺伝子変異の対立遺伝子と，急速交代型の双極性障害の関連を発見した（ただし，文献20も参照）。先述の研究において，ロトンドら[107]は，患者群と非患者群におけるCOMTの遺伝子多型の頻度を調査した。健康な被験者に比べ，パニック障害が共存しない双極性障害患者では，COMT Met158対立遺伝子の頻度が有意に高かった。最近では，バレットら[10]が，双極性障害の発端者をもつ二組の独立した家族においてGプロテイン受容体キナーゼ3遺伝子（*GRK3*）の役割を検討している。双極性障害と関連する一塩基多型が，この標本の北ヨーロッパの血統の家族で発見された。

X染色体

性の分布が1対1と均等になっていることを考えると，双極性疾患の遺伝感受性がX連鎖というのは直感に反するが，病気が父親から遺伝した場合，より重篤になりやすいという関連があるように見えることから，何か一因となる影響がX染色体に作用している可能性がある。

NIMH遺伝学新規戦略構想の家系（第1波と第2波の153家族）についての解析では，異種性ロッド2.3で，X染色体上のXp22.1への連鎖

が支持された[83]。最近では，エクホルムら[38]が高密度のマーカー地図を用いて，フィンランド人家族のサンプルにおいてX染色体と双極性障害の関係についてさらに検討を行っている。被験者は，双極性障害患者のいる41家族出身の341人で，5つの診断カテゴリーが用いられたが，これは研究への組み入れの基準が広くなっていることを反映している。マイクロサテライトマーカーが用いられ，ANALYZEパッケージのMLINKを用いてパラメトリック連鎖解析が行われた[55]。遺伝性優性モデルを用いて，双極I型障害と統合失調感情障害を含むモデルで，2.78という示唆的な最高2ポイントロッドスコアが，*DXS1047*マーカーで見出された。このグループによるそれ以前の研究でも，双極性障害とXq24-q27.1上のマーカーの連鎖が確認されていた[102]。ザンディら[127]は狭い劣性モデルで，マーカー*GATA144D04*に関して2.25という示唆的なパラメトリック異種性ロッドを報告している。

これまでにいくつかの関連研究がX染色体上の候補遺伝子について検証してきた。GABA系活動の機能不全が，双極性障害発症脆弱性に何らかの役割を果たしていることが推定されてきた。マサットら[81]は，185人の双極性障害患者と370人の条件が一致した対照群のヨーロッパの標本において，Xq28をマップしているジヌクレオチド多型を調べた。その結果双極性障害患者では，1つあるいはそれ以上の対立遺伝子のコピーをもっている可能性が，対照群よりもずっと高いことが明らかになった。

その他のゲノム

1番染色体

1999年にディテラ-ワドレーら[33]は，22の家系の全ゲノムスキャンで1q31-32への示唆的な連鎖を報告したが，最近の研究では有意とみなされる標準的基準を満たす1番染色体への連鎖信号を明らかにしたものはほとんどない[72]。エーバルトら[42]は，狭い表現型モデルと広い表現型モデルを用いて，ゲノムワイド連鎖を求めてデンマーク系白人出身の双極性障害発端者の2人の家族を調べた。LINKAGEを用いて2ポイントパラメトリ

ック解析が実施された[73]。広いモデル下のパラメトリック解析では，*D1S216* で両家族においてのみ，その罹患メンバーに 2.75 という示唆的な 2 ポイントロッドスコアが得られた。また追跡 3 ポイント解析では，ロッドが上昇して2.98となっていることを突き止めた。しかし，このサンプルが 2 つの家族だけから成ることを考えると，この結果は慎重に解釈すべきであろう。

全ゲノム調査で，カーティスら[29]は，RDC を用いて双極性障害と単極性障害と診断された多数の症例がある英国人とアイルランド人の 7 つの家系を調べた[113]。全部で 365 のマイクロサテライトマーカーが用いられ，ロッドスコア解析には VITESSE [99]が用いられた。全部で 6 つのロッドスコア解析で，双極うつ病，単極うつ病，および混合モデルが，優性または劣性の伝達を呈していた。この結果では，マーカー *D1S251* の部位に潜在的脆弱性遺伝子座が示唆された。4 ポイントロッドスコア解析では，結合優性のモデル下で 2.0 という，異種混合ロッドスコアの示唆的なピークが得られた。エバルドら[42]とカーティスら[29]の両方から得られた結果は，NIMH 遺伝学新規戦略構想双極性障害研究による先の報告と一致している[33, 106]。

2 番染色体

リュウら[78]は，合衆国とイスラエルで双極性障害をもつ 57 の拡大家族のサンプル（白人1,508人）を調査した。診断は，RDC にしたがって行われ，全ゲノムスクリーニングのために，マイクロサテライトマーカーが用いられた。MLINK[27]を用いて，2 ポイントパラメトリック解析が実施された。中間的な疾患表現型と優性の伝達モデルを用いて，部位 2p13-16 に 3.20 という示唆的なロッドスコアを報告したが，この部位のマルチポイントロッドスコアは有意ではなかった。

3 番染色体

継続中の遺伝学研究の一環として，バーデンホップら[6]は，231 人のメ

ンバーから成る13の家系のサンプルを解析した。家族は白人で，主に英国人かアイルランド人の出身であった。診断にはRDCが用いられ，血液サンプルはマイクロサテライトマーカーを用いて遺伝子型に分類された。ANALYZEを用いた全ゲノム連鎖解析で[55]，3q25が，狭義の表現型と常染色体性優性遺伝モデル下で，2.49という示唆的な異種混合ロッドスコアにより連鎖の根拠を示した。この結果はこの部位における連鎖所見についての彼らの以前の報告を支持すると報告した[5]。カーティスら[29]は，結合劣性モデルで*D3S1265*マーカーについて2.0という異種ロッドスコアの示唆的なピークを報告した。

5番染色体

初期の連鎖解析から得られた結果を再現しようとして，ディックら[34]は，NIMH双極性障害遺伝学新規戦略構想から多様な双極性の56家族の複製サンプルを解析した。マイクロサテライトマーカーが用いられ，ノンパラメトリックマルチポイント連鎖解析を用いて染色体5，15，16，17および22が解析された。ASPEXを用いた患者同胞解析[56]では，マーカー*D5S207*で広域疾患モデルによって2.8という示唆的なロッドスコアが得られたが，遺伝子型に分類した両親と患者同胞のペアの解析に，複製とオリジナルサンプルを組み合わせたところ，このマーカーに対するロッドスコアは2.0に低下した。

グリーンウッドら[52]は，5p15.3上のドーパミントランスポーター遺伝子（*DAT*）の5つのSNPマーカーのそれぞれ異なる伝達を報告した。最近では，大月ら[100]は，気分障害をもつ48人の患者のケースコントロールサンプルにおいて精神疾患との関連が考えられている，5q32上に位置する5-HT4受容体遺伝子（*HTR4*）多型を調べ，エクソン*d*か，あるいはその近接内の4つの多型と，双極性障害との関連を示した。しかしこれらの関連のいくつかは大うつ病をもつ患者にも存在していたことから，こうした多型の機能的意義は不明である。

6番染色体

アーミッシュ家系についての古い研究で，ギンスら[49]は，マーカー *D6S7* で示唆的な連鎖を報告した。6番染色体に関連する所見についてのもうひとつの報告は，ディックら[35]のもので，彼らは，NIMH 遺伝学新規戦略構想双極性障害研究における 250 家族からの 1,152 人（ほとんどが白人）について全ゲノム連鎖解析を実施した。双極Ⅰ型障害と統合失調感情障害双極型（SABP）の診断基準は DSM-Ⅲ-R により，双極Ⅱ型障害と反復性大うつ病（UPR）は RDC にしたがって診断された。マーカーは Cooperative Human Linkage Center マーカーセット第 9 版から作成し，罹患血縁者ペアを用いたマルチポイント・ノンパラメトリック連鎖解析を Merlin を用いて行った[1]。このサンプルにおいて，連鎖のノンパラメトリック・マルチポイント・メソッドを用い，広域疾患モデルのもとで，6番染色体は，示唆的な最高ロッドスコア 2.2 を示した（マーカー *D6S1021* 付近）。NIMH の 399 家系の合同解析では，6q 上の 113cM で 3.8 の有意なロッドが得られた（ヒンリックスらによる未発表データ）。

7番染色体

先述のサンプルで，リュウら[78]は，患者同胞ペア（ASP）解析（MAPMAKER/SIBS を用いた）[67]を行い，中間的な疾患表現型を用いることにより，7q34 で 2.78 という示唆的なマルチポイントロッドスコアを報告した。著者らは，7q への連鎖を支持する示唆的な根拠がディテラ・ワドレーらによって報告されていることに注目した[32, 33]。

8番染色体

多様なデータからの連鎖部位の同定を試みるため，セグラドら[110]は，未発表の研究も含めて，18 の双極性障害ゲノムスキャンのメタ解析を行った。著者らは，ゲノムスキャン内の値域のランク付けを用いて，ノンパラメトリック解析を行った（この研究の方法についての詳細は，文献 75

参照)。研究は，サンプルの大きさによって加重した解析と非加重の解析で非常に狭いモデル（双極Ⅰ型とSABP），狭いモデル（双極Ⅱ型を追加），および広いモデル（UPRを追加）を用いて解析した。シミュレーションに基づいた基準では，全ゲノムにわたって有意に達した染色体領域はひとつもなかったが，染色体8q（8q24.21-qter）上の領域が，加重解析で狭いモデルと広いモデルのもとで名目上有意に達した。ディックら[35]は，狭く定義された疾患表現型のもとで，マーカーD8S256付近に2.46という示唆的なロッドスコアを報告した。中間的な疾患モデルを用いることにより，マッキニスら[85]は，8q24とマーカーD8S256のまわりで2.1の示唆的なノンパラメトリックロッドを報告した。バーデンホップら[6]は，優性の，狭いモデルでマーカーD8S514付近に2.08の示唆的な2ポイント異種性ロッドスコアを報告した。

9番染色体

前述のセグラドら[110]の研究では，染色体9p-qの部位と双極性障害との関連を示す所見は弱いものであったが，加重解析では，非常に狭い疾患表現型のもとで，この部位は名目上統計学的に有意だった。

リチウムとバルプロ酸は，NMDA受容体（NMDAR）サブユニット1に作用することによってその作用の一部を生じていることから，NMDARのサブユニットをコード化する遺伝子は双極性障害の候補遺伝子とみなされる。NMDAR1サブユニットは，染色体9q34.3（*GRIN1*）上の遺伝子によってコード化されている。ムンドら[92]は，双極性障害における連鎖不均衡に関してこの遺伝子の3つの多型を研究した。双極Ⅰ型障害か双極Ⅱ型障害，あるいは統合失調感情障害の躁病型の，全部で288人の発端者とその両親が，カナダのクリニックから集められた。罹患者ではG対立遺伝子の優先伝達が，*GRIN1*の*1001G/C*と*6608G/C*という多型に認められ，これらの多型が双極性障害に対する脆弱性を生じていることが推定された。著者らは，これらの異型は機能のない置換であり，NMDARに直接影響することは考えにくいと考えており，彼らの所見の機能的意義は明らかではない。

10番染色体

　マッキニスら[84]は，NIMH双極性障害遺伝学新規戦略構想の一環としてほとんどが白人家系の153の全ゲノムスキャンを行った。マーカーはCRIMAP[71]を用いて構成され，ノンパラメトリックロッドスコアの算定には，ジーンハンタープラス[66]が用いられた。これらの研究者は，中間疾患モデル下で染色体10p12のマーカー *D10S1423* に対して2.2の示唆的なロッドを報告した。この連鎖は遺伝学新規戦略構想からの最初の97家系で，フォラウドら[46]によっても報告されている。10pのこの部位は，統合失調症の連鎖研究においても関連が示されている[44, 109]。

　10qとの連鎖は，エバルドら[40]やシチョンら[25]も含めて，いくつかのグループによって報告されてきた。マルチポイントパラメトリック解析を用い，リュウら[78]は，優性の，狭い表現型において，10q24部で2.33の示唆的なロッドを得た。しかし，フォローアップASP解析では，この部位の最大ロッドスコアは1.57でしかなかった。セグラドら[110]は，狭義のモデル下で，加重メタ解析を行い，双極性障害に対して弱い作用をもつ遺伝子が，10q11.21-q22.1部位に存在する根拠を明らかにした。

　この部位と双極性障害や統合失調症との関連を明らかにするため，エバルドら[41]は，統合失調症か双極性障害をもつ遠縁の患者と対照群のサンプルの染色体10q26部で，対立遺伝子関連と染色体セグメントおよびハプロタイプシェアリングについて調べた。フェロー諸島の隔離された母体サンプルで，家族関係を正確に判定するために患者連鎖を調べた。22のマイクロサテライトマーカーを用いられ，前提のない検定と家系図に基づいた検定の両方が用いられた。対立遺伝子頻度とハプロタイプ区分を，CLUMPを用いて患者と対照群で比較した[111]。患者を組み合わせた群を対照群と比較したところ，マーカー *D10S1723* で対立遺伝子関連が明らかになったが，これは，2つの障害に共通する感受性部位があるという概念と一致するものであった。*D10S214* と *D10S505* の間の別の部位についても，双極性障害におけるハプロタイプシェアリングの増大を支持する根拠が明らかになった。

13番染色体

　13番染色体における連鎖を支持する根拠も存在している。スタインら[114]は，NIMH遺伝学新規戦略構想の家系で染色体13q32への連鎖を示す，控えめな根拠を報告した。またこの所見については，神経遺伝学サンプルでディテラ-ワドレー[33]によってさらに支持する報告がなされている。リュウら[76]とケルソら[63]も，染色体13qにおける連鎖について示唆的な所見を報告している。

　最近の研究結果としては，双極Ⅰ型障害をもつ65人の発端者と主要な気分障害をもつ237人の血縁者から成るサンプルで，ポタッシュら[104]は，統合失調症と双極性障害の両方に対する遺伝的感受性をもたらすと考えられる4つの染色体部位を調査した。診断は，RDCにしたがって行われ，家族のサブセットが精神病性気分障害をもつメンバーの人数に基づいて作られた。マーカーは，マイクロサテライトの反復配列で，ノンパラメトリック連鎖解析が，ジーンハンター[66]を用いて行われた。精神病性気分障害をもつ人が3人以上いる10家族では，2.52の示唆的ロッドスコアで，13q31に対する示唆的連鎖を示した。ただしこれらの部位は，サンプル全体をすべて調査したときには連鎖の根拠がほとんど認められなかった。加えて，バドナーとガーション[8]は，双極性障害と統合失調症の発表された全ゲノムスキャンのメタ解析を行った。その結果，13q部位で両障害との有意な連鎖が認められた。バーデンホップら[6]は，広い疾患表現型をもつ劣性モデル下でマーカー*D13S153*（13q14上）に対して2.29の示唆的な2ポイントロッドスコアを報告した。また，リュウら[78]は，13q32上の*D13S779*マーカーに対して中間診断モデル下で2.2の示唆的なマルチポイントASPロッドスコアを報告した。

　いくつかの関連研究が，双極性障害において13qを関係があるとしている。関連研究で，服部ら[53]は，2系列の家系における，13q33上のG72/G30遺伝子座と双極性障害の関係を調査した。2つの家系は，ひとつが臨床神経遺伝学研究プロジェクト（Clinical Neurogenetics）の家系[17]から，もうひとつはNIMH遺伝学新規戦略構想からで，この研究者は，連鎖不均衡存続検定（TDT）とハプロタイプ解析を行った。類似し

たハプロタイプが，両方のサンプルで過剰伝達されていた。このことから双極性障害の感受性異型が，この部位に存在することが示唆された。同様の所見を報告する論文が他にもいくつかあることから[24, 108]，*G72/G30*複合体と双極性障害との関係は確実な所見と考えるべきであると，最近では提唱されている[30]。ラネードら[105]は，ペンシルベニアのクリニックの患者93人と，その親（両親のうちどちらか一方あるいは両方）のサンプルにおいて，双極性障害とセロトニンタイプ2A受容体遺伝子多型との間の連鎖を調べた。双極性障害患者を対照群と比較したところ，エキソン2と3上のSNPとの関連が明らかになり，これはハプロタイプの相違と一致していた。患者とその両親を調べたところ，このSNPを含む*1354C/T*とハプロタイプとの有意な連鎖と関連が示唆された。これらの連鎖と関連の研究から，13q上のどこかに，おそらく双極性障害と統合失調症のような精神病の両方の潜在的な感受性遺伝子座があることが示唆される。

14番染色体

セグラドら[110]のメタ解析では，染色体14q上には双極性障害に対する感受性に若干作用する遺伝子座が存在しているとする仮説が支持された。一次加重解析では，部位14q24.1-q32.12は，この研究で調べられたすべての疾患表現型の下で名目上有意に達したが，個々の研究でこの部位で有意な連鎖を報告したものはなかった。

15番染色体

パパデミトリオら[101]は，48人の双極性障害の患者と50人の対照群のギリシャ人サンプルにおいて，染色体15q11-q13上に位置するGABA-A受容体の$\alpha 5$サブユニット遺伝子（*GABRA5*）の対立遺伝子と双極性障害との関連を報告した。

リチウムが著効した31人の双極性障害の患者とその247人の親族のサンプルにおいて，トゥレッキら[120]は，劣性遺伝モデル下で15q14に対する3.43の有意なロッドを報告した。

17番染色体

罹患血縁者ペアを調査するマルチポイント・ノンパラメトリック連鎖法を用い，ディックら[35]は染色体17q上に連鎖を裏づける示唆的な根拠，すなわち中間疾患モデル下で2.4のロッドスコアを獲得した。リュウら[78]は，狭い疾患定義の優性モデル下で，*D17S921*に，2.68の2ポイントパラメトリックロッドスコアを報告した。この同じ遺伝子座とモデルのマルチポイントでのロッドは，2.72へと有意に上昇した。

初期の研究で，コリエら[26]は，17q11.1-12上にあるセロトニントランスポーター（5-HTT）の短い対立遺伝子と，双極うつ病および単極うつ病との関連を見出した。ロトンドら[107]は，血縁のないイタリア人双極性障害患者で，パニック障害が共存する人としない人（それぞれ49人と62人）と，健康な被験者127人の標本で，*5HTT*を調べた。*5HTT*多型の頻度が確定され，患者群と非患者群の間で比較された。健康な被験者と比べて，パニック障害が共存しない双極性患者のほうが，短い*5HTTLPR*対立遺伝子の頻度が有意に高かった。この結果は双極性障害における*5HTT*多型の役割を支持する現存する根拠を強化するもので，他の病気が共存する双極性障害よりも，「純粋な」双極性障害は異なる遺伝的土台をもつ，より均質な表現型であることがこの所見からうかがえる。ベリビエら[12]も，発症年齢により，早い，中間，遅いとして分類された223人の双極性障害のフランス人の白人患者の標本において，*5HTTLPR*の多型を調査し，短い対立遺伝子にホモ接合の患者は発症年齢が早いことを示した。

20番染色体

ウィラワーら[122]は，NIMH双極性障害新規戦略構想の第2波の標本の56の多重双極性障害家系についてさらに解析し，4，7，9，18，19，20，21番染色体を調べた。ジーンハンタープラスプログラムを用いて，ノンパラメトリック解析とパラメトリック解析が行われた[66]。第2波標本だけでは連鎖を支持する根拠は弱かったが，1と2を合わせた標本の連

鎖解析では，広い疾患モデル下で，*D20S162* で 2.38 のノンパラメトリックロッドスコアを検出した。

21番染色体

ストラウブら[115]は，染色体 21q22 への有意な連鎖を報告しているが，この部位への連鎖を指示する追加的根拠が，2 つの独立標本でディテラ‐ワドレーら[31]によって観察されている。最近では，ストラウブら[115]の調査の延長で，リュウら[77]も，56 家族において *D21S1260* で 3.56 の 2 ポイントロッドを発見し，21 番染色体への連鎖の根拠を報告した。

将来の方向性

このレビューから結論されうるように，双極性障害の推定感受性遺伝子座として多数の領域が多少とも支持されているが，なかでも 4, 11, 12q, 16, 18, 22q, Xq が最も多くの支持を示している。研究からは，双極性障害に何らかの役割を担っている多数の候補遺伝子，たとえば *G72/G30* コンプレックス，セロトニン系とドーパミン系に関与する遺伝子，*BDNF*，*COMT*（表 3-1 参照）が含まれる。これまで連鎖と関連の最近の有意な所見に着目してきたが，ここで報告した最近のポジティブな所見の多くには，少なくともそれと同じくらい多くのネガティブな所見と追試の失敗が存在している。双極性障害のリスクはおそらく遺伝学的に不均等であると考えられることを考慮すると，研究結果が変動しやすいことは予想されたことである。しかし，これらの所見の少なくともいくつかは，おそらく将来の研究でこれ以上支持を得られないであろう。残る問題は，遺伝子と双極性障害の関係の真の複雑さを把握して，誤った結果を最小限にとどめる方法で研究を実施するのにはどうしたらよいかということである。

今日に至るまで，双極性障害の遺伝子研究で明らかに優れているとして登場したアプローチはひとつもない。双極性障害の分子基盤を明らかにするためには研究デザインの組み合わせが必要であろう。したがって，どれ

表 3-1 双極性障害の候補遺伝子の最近の根拠の概観

遺伝子	部位	機能的意味	裏づけとなる根拠
DAT	5p	ドーパミンの再取り込みを仲介	Greenwood et al. 2001 [52]
GRIN1	9q	GRIN1がNMDAR1サブユニットをコード化する；リチウムがNMDARを通して作用することがある	Mundo et al. 2003 [92]
DRD4	11p	ドーパミンシステムが感情，動機を規制する	Muglia et al. 2002 [91]
DRD2	11q	同上	Massat et al. 2002a [81]
NCAM1	11q	NCAM1はさまざまな神経発達過程に関与する；これらの混乱が双極性障害の一因となることがある	Arai et al. 2004 [4]
BDNF	11p	BDNFはセロトニンシステムに影響を与える；ストレス暴露，抗うつ薬反応に関与	Neves-Pereira et al. 2002 [96]；Sklar et al. 2002 [112]
G72/G30	13q	G72はD-amino-acid oxidaseと相互反応する；G30は不明	Chen et al. 2004 [24]；Hattori et al. 2003 [53]；Schumacher et al. 2004 [108]
HTR2A	13q	セロトニン再取り込み阻害薬の効果を仲介することがある	Ranade et al. 2003 [105]
GABRA5	15q	GABAnergicニューロンは，気分を統制する他のニューロン伝達体に影響する	Papadimitriou et al. 1998 [101]
GRIN2A	16p	GRIN2A対立遺伝子はグルタミン酸の神経伝達に影響する	Itokawa et al. 2003 [57]
ADCY9	16p	アデニレートシクラーゼはニューロンのシグナルに関与する；抗うつ薬のターゲットとなることがある	Toyota et al. 2002b [118]
5HTT	17q	対立遺伝子は5-HTT促進因子の転写効率に影響する	Bellivier et al. 2002 [12]；Collier et al. 1996 [26]；Rotondo et al. 2002 [107]
CHMP1.5	18p	G-タンパク質シグナルに影響する	Berrettini 2003 [13]
COMT	22q	COMT対立遺伝子は酵素活性に影響する	Lachman et al. 1996 [69]；Rotondo et al. 2002 [107]
GRK3	22q	GRK3は，ドーパミンに対する自然な脳の反応を規制することがある	Barrett et al. 2003 [10]
GABRA3	Xq	双極性障害はGABAの不足から部分的に発生することがある	Massat et al. 2002b [82]

注．5-HTT＝セロトニントランスポーター，BDNF＝脳由来神経栄養因子；GABA＝γ-アミノ酪酸；NCAM1＝神経細胞接着分子；NMDAR＝ NメチルDアスパラギン酸塩受容体

か1つの戦略を他の方法よりも支持することはできないが，双極性障害の遺伝子研究における研究結果の永続性を高める予備的なステップは，双極性障害の複雑さと，異種性を調和させる研究デザインを用いることである。たとえば，双極性障害の初期の連鎖研究では，大家族の比較的小さな標本が用いられたが，それは，この比較的費用がかからないアプローチが，単一遺伝子の遺伝パターンによる疾患への洞察を与えてくれたからである。しかし今では双極性障害の遺伝パターンは単一遺伝子と矛盾しており，双極性障害を有する大家族が双極性障害のリスクがある家族を代表しているわけではないことは明らかである。最近の共同連鎖研究では，複数の小さな家族に焦点を当てるようになっている。同様に，不均質な標本よりも，当初は孤立した母集団を用いたほうが，双極性障害に関係する特定の遺伝子の同定へと至る可能性が高いと考えられていた。しかし，この戦略では期待されたような結果が生まれなかった。またこのような標本では，より大きな双極性障害の集団に一般化するのには限界があることから，将来の研究は，こうしたアプローチは重視されなくなるであろう。

双極性障害の複雑さを考慮し，多数の理論家たとえばアイゼンクら[43]は，精神病理学の次元モデルのほうが，有益かつ信頼性が高いだけでなく，多くの精神疾患の本質をより良く把握できると提唱している。ただし双極性障害が連続的な構成体として最もよく概念化されるとしても，双極性障害の遺伝的基盤を調べる研究の多くは，それを二分法として扱う。本当のところ，このような慣習は主な診断システムのすべてに一貫したもので，妥当な双極性障害の次元的構成概念の創造にどのように乗り出したらいいのか一致した意見はない。しかし，遺伝子と双極性障害についての研究では，表現型を量的に扱う方法をもっと使用するようにすると役立つことがある。双極性障害のリスクは相互に作用する複数の遺伝子が作用した結果生まれることが広く認められている一方で，これに沿って複数の遺伝子とそれらの相互作用の効果について調べた研究はほとんどない。個々の遺伝的作用を互いに独立して扱う方法では，遺伝子座と双極性障害の間の真の関係が歪められることになるため，こうした解析では，その作用を十分に突き詰める検出力がない。特に将来の関連研究では，複数の候補遺伝子とそれらの相互作用の効果を研究することが優先され，単独遺伝子を調べる伝統的

なアプローチはあまり重視されなくなるであろう．全ゲノム関連研究の実施がまもなく可能になることを考慮すると，このアプローチは，後にではなく，まもなく実施される可能性がある．

　同様の問題が，双極性障害に対する遺伝と環境の影響の両方を調査する研究の不足にもみられる．双極性障害における遺伝子の影響は明らかに重要だが，環境要因も重要な役割を担っていることを示唆する根拠が増加している．たとえば，感情表出から双極性障害における症状の変化を予測できることが示されている[88]．そして，ストレスの多い生活上の出来事によって双極性障害の発症が予測されるという根拠を，多数の研究が示している（例，文献 3，11，36）．加えて，モーテンセンら[90]は小児期の親の喪失と双極性障害の間の関連を最近報告している．さらに，特にストレスが多いとはみなされない出来事や，ポジティブな出来事でさえ，双極性障害においては独自の役割を担うことを示唆する根拠も増えてきている．たとえばマルコフ-シュウォーツら[80]は，睡眠や食事などの「社会的リズム」を乱す出来事と，躁病エピソード発症との関連を明らかにした．またジョンソンら[59]は，目標達成を必要とする生活上の出来事が躁病症候と特異的な関係があることを示唆する根拠を提供した．これらの所見や，こうした遺伝子-環境モデルが単極うつ病にうまく適応され始めている（例，文献23）という事実にもかかわらず，双極性障害の経過と転帰の予測に環境要因と遺伝要因の両方を組み入れた研究は非常に少ない．環境要因を含めるというのは，影響の小さな遺伝子を研究するときには，これが表現型に至るのは，環境要因と結びつけて考慮されたときにのみであるので特に啓発的である．双極性障害に対する心理社会的影響についての研究は現在十分に存在し，多変量研究のための有効な出発点がいくつか示唆されている．

　今後の双極性障害の遺伝学研究にとっては特異性と広がりの両方とも増した表現型を用いることが，有用である．たとえば，これまでにもいくつかの研究が，早い発症年齢[45]，精神病の症候[104]，治療反応性[120]，および共存する不安障害[107]といった要因に基づいて双極性患者のサブグループを研究する戦略を用いてきた．これらのサブタイプをさらに探究していくためには，表現型を狭く限定することにより連鎖や関連の研究結果との一貫性が高まるかを明らかにする必要がある．

表 3-2 米国国立精神保健研究所（NIMH）遺伝学双極性データセットにおけるアルコール中毒と感情障害の共存

感情障害の診断	DSM-III-TRアルコール依存,%(n) 男性 (n=3,411)	DSM-III-TRアルコール依存,%(n) 女性 (n=3,929)	相対リスク(95%信頼区間) 男性	相対リスク(95%信頼区間) 女性
SABP	30.9(21/68)	27.4(20/73)	2.1(1.3-3.5)*	10.1(5.5-18.3)**
BPI	38.6(307/796)	24.3(294/1,211)	2.8(2.3-3.3)**	9.1(6.3-13.1)**
BPII	37.4(40/107)	22.8(48/211)	3.0(2.2-4.0)**	8.5(5.4-13.4)**
UPR	31.7(51/161)	14.3(52/363)	2.5(1.9-3.4)**	5.9(3.7-9.3)**
UPS	35.0(34/97)	5.0(8/160)	2.4(1.8-3.3)*	1.8(0.8-3.8)
すべての大うつ病	37.0(453/1,229)	20.9(422/2,018)	2.7(2.3-3.1)**	7.1(5.0-10.1)**
主要な感情障害なし	12.2(266/2,182)	2.9(55/1,911)	—	—

注．BPI=双極I型障害；BPII=双極II型障害；SABP=統合失調感情障害，双極性サブタイプ；UPR=再発性単極うつ病；UPS=単一エピソード，単極うつ病．
*$P \leq 0.01$．**$P \leq 0.0001$．

　アルコール乱用が共存する双極性障害の患者は，今後の研究に特に貴重な表現型となる。この表現型は以前に理論的な関心を集めたが（例，文献125），これが重要なサブタイプであるという概念を支持する経験的根拠が蓄積されている。ケンドラーら[64]は，大うつ病とアルコール依存の間で0.4-0.6の遺伝的相互関係を報告した。NIMH遺伝学新規戦略構想の家系を用いたわれわれの解析では，双極性障害とアルコール依存の共存の本態についていくつか興味深い結果が生まれた。この一連のデータにおいて，重篤な感情障害の診断をもつ場合，特に女性の発端者ではアルコール依存のリスクが高くなることや（**表3-2**参照），アルコール依存が共存する双極性障害発端者は発症年齢が早いことを明らかにした。双極性障害とアルコール依存の両方をもつ発端者の親族は，感情障害とアルコール依存が共存するリスクが高まる。このことから，こうした共存症のパターンが家族内に広がっていることがうかがえる（**表3-3**参照）。連鎖解析からは，4番染色体と16番染色体が共存症の表現型に影響を与える遺伝子座をもっている可能性が示唆された。われわれは以前に，近位の1番染色体上にアルコール依存またはうつ病の表現型との連鎖の根拠を報告した[98]。逆に，

表3-3 アルコール依存症を共存する双極性被験者の親族における共存率

双極性問題	被験者の親族でADと主要な感情障害をもつ人，%（n）	相対リスク（95％信頼区間）
共存するAD	10.3(211/2,049)	1.3(1.1-1.6)*
共存症なしAD	7.8(330/4,218)	―

注．主要な感情障害には失調感情障害（双極性サブタイプ），双極Ⅰ型障害，双極Ⅱ型障害，あるいは反復性単極性うつ病を含む．AD＝DSM-Ⅲ-TR アルコール依存症
*$\chi^2(1)=10.7$，$P<0.001$．

　共存症のない家族では，10番染色体と17番染色体との連鎖の根拠が示されている．この表現型をさらに用いることにより，双極性障害とアルコール依存の共存の一因となる独自の遺伝的要因の存在を支持する追加的な根拠が得られるとわれわれは考えている．

　双極性障害の遺伝研究をさらに広げて，遺伝性の疾患に伴う素因，すなわち病気の発症に先行し，罹患していない親族にも存在する素因である中間表現型を含めるようにすることも，実りの多いアプローチとなる．なぜならこうした素因は，基盤にある遺伝的現象を診断基準よりも密接に反映しているからである．統合失調症の研究では，中間表現型に非常に大きな関心が寄せられてきたが，双極性障害の研究では，さほど広く用いられていない．双極性障害の場合，どの中間表現型が最も有用であるのかは現時点では明らかではない．候補に挙げられているものとして，脳波の非対称性[54]，気質[59,68,79]，コルチゾール[39]，メラトニンレベル[97]はもちろんのこと，概日リズムの乱れ，睡眠の中断と精神刺激薬に対する反応性，トリプトファンの枯渇，およびMRIでの白質高信号[74,51]が含まれる．

まとめ

　双極性障害は遺伝性の高い病気であり，そのことはこの障害における強い遺伝的要素を一貫して示している双生児や家族および養子縁組研究によって示されているとおりである．とはいえ双極性障害の基盤にある特異的な遺伝メカニズムの同定は至難の業であり，連鎖と関連の研究結果の追試は失敗に終わることが多い．こうした不一致はあるが，いくつかの染色体

が双極性障害の感受性遺伝子座をもっていることを示唆する所見が現れている。特に染色体の，4，11，12q，16，18p，18q，22q，Xq である。また研究からは，*G72/G30* コンプレックス，*BDNF*，*GRK3*，およびセロトニンとドーパミン神経伝達に関与するいくつかの遺伝子が候補遺伝子の可能性があるという根拠も寄せられている。遺伝子と遺伝子，遺伝子と環境の相互作用を調査する研究のような双極性障害の複雑さをとらえる研究デザインが増えることが勧められる。中間表現型の検討のように，アルコール依存が共存する双極性障害といった，特異性の高い表現型を用いることが勧められる。

第 III 部

双極うつ病における特別なトピック

第4章 小児双極うつ病

アヌープ・カリポット，M.D.

　若者の感情障害が最近一段と多くの関心を集めているが，診断上は難問である。子どもと青年の5％が大うつ病に罹患し，4％が気分変調症に，そして1％が双極うつ病に罹患していると推定されている[36]。子どもと青年のうつ病は，深刻な問題であり，少なからぬ共存症と死亡率を伴っている[33]。第1章「双極うつ病の診断」でも取り上げたが，臨床的疾患単位としての双極うつ病は大人では過小診断であり，子どもでは一般的には診断されていない。

　小児うつ病が正式に認められたのは1975年で[45]，それ以来，精神医学界と臨床場面の両方で確実に証拠が提供されてきた[1,2,22]。子どものうつ病を診断するために大人の診断基準の利用が決定されたのは，米国国立精神保健研究所（NIMH）の1975年の会議にまでさかのぼるが，それはDSM-IV-TRでも引き続き実行されており，子どもと大人に同じ大うつ病の診断基準が適用されている。しかし，子どもは成熟のレベルや言語スキル，社会的スキルにしたがって，うつ病症状を大人とは異なる仕方で表現する傾向がある。

　うつ病のエピソードは子どもにおいても大人と同様に，双極性感情障害の最も一般的な表現である。子どもの単極うつ病と双極うつ病の違いを区別することは困難な挑戦である。双極うつ病は大人と子どもの両方において，診断されていないか，あるいは単極うつ病と誤診されていることが多く，その結果誤った不適切な治療が行われている。たとえば，双極うつ病の若者の症状を治療しようと抗うつ薬を使用すると，実際に躁病を誘発し

てしまうことがある[6, 25, 27, 50]。これは，小児双極うつ病を正しく診断することの臨床的意義を例証している。

　小児期の早期に発症する大うつ病が，その後の双極性障害の発症と関連することが，これまでにいくつかの研究で示されている。13歳〜16歳の青年のうつ病の入院患者60人についての前向き縦断的研究で，ストローバーら[50]は，患者の20％が3年から4年の追跡調査で双極性障害と診断し直されていることを明らかにし，診断の変更がうつ病症状の急激な発症，精神運動性の制止，気分と一致する精神病像，双極性障害の家族歴，および薬物によって誘発された軽躁病の病歴によって予測できることを指摘した。

　同様の所見が，ゲラーら[25, 28]によっても報告されている。彼らは，大うつ病の79人の子ども（80％は思春期前）を追跡調査し，平均年齢11歳までに32％が，21歳までに50％が躁転を起こしていることを明らかにした。この研究で診断の変更を予測する因子は，行為障害といじめ，双極性障害の家族歴であった。ルビーとムラコスキー[39]は，小学校入学前のうつ病の子どものグループを調査し，双極性障害の家族歴をもつうつ病の学齢前の子どもの場合，落ち着きのなさが増しているのは，実際には双極性障害の前兆かもしれないことを示唆している。

　これらの研究から，小児のうつ症状が，特に双極性障害の家族歴をもつ子どもの場合，後の躁病の発症と強く関連があることが示唆される。小児期早期にうつ病と診断されることは，予後が不良なことを示している。

疫　学

　成人発症の双極性障害と比べて，子どもや青年期の若者の双極性障害はあまり研究されてこなかった[46]。成人では，双極Ⅰ型障害の有病率は，人口のおよそ1％であると考えられている。一方，子どもにおけるこの疾患の比率については論争中で，双極スペクトラムに関しては3.0％〜6.5％という高い率を示している研究もある[29]。

　リューインソンら[37]は，青年期の若者を対象にして大規模な疫学調査を実施した。この調査での双極性障害の生涯有病率は，およそ1％で，疫学

的キャッチメントエリア研究[52]で報告された数字とよく似ている。リューインソンら[37]は，1,709人の若者を調査し，18例の双極性の症例を発見した（年齢14～18歳）。平均発症年齢は12±3歳で，双極Ⅰ型の診断基準を満たした被験者は2人（11％）だけであった。これらの患者の半数以上は精神医学的治療を受けていたが，リチウム治療を受けていたのは1人だけであった。最初のエピソードがうつ病の患者と躁病の患者の比率は，61％と5％であった。双極性患者は，分離不安の共存やパニック障害と破壊的行動（特に注意欠陥／多動性障害）を伴っている割合が高く，またどの精神症状についても，有意に早い発症年齢が報告され，約44％が自殺を試みており，より重篤な経過を示した。

双極性障害の発症年齢のピークは，15歳から19歳と考えられている。リッシュら[38]が全米うつ病協会の，双極性障害をもつ会員500人を調査＊したところ，双極性障害の症状の発症年齢のピークは実際に10代であった。双極性障害の家族歴がある場合，うつ病（33％）または混合性症状の早発が予測され，成人期の病気の経過が困難であることと関連していた。患者の約50％が5年以上も治療を受けていなかった。治療の遅れは，症状が小児期や青年期に始まった場合に最も大きかった。メンタルヘルスの専門家の診察を受けた後でさえ，ほとんどの患者は受診後の最初の数年間双極性障害の診断を受けていなかった。

臨床像

小児の双極うつ病の診断基準と症状プロフィールは，成人の場合と同じであるが，症状がどのように表現されるかは，子どもの発達上の段階によって変わってくる（表4-1）。たとえば，子どもの場合，悲しい感情を伝える代わりに，行動化し，他人に対してイライラしたり，頭痛や腹痛とい

＊（訳注）小児思春期の双極性障害，特に小児の双極性障害に関しては，米国でのみ診断が急増したため，ヨーロッパの精神科医との間で，その存在を巡って論争となった。ポストら（2008年）は，多数の双極性障害コホートを米国と，オランダ，ドイツで調査し，ヨーロッパでは12歳以下の発症例は2％に過ぎなかったのに対して，米国では22％もあったことを報告している。

ったように複数の身体症状を示す。精神病や精神運動性の制止，薬物誘発性の脱抑制や軽躁，あるいは双極性障害の家族歴の存在は，そのうつ病の患者に双極性障害発症のリスクがあることを示している[25, 48, 50]。身体的訴えや希死念慮もよくみられる。青年期の患者は急速交代型や混合性のエピソードを示す可能性が高い。こうした患者は治療が困難で，自殺の危険も高い[8, 24]。臨床的には，これらの子どもたちは，たとえ双極性障害と正しく診断されても，特定不能（NOS），あるいは混合性の双極性障害として分類される。

思春期前の子ども

うつ病の子どもは青年や大人と比べ，イライラして欲求不満に陥り，気分にむらがあり，引きこもりになりやすく（表4-1のB），悲しみや失望の感情をさほど訴えない。多くの場合，最も一般的な表現は，悲しみである。こうした子どもは，うつ病と躁病ないし軽躁病の間を一日に何度も交代し，混合性の症状を示すこともある。エグランドら[16]は，後から双極性障害と診断された58人の子どもの初回入院時に，家族から最も一般的に報告された前駆症状を調査したところ，最もよく起こる症状としては，抑うつ気分が53％，エネルギーの増加が47％，エネルギーの低下と疲労が38％，怒りの爆発が38％，いらだたしい気分が33％であった。

ルビーとムラコスキー[39]は小児のうつ病性障害で躁転率の増加と何が関連するかを調査したところ，そうした患者では，双極性障害の家族歴があるだけでなく，うつ病エピソードの発症年齢が早かった。3.0〜5.6歳の174人の保育園児群のうち，54人が大うつ病性障害の修正基準を満たしていた。この調査では，うつ病の保育園児は2つの対照群と比較して双極性障害の家族歴がある比率が高いことが示された。ルビーとムラコスキーは双極性障害の家族歴と併せて大うつ病の症状がある患者には感情障害の母親をもつ確率が有意に高いことも明らかにした。この研究から，調査の対象となったリスクを有するサブグループは遺伝的な危険要因と心理社会的に伝達された家族的な危険要因の両方に直面していることが示唆された。こうした子どもが示していた著しい落ち着きのなさと運動性の亢奮は，後

表4-1 子どもにおける双極性障害診断のかぎ

A. 大人，子ども，および青年に共通するうつ病の症状
　抑うつ気分，悲しみ，またはいらだたしい気分
　かつて楽しんでいた活動における興味の減退
　著しい体重減少，あるいは体重増加
　不眠または過眠
　精神運動性の亢奮または制止
　エネルギーの減退
　無価値感または不適切な罪悪感
　思考力や集中力の減退
　死または自殺についての反復思考

B. うつ病の子どもたちに共通してみられる症状と特徴
　頭痛や胃痛のような，漠然とした身体的不調
　学校を欠席，登校拒否，あるいは学業不振
　自宅から逃げる，あるいは逃げなければならないという脅迫
　孤立する，または友達がいない
　退屈
　友達と遊んだり，友達とのやり取りに対する興味の低下
　物質乱用，特にアルコールまたはマリファナの乱用
　突然叫ぶ，文句を言う，説明できないイライラや泣き出すこと
　死あるいは死の思考へのとらわれ
　いらだたしさ，怒りの爆発，あるいは敵意の増大
　無謀な行動
　対人関係の問題

C. 子どもの双極うつ病を共通して示唆する特徴
　双極性障害の家族歴
　うつ病症状の発症年齢が若い
　気分と一致する精神病症状の存在
　共存疾患：行為障害，反抗挑戦性障害
　アンヘドニア
　自殺念慮または自殺企図
　入院，特に早期年齢で頻繁な場合
　コントロールが難しいADHD

出典：以下を改編。Benazzi 1999a[3], 1999b[4], 2003；Kuhs and Reschke 1992[35]；Strober et al. 1993[50]；Wozniak et al. 2001[59], 2002[60], 2004[61]

の躁病の前駆症状であると考えられた。

ゲラーら[28]は，思春期前の大うつ病の既往をもつ子ども72人を平均10年間にわたって追跡調査した。35人（48.6％）が双極性障害を発症し，

そのうちの24人（33.3％）がⅠ型であった。双極性障害のこの発症率は，小児期に精神病疾患をもたない対照群におけるよりも有意に高かった（対照群では双極性障害を発症したのは7.1％であった）。この相違は双極Ⅰ型では有意だったが，双極Ⅱ型では有意ではなかった。さらに思春期前うつ病の子どもは，物質乱用（思春期前うつ病の子どもは30.6％に対し精神疾患のない子どもでは10.7％）と，自殺傾向（22.2％対3.6％）が高かった[28]。

小児の双極性障害を診断する難しさを，以下の症例で示す。

▷症例1

サマンサは，7歳の白人の女児で，この2年間に5回精神科に入院している。彼女は，学校での爆発的な破壊的行動と，自殺の恐れと自傷のため入院した。彼女は怒りの発作で自分の身体を突き刺したことがあった。彼女の病歴からは，セルトラリン，ジフェンヒドラミン，およびメチルフェニデートの投与で脱抑制と攻撃的な行為を示していた。最初に大うつ病の診断を受けたあと，数種類の抗うつ薬が投与されたが効果はなかった。リチウムにはよく反応したものの，きちんと服用しなかった。彼女には，重篤な抑うつと焦燥，気分の交代の既往があったが，躁病や軽躁病，乱用などの既往を示す証拠は一切なかった。家族歴には重篤な感情障害があり，実母と祖母が双極性障害の診断を受けていた。

思春期

思春期の臨床像は，小児の臨床像よりも大人の臨床像に似ている。マックグラシャン[41]とストローバーら[51]は，双極性障害の青年は，成人と比較して早期の経過が遷延し，治療に反応しにくいことを報告した。リューインソンら[37]は，双極性障害について調査された青年の61.1％が，大うつ病や小うつ病のエピソードを示していることを報告した。それまで適応していた子どもが学校でうまくいかず成績が悪化したり，友達や社会から引きこもるようになったり，非行に走るようになった場合には，うつ病を考

慮すべきである。思春期の双極性障害では非定型な臨床像がよくみられる[40]。物質乱用は，思春期のうつ病性障害ではよくみられる[44]。

ストローバーら[50]は，うつ病で入院した60人の青年（年齢13～16歳）を3年から4年追跡調査し，これらの患者の20％が双極性障害を発症したことを明らかにした。これは，抑うつ症状の急激な発症や精神運動性の制止，双極性障害の家族歴，薬によって引き起こされた躁病や軽躁病，気分と一致する精神病症状によって予測された。ゲラーら[25,28]も，2つの研究で同様の結果を示している。

ウォズニアックら[61]によると，単極うつ病の子どもと比べて，双極うつ病の小児と青年は，行為障害や重篤な反抗挑戦性障害，広場恐怖，強迫性障害，アルコール乱用をもっている可能性が高い。この研究からは，思春期の双極うつ病は症状の性質や重症度，共存症，家族歴が単極うつ病と異なることも明らかにされた。重症のアンヘドニアや，絶望，自殺傾向を示す子どものうつ病の症状は重症であった。

自　殺

ウォズニアックら[61]は，単極うつ病よりも，双極性障害の青年のほうが，自殺傾向が高いことを報告した。ブレントら[8]は自殺した人（27人）が，自殺念慮をもつ人や自殺未遂者（56人）と比べて，気分の不安定さと衝動性の高さが特徴である注意欠陥／多動性障害（ADHD）が共存する傾向が高い双極性障害に罹患している可能性が高いことを明らかにした。

▷症例2

イーサンは14歳の白人の男児で，暴力行為と自殺念慮のため警官によって病院に連行された。彼は学校に銃を持って行き，クラスメートの前で自殺をするといって脅した。彼の学校の教師によると，イーサンはここ数週間にわたり，授業をさぼり，だんだんと気分が変わりやすく，イライラし，欲求不満になっていっていたと言う。彼は，極度に神経過敏で，腹を立てる理由が何もなくても怒ったり，発作的に泣き出したりしていた。イーサンの母親の報告によると，彼はいつも眠ってばかりいて，ときには一度に12～14時間眠り続けていた。ま

た，気分は常にイライラして怒っていて，自宅の壁にげんこつでいくつも穴をあけ，何日も薬を飲んでいなかった。彼の母親によれば，危険で無謀な行動のために以前入院歴があった（彼は何度も自殺を試みたことがあった）。彼は，死，自殺についての思考，および凶器に夢中になっていると報告された。イーサンには，12歳のときに精神科入院が必要な躁病の病歴が記録されている。イーサンと彼の母親は，うつ病症状が重症で慢性的であること，それらの症状がイーサンを躁病のエピソード以上に苦しめていることを認めた。

鑑別診断

その他の精神医学的障害や一般的な身体疾患の症状が小児双極うつ病の症状と重なると，鑑別が難しくなる。双極性障害と診断しても，双極性障害のサブカテゴリーの鑑別は困難である。こうした症状を示す子どもの大多数は，特定不能の双極性障害か，あるいは混合状態と分類される。

注意欠陥／多動性障害

注意欠陥／多動性障害（ADHD）の主要な症状，たとえば注意散漫や衝動性，多動，感情不安定性などは，双極性障害にも存在する[5,12]。鑑別診断が困難なのは，これらの病気が共存することが多いからである[34]。ゲラーら[26]や，ウォズニアックら[58]，ウェストら[56]は，双極性患者においてADHDが57％〜98％の割合で共存することを明らかにした。バトラーら[10]は，ADHDをもつ入院患者において双極性障害が共存する割合が22％であることを示した。

注意欠陥障害（ADD）の症状は，特に女の子の場合，不快気分やうつの症状と似ていることが多い。このことは正しい診断を下すうえでは問題となるが，ADDの患者が自殺念慮や，死や自傷の考えを訴えることはまれである。ADD患者の家族に双極性障害や感情障害の家族歴がある場合には，治療をする臨床家にとって危険信号となる。

統合失調症

統合失調症の陰性症状の一部は，うつ病においてもみられる。双極性障害や精神病性の気分障害の臨床像を示す子どもは，統合失調症と誤診されることがしばしばある[20]。しかし，統合失調症の患者の場合には，気分と一致しない幻覚や妄想を伴うので，症状を区別できる。さらに，統合失調症患者の場合，発症は潜行性で，エピソード的パターンの気分変動を示すことは少なく，双極性障害の家族歴もない。

他の病気

子どもの双極うつ病の鑑別診断においては，以下のものをすべて考慮すべきである。すなわち一般身体疾患，薬への曝露，物質乱用，および反応性愛着障害や行為障害といったその他の精神医学的障害などである。

治　療

双極うつ病に関しては，標準化され，一般的に受け入れられた治療法は，現時点ではない。小児双極性障害の治療については，まだ十分に研究されていない[7, 21, 31, 62]。治療選択肢のほとんどは，成人の研究や，子どもの躁病相と攻撃的行動の治療に有益性を示している研究から推定されたものである。

精神療法

有効性が証明された精神療法はないが，心理社会的介入は小児双極うつ病の治療において非常に重要である。パブリュリら[43]は，患者とその家族が自らのネガティブな認知に対処するのを助けるために認知行動療法と対人関係療法の統合を提唱した。双極性障害の青年（年齢8～12歳）のためのマニュアルに従って，数家族で行う補助的なグループ療法が，フリスタッドら[23]によって試みられたが，この治療が青年たちにどのような結果

と影響を及ぼしたかについては，まだ何ともいえない。双極性障害に対する有用性が科学的に証明された治療法で，認知行動療法は，特に，思春期の双極うつ病には有望である（第10章「双極うつ病に対する心理的介入」参照）。

薬物療法

双極性障害と診断された子どもに関する研究は少なく，現在のところ，小児の双極うつ病治療の標準化された科学的研究データはない。これまでにいくつかの薬剤が臨床的に試みられてきたが，この複雑な疾患をコントロールすることに関しては限られた成功しか得られていない。子どもの双極うつ病に治療における向精神薬の安全性と効果を検証する臨床試験が非常に必要とされる。

リチウム

米国食品医薬品局（FDA）は，12歳以上の人の双極性障害の治療にリチウムを承認している。成人の研究では，リチウムの有意な効果サイズが示されている[47, 49]。思春期前と青年期の両方の母集団の子どもにおけるリチウムの効果を調べた研究は2つしかない。入手可能なデータでは，リチウムが若年者にも安全かつ効果的で，成人と同じような方法で処方可能であることが示されている[51, 55]。エル-マラークら[18]は非常に幼い子どもの場合，十分な反応を得るためには高めの血清リチウムレベルが必要なことを示唆した。双極性障害のリスクがあるうつ病の子どもに対するリチウムの有用性が，ゲラーら[21, 25]による二重盲検プラセボ比較対照研究で認められた。同様に，デロングとアルダーショフ[15]は，重症のうつ病で自律神経症状を示す子どもにおいて，リチウムにより有意な改善が認められたことを報告している。

抗てんかん薬

成人と思春期におけるいくつかの研究から，カルバマゼピンやバルプロ酸といった抗てんかん薬の有意な有用性が明らかになっている[30, 32, 57]。

しかし，これらの研究は，元々，古典的な躁病エピソードや軽躁病エピソードをもつ患者のためのもので，小児の双極うつ病に関しては，有意な有用性は示されていない。成人の研究では，双極うつ病に対するラモトリギンの潜在的有用性が示唆されているが[11, 19]，16歳未満の子どもは特に，この薬によってやっかいな発疹やスティーブンス・ジョンソン症候群を惹起するおそれがあるため，小児に対するラモトリギンの試験が制限されてきた。

選択的セロトニン再取り込み阻害薬

抗うつ薬は小児や思春期の青年に広く処方されている。双極性障害と診断される前に，これらの患者のほとんどは大うつ病と誤診されるため，抗うつ薬によって治療され，その後脱抑制的な行動の爆発と躁病や軽躁病が誘発される。DSM-III-Rの双極性障害の診断で，薬物療法中心の外来クリニックで治療された59人の青年（平均年齢10.8±3.7歳，3.5歳から17歳までで，83％は男性）の自然経過のカルテレビューが，ビーダーマンらによって報告されている[6]。これらの子どもは4年間の追跡調査が行われ，研究者は，これらの子どもがクリニックに訪れるごとに再発や改善の確率を出すために多変量統計を適用した。この解析からは，セロトニン特異的な抗うつ薬により，双極うつ病の改善率が上昇する一方で（相対リスク6.7 [1.9-23.6]，$P=0.003$），躁病の再発の確率が有意に増大したこと（相対リスク3.0 [1.2-7.8]，$P=0.02$）が明らかにされた。この研究では，成人で報告されている抗うつ薬による躁病の誘発が子どもにおいても生じることがあることが示された。

シセロら[13]は，抗うつ薬による治療を受けた子ども（年齢10.7±3.05歳）は，これらの薬を一度も投与されたことがない子ども（年齢12.7±4.3歳）よりも早く双極性障害の診断を受けていたことを報告している（片側$t=-1.33$，$df=22$，$P=0.099$，power$=0.93$）。デルベロら[14]は，中枢刺激薬による治療を受けている子ども（10.7±3.9歳，21人）は，中枢刺激薬による治療を受けていない子ども（13.9±3.7歳，13人，$P=0.03$）よりも双極性障害の発症年齢が早いことを明らかにしたが，この違いは，付随するADHDによっては説明できなかった。というのも，

ADHDがある子どもとない子どもとで，双極性疾患の発症年齢が異なっていなかったからである（それぞれ平均12.0±4.2歳 対 11.7±4.0歳，$P=0.6$）。しかし，シセロら[13]は，抗うつ薬と比べれば，中枢刺激薬のほうが比較的安全性が高いと報告している。

　臨床経験からは，双極性障害の子どもは，うつ症状を医療の専門家に示すのが通例である。米国食品医薬品局は，最近，青年と子どもにおける抗うつ薬の使用による自殺のリスクについて「黒枠警告」を出した。抗うつ薬によって自殺念慮が増加したのは，子どもの双極性障害が気づかれずに不安定になったことが原因と考える専門家もいる。抗うつ薬は有効だが[17]，重症のうつ症状を示している患者に対しては慎重に用いるべきである。双極性障害の根拠となる縦断的な症状の経過と徹底的な家族歴の調査が，この複雑な疾患に対する意思決定とより良い管理に有用である。

まとめ

　小児の双極うつ病は科学的文献においてますます認められつつあるが，その臨床像や中核症状，治療選択肢については異論が多い。小児と思春期の双極うつ病の研究が非常に求められており，ランダム化臨床試験と標準化された治療アルゴリズムの研究によって，将来，より効果的な治療勧告がなされるようになるであろう。

第5章 双極うつ病における自殺

マイケル・J・オスタチャー,M.D., M.P.H.
ポリーナ・エイデルマン,B.A.

> 最愛の人へ
>   また気が狂いそうになってきていることは確かな気がします。私たちにはもう一度あのようなつらい時期を耐え抜くことはできそうにありません。それに,今度は立ち直れないでしょう。人の声が聞こえるようになり,集中できません。だから,いちばんいいと思えることをするつもりです。
> ──バージニア・ウルフ,『死のノート』

　未治療例では一般人口の30倍の自殺率をもち,おそらく最も致命的な精神疾患である双極性障害は,患者とその家族,そして治療者に対して多大な困難を引き起こす。双極性障害における生涯自殺率は,19％という高さにのぼると推定されるが,これは大うつ病の自殺率に等しいか,ひょっとしたら上回るかもしれない。自殺者の大多数は,バージニア・ウルフの場合と同様,この病気のうつ病相の最中に生じるが,混合状態ばかりでなく躁症状の期間でさえ生じることが多い。この疾患には自殺の多くの危険要因が存在し,なかでも最も顕著なのは,気分症状の発症が早いのに診断を受けたのが最近で,年齢が若いこと,自殺の家族歴,不安障害とニコチンを含む物質使用障害の共存症,小児期と成人になってからの身体的,性的虐待の存在,および以前に自殺企図の経歴があることである。治療を受けて,薬物療法へのアドヒアランス,特にリチウムをきちんと服用することで自殺の危険が減る。患者と患者の家族,患者と重要な関係にある人

と調整して治療計画を立てることで，リスクを同定して自殺行動を回避する方法が得られる。

疫　学

双極Ⅰ型とⅡ型を合わせた双極性障害全体の生涯有病率は，2.1％程度で，双極Ⅰ型だけの場合は0.8％である*。一般に，双極性障害は，元来気分の高揚を特徴とする障害と考えられているが，長期の臨床的コホート研究から，この障害が本来，うつ病を特徴とすることが示唆されている。双極Ⅰ型の患者とⅡ型の患者は両方とも，人生の半分を病気で過ごし，そのほとんどの日々がうつ状態である[45,46]。かなりの期間がうつ状態ということから，自殺企図や完遂自殺のリスクが異常に高くなることが容易に理解できる。

双極性障害における自殺率が単極うつ病の自殺率よりも高いかどうかは明らかではないが，いくつかの研究がそれを示唆している。たとえば，チェンとディルセーバー[21]によって報告された疫学的キャッチメント・エリア（ECA）研究のデータでは，双極性障害における生涯自殺企図率は29.2％，単極うつ病では15.9％，その他のDSM-ⅢのⅠ軸障害全体で4.2％で，単極性と比較した双極性障害の自殺オッズ比は2.0であった（$P<0.0001$）。

双極性障害における自殺率が不釣り合いなほどに高いという点では意見が一致しているが，それを正確に確かめることは困難であった。精神疾患における自殺率は，臨床的な患者集団を用いて推定されることが多いため，一般に，病気の患者であればあるほど自殺を試みる可能性が高いので全体としてこうした病気による完遂自殺率を過大評価しやすい。たとえば，グッドウィンとジャミソン[32]は，1936年から1988年の間に発表された30の研究において，躁うつ病をもつ被験者の全死亡原因を調査し，双極性障害の患者の自殺による死亡の生涯リスクが18.9％と推定した。これは重

＊（訳注）川上らによる疫学調査の結果では日本における双極性障害の生涯有病率は双極Ⅰ型，Ⅱ型とも0.1％，合計0.2％と，かなり低い数値が報告されている。

症の双極性障害をもつグループに相当するので，双極性障害全体としての自殺のリスクを過剰に推定している。感情障害における自殺に関する最も引用されている論文のひとつが，1970年のギューズとロビンス[38]の論文で，この論文では，うつ病性障害が原因の自殺による死亡の生涯リスクは15％と推定された。

　ギューズとロビンスの研究結果は，いくつかの理由から一般人口にまで一般化することはできないと批判されてきた。その最も一般的な理由は，被験者が実際にはその全生涯にわたって追跡調査されていない点であり，自殺というのは全体として若者人口における死亡のもっと大きな割合の原因であることから，自殺率は著しく過剰に見積もられてしまう。ブレア-ウェストら[11]は，各年齢集団における自殺の生涯リスクを加えて大うつ病における自殺のリスクを計算し，その比率が2.5％と結論づけたが，自殺の過小報告率が40％という推定で補正すると，生涯リスクは3.5％に上昇した。同様に，インスキップら[12]は，コホート全体が死亡するまで被験者が追跡調査されていないことと，若年集団では死因における自殺の占める割合が不釣り合いに高くなることを考慮したコンピューターのモデリングテクニックを用いて，感情障害による死亡の生涯リスクを計算し直した。その結果，統合失調症による死亡の生涯リスクは4％，アルコール依存症は7％であるのに対して，感情障害による死亡の生涯リスクが約6％と推定した。

　サンプリングバイアスによっても，自殺率が過大評価される。ボストウィックとパンクランツ[14]は，比例死亡率すなわち，自殺が原因のすべての死亡の割合を用いると自殺の生涯率を過剰に見積もることになると主張している。彼らは，死因別死亡率すなわち，自殺によって死亡したうつ病の症例の割合のほうが実際の割合のより正確な測定方法となると提唱した。ギューズとロビンスによって主張された15％のリスクではなく，彼らの解析からは，感情障害をもつ全患者すなわち入院患者と外来患者の両方の死亡リスクが2.2％であることが明らかになった。これは感情病に罹患していない人口の割合である0.5％の4倍で，重症のうつ病で入院していた患者ではもっと高かったものの，以前の推定と比べるとかなり低いものであった。

臨床的コホートを縦断的に追跡調査した結果では，自殺率は著しく高い。1959年から1995年にかけて406人の患者を追跡調査した注目すべき研究で，アングストとプライシグ[3]は，サンプルの11％が自殺を図っていたことを明らかにしたが，診断サブタイプによる自殺率の違いはなかった。このサンプルに重症の疾患が含まれたことによる偏りがなかったのかどうか，この研究では感情障害に罹患したすべての患者を比較したのかどうか，うつ病や双極性障害の治療の進歩により自殺が防げるのかどうかは明らかにされていない。

単極うつ病や双極性障害のために入院した2,395人の自然経過を追った研究では，自殺企図の致死率は双極性障害のほうが高く，他の障害と比較して完遂自殺率が高いことが，このことから一部説明できるかもしれない[76]。Ⅰ軸の障害全体を考慮しても双極性障害において自殺率が最大であるかどうかは明らかではないが，それでもやはり，一般人口と比較して双極性障害における死亡率が著しく高いことは事実である。

自殺のリスク要因

病　相

抑うつ症状とうつ病エピソードの頻度と持続期間が，双極性障害における自殺と自殺企図の高い発生率のひとつの要因である。双極性障害をもつ人の31件の自殺について調査したところ，80％近くがうつ病のエピソード中に生じていたのに対し，混合状態では11％，精神病性躁病からの回復中に生じたのが9％であった[43]。したがって，大うつ病の最中か混合状態のエピソードの最中であるかにかかわらず，うつ病が自殺と関連があると結論できる。ディルセーバーら[27]は，自殺念慮が，純粋な躁病ではまれであるのに対して（調査された49人の被験者のうち生じたのは1人），混合性躁病の患者の55％が自殺念慮をもっていたこと，またこの違いは有意であること（$P=0.0001$）を報告した。

追加的観察からも，双極性障害の患者を自殺の危険に陥らせるのはうつ病であるという考えが支持される。主に躁病あるいは軽症うつ病を伴う躁

病が特徴の病気の経過をもつ患者では，病気がより重症なうつ病の経過をとる患者と比べて，自殺率や慢性化の傾向が低いことがアングストら[4]によって示されている。

躁状態が特定の人を自殺の危険にさらすことはあるが，その多くはうつ症状を随伴しているからである。シンプソンとジャミソン[82]は，多幸的な躁病というのは，臨床的な真実というよりも研究上の概念にすぎないことを示唆している（文献 82 の 53 ページ）。臨床的な真実として，重症の躁病にうつ症状や不機嫌症状を伴わないことはまれである。たとえば，キャッシディとキャロル[20]は，不機嫌や不安，気分の不安定性，罪悪感，自殺傾向などは混合状態でよくみられるが，こうした症状は純粋躁病の状態においても顕著に認められることを明らかにした。混合状態と躁状態の 91 人の入院患者の調査で，ストロコースキーら[86]は，躁病の患者と比較して混合状態の患者に自殺念慮が存在する可能性が高く，とくにうつ病の重症度が自殺念慮の強力な予測因子になることを示している。ロジスティック回帰モデルにより，患者がうつ病や混合状態のエピソードの診断基準を満たしているかどうかにかかわらず，うつ症状から自殺傾向が予測された。

臨床経過

病気の重症度は自殺と関連があり，最初のエピソードが入院を必要とする場合は，危険が特に高い。入院直後と退院直後の時期は，特に自殺のリスクが高い期間である。ホイヤーら[41]は，1973 年から 1993 年にデンマークで感情障害により初回入院した全例についてその特徴を調査し，53,466 人の患者のうち 3,141 人すなわち 6％が自殺を図ったことと，自殺のリスクは退院の翌日と入院の翌日に最も高かったことを明らかにした。リスクは時間が経つにつれて徐々に低下したが，退院後 6 カ月間は高いままであった。興味深いことに，退院後の時間と関連するリスクは病気の持続期間が長いほど低下した。このことは，自殺のリスクが双極性障害も含めた感情疾患の経過の早期に最も高いという見解を裏づけている。

エピソードの極性にかかわらず，指標となる感情障害エピソード後が，自殺のリスクが最も高くなる[28,78]。バルデリリーニら[7]は，40 年の期間に

わたって検討した104件の自殺企図を解析し，50％以上が最初の感情障害のエピソードから7.5年以内に起きていることを示している。このサンプルでは，自殺企図の時期がリチウム維持治療よりもかなり以前だったことも重要な点である。すなわち若い患者や発症年齢がかなり早い患者の場合，発症から適切な治療までの間に時間のずれがある結果，自殺の高いリスクにさらされているということになる。このことは指標となるエピソードがうつ病の場合，双極うつ病の人を単極うつ病と誤診すると，それに伴うリスクがあることを示している。こうした人たちは，この調査には含まれず，誤診による不適切な臨床ケアの被害者となってしまう。

ファギオリーニら[28]は，175人の双極性障害患者のコホートで，自殺企図が比較的若い年齢の時と，疾患の早期に生じる傾向があることを報告した。自殺の既往には先行するエピソードの数が多いことと，調査参加時点のうつ病スコアが高いこと，ボディマス（体格）指数（BMI）が高いことが関連していた[28]。ツァイら[91]は，中国人の双極性障害患者において，自殺が疾患の最初の7年から12年の間に生じる傾向があり，そのリスクは35歳前が最大であることを示している。

年齢が若いことが自殺企図の要因であることに加えて，双極性障害の発症年齢は後の自殺と関係があり，一般に疾患の重症度を判断する指標のひとつとみなされている。早発性および著しい早発性の双極性障害の場合，慢性かつ重症の経過をたどりやすい。また，自殺企図の可能性も高まることが予想される。この仮説は自殺研究に反映し，双極性障害の発症年齢が早いことが患者の自殺傾向のリスクの高まりと関連づけられる傾向がある[25,28,32,38,53]。このように，若い双極性障害の患者は自殺の企図と完遂のリスクが高い集団と考えられる。

早期の発症

1,000人の双極性障害患者を対象とした研究で，ペリスら[74]は，被験者の55.3％は病気の発症が19歳前だったこと，これらの患者では不安障害と物質使用の共存が多く，気分が正常な時期が少なく，病気のエピソードが多く，自殺を試みる可能性も高いことを報告した。

320人の双極Ⅰ型とⅡ型の患者のサンプルで，カーターら[19]は発症年齢が早い被験者（18歳未満に限定）は病気の経過が複雑で，自殺のリスク要因とわれわれが考えている多くの問題を伴っていることを明らかにした。すなわち発症年齢が早いグループは自殺念慮や自殺企図の頻度が高く，Ⅰ軸の共存症の数が多く，物質使用障害を共存することが多く，急速交代型になりやすい。これらの要因はそれ自体が患者にとってさらなる負担となるため，複雑かつ治療抵抗性の病像の指標となるが，初期の誤診とその結果としての不適切な治療の結果ということもある。いずれにせよ，発症年齢が早いと自殺のリスクが増すと考えられるので，若い双極性障害患者に対しては臨床的に十分警戒することが正当と思われる。

急速交代型

DSM-Ⅳ-TRでは，急速交代型は1年以内に4回の躁病かうつ病の個別のエピソードが起こっているものと定義されている。しかし実際には双極性障害における急速交代型の様相は極めて多彩で，急速交代型に関する研究では，自殺傾向に焦点を絞った研究も含めて，不一致な点が多い。双極性障害における急速交代型の有病率は不明で，診断も困難なことがあるが，効果的な自殺予防にはその発見が欠かせない。

603人の双極性障害患者のサンプルで，マッキノンら[54]は，急速交代型の患者では非急速交代型の患者よりも自殺企図の経験がある可能性がそれぞれ42％と27％と，有意に高いことを明らかにした。コーイェルら[25]は急速交代型の双極性障害が完遂自殺の数の増加とは関連がないものの，重篤な自殺企図と関連があることを明らかにした。したがって，急速交代型が自殺傾向への脆弱性を増す結果，それが患者に著しい重荷として加わることとなる。こうした潜在的な感受性は急速交代型双極性障害の基礎にあり，概して複雑な病気の経過につながることになる。例として，マッキノンら[54]のケース対照試験を考えてみると，この試験では急速交代型が発症年齢が早く，他の精神疾患を共存することが多く，物質乱用とアルコール乱用，自殺傾向が高いことを明らかにした。

前述の研究では追加的なリスクがあることを実証しているのに対して，

ウーとダナー[94]の研究といった他の研究では，非急速交代型と比較して急速交代型で自殺のリスクが高いということは示されていない。スラマら[83]も，フランス人のサンプルで急速交代型と自殺企図の間に関連を見出せなかった。しかし，自殺研究における不一致はおそらく，急速交代型が研究と臨床の実践のいずれにおいても定義や同定が困難であることの結果であろう。これは，前述の研究の手段と主要な仮説が多様すなわち急速交代型の操作的定義と測定方法が多様であるためである。このひとつの結果として顕著な混合状態のエピソードが急速交代型の病像と誤って解釈されることがある。その結果，急速交代型との関連で研究されたほとんどすべての要因についていえることであるが，急速交代型が自殺傾向に与える影響は，それほど明確ではない。とはいえ急速交代型が自殺傾向に直接的な影響を与えるかどうかにかかわらず，双極性障害の複雑な現れであり，自殺傾向の予防のためにはなかなか難しい臨床的管理を必要とする。

精神病像

精神病像は双極性疾患の自殺のリスクを高めないようである。アングストとプライシグ[3]は，チューリッヒ・コホートを対象とした研究で，統合失調症症状が自殺率に特別な影響を与えないことを明らかにした。グルンネバウムら[37]は統合失調症か単極うつ病，双極性障害のいずれかの429人の被験者において，妄想の有無と，自殺念慮の有無や自殺企図の有無に関連がないことを報告している。ツァイら[91]は中国人患者のコホートにおいて，実際に病気の発症時点における気分に一致する精神病症状が自殺企図のリスクの低下と関係があることを報告している。

共存症と自殺

共存する精神疾患，物質使用障害は，双極性障害において大きな比重を占めている[15, 48, 49, 77, 81, 85]。これらの共存症があると，病気の経過がより困難になり，自殺傾向が高まる[29, 59]。スペインの双極II型患者の臨床的コホートにおいて，主にパーソナリティ障害や物質使用障害といった何らか

の共存症がある患者は，そうでない患者よりもはるかに悪い経過をたどった。また，主にパーソナリティ障害や物質使用障害の共存する患者では，自殺念慮の経験が，共存のない患者の24％に対して74％，自殺企図は共存のない患者の5％に対して45％と高かった[93]。このサンプルが病気全体を代表しているわけではないが，双極性障害においては共存症の評価が重要なことを明確にしている。そこで自殺傾向におよぼすいくつかの共存症の影響を検討してみたい。

不安障害

共存する不安や不安障害は双極性障害における自殺行動の増加と関連がある。サイモンら[81]は，不安障害の既往が双極性疾患の重症かつ進行性の経過を招く独立したリスク要因であり，自殺企図のリスクを高めることを明らかにした（オッズ比は2.45で95％，信頼区間は1.4～4.2）。この研究での不安障害の有病率は非常に高く，サンプルの51.2％に不安障害の既往があり，調査時点でも被験者の30.5％に不安障害が存在していた。

ヘンリーら[40]は318人とやや少数の双極性障害の被験者のサンプルにおいて，このような関連を認めなかった。このサンプルで調査時点までに不安障害をもつ人は24％だけで，不安障害の既往がある被験者で自殺企図が多いということもまったくなかった。このサンプルでは，統計学的な検出力が不足していたため違いが見出せなかった可能性があり，ネガティブな結果が出たのも，本当は差があるのに検出できないという第2種の過誤すなわち偽陰性によるものかもしれない。

生涯にわたってかなりの程度でパニック症状がみられることは，双極Ⅰ型障害をもつ被験者における自殺念慮やうつ病の悪化などとともに，その時点の気分エピソードからの回復の大幅な遅れと関連している[30]。彼らは双極性障害患者におけるパニックスペクトラムの症状は，DSM-Ⅳ-TRのパニック障害の診断基準を満たしていなかったとしても，自殺のハイリスクになると考えている。回復の遅れも顕著で，軽いパニック症状の群では17週間で回復するのに対して，重いパニック症状がある群では急性の気分エピソードから回復するのに44週間かかっている。

アルコールと物質使用障害

　物質やアルコールの乱用はどんな精神疾患の治療においても臨床的に困難な問題となる。双極性患者にとって，共存するアルコール使用障害（AUD）や物質使用障害（SUD）は，治療と病気の経過を複雑にするだけでなく[29]，患者の自殺の危険性を高める。アルコールや物質を乱用する患者における自殺のリスクは，AUDのない双極性患者の自殺リスクの2倍であることが明らかになっている[65,88]。

　双極性患者に共存するSUDやAUDに関する最近の研究でも，物質やアルコールの乱用に伴って自殺のリスクが高まることが示されている[26,41]。SUDとAUDの共存は，特に双極性障害のダメージとなる独自の要因であることが示されている。SUDかAUDが共存する双極性患者では自殺のリスクが高くなるが，単極性患者ではこれがみられない[41]。共存するAUDに伴う自殺のリスクと，共存するSUDに伴う自殺のリスクの比較では，明らかな相違は認められない。ダルトンら[26]は薬物の使用はアルコールの使用よりもリスクが高く，物質乱用が共存する双極性患者では自殺のリスクが2倍に増加することを示している。一方，トンドら[88]はそうした違いを見出せず，必ずしもすべての物質が自殺傾向の増大と関連があるわけではないことを示唆した。彼らは多数の物質の乱用すなわちヘロインやコカイン，タバコなどの乱用を追加的リスク要因として特定しているが，マリファナと幻覚剤に関してはさほど自殺のリスクを高めないことを指摘している。

　病気の発症年齢が早いことも双極性障害における自殺傾向のリスク要因として同定されているため，アルコールや物質の乱用が共存する若い双極性患者は，特に注意深い観察と積極的な臨床介入を必要とする集団となる。96人の思春期の双極性患者の縦断的なケースコントロール研究で，ケリー，コーネリウス，リンチ[47]はSUDが共存すると自殺傾向のリスクが高いことを実証している。行為障害はSUDと双極性障害のいずれとも診断的にいくつかの特徴を共有しており，行為障害の共存の診断も，自殺のリスクの予測因子となる。

　ニコチンの使用と依存も双極性障害における自殺との関連が認められつ

つある。大うつ病のエピソードの後，単極性障害と双極性障害の被験者のコホートで大うつ病エピソード後に追跡すると，喫煙が将来の自殺企図を最も強力に予測する3つの要因に含まれ，他の2つすなわち自殺企図の既往とうつ病の重症度に付加する要因となる[73]。こうしたニコチンの使用と自殺との関連はいくつかの主要な精神疾患にわたって存在することから，脳のセロトニン系機能の低下と関連があるのかもしれない[55]。喫煙と自殺の関係の方向性や，因果関係があるのかは不明である。ニコチンの使用が患者をより悲惨な結果に陥れやすくするのかどうかを理解することは重要で，ターゲットとなるリスクを有する若者に早期に介入することにより，気分障害の経過が改善することも考えられる。

　AUDとSUDが治療を複雑にすることは明らかであるが，これらはまた複雑な病気の経過や病気の重症度，自殺傾向の背景となるリスク要因の予測因子でもある。もしかすると，こうした困難が患者をアルコールや物質の乱用へと駆らせ，自殺を考えるようにさせるのかもしれない。この意味では共存するSUDとAUDは発症年齢と同じように重症度のマーカーとして理解してよいかもしれない。因果関係の方向性の実証は難しいが，SUDとAUDは明らかに自殺リスクの増大と関連があり，臨床的ケアにおいていっそう注意する必要がある。

摂食障害

　摂食障害は物質使用障害や不安障害ほど双極性障害における一般的な共存症ではないが，双極性障害に伴うことが多い[51]。入院患者のサンプルでは双極性疾患と摂食障害に関連がみられ，しかも患者の32%に自殺企図と自傷行動の既往があった[84]。摂食障害の患者では自殺と自殺企図の割合が高いものの，現時点では双極性障害がある患者に摂食障害が存在すると，摂食障害を伴わない患者と比較して自殺のリスクが高まるかどうかを明らかにするのに十分な，入手可能なデータはない[24]。

パーソナリティ障害

　スタンレー財団双極性ネットワークの双極性障害研究で，リバリッチら[52]は双極性障害をもつ648人の外来患者において，B群パーソナリティ障害が自殺企図の既往と関連することを報告した。階層的ロジスティック回帰モデルを用いて，先行する自殺はパーソナリティ障害に加えて，性的虐待や孤立，うつ病による入院，うつ病相中の自殺念慮と関連があった。彼らが示した性的虐待との強い関連は顕著であり，こうした患者ではパーソナリティ障害のリスクと慢性的な双極性障害の経過のリスクが著しく高かった[17]。

身体疾患の共存

　共存する身体疾患をもつ双極性障害患者における自殺のリスクを評価した研究は少ないが，いくつかの疫学的研究や治療研究では，身体疾患の共存がより複雑な双極性障害の経過と関連があることを明らかにしている[10, 28, 93]。ベルグルンドとニルソン[10]は，付随する身体的疾患がある双極性患者では，死亡率が高いことを明らかにした。こうした死亡率の増大は単極性患者ではみられなかった。

　ファギオリーニら[28]はBMIにより測定した肥満が，双極Ⅰ型患者における重症かつ複雑な病気の経過および自殺リスクの増大と関連することを明らかにした。肥満した双極Ⅰ型の患者では，過去のうつ病と躁病のエピソードの数が多く，指標となったエピソードが重症で，しかもその指標エピソードの治療後も再発する可能性が高かった。特定の身体疾患の共存と自殺のリスクとの関連についてはさらに研究が必要であるが，一般的に身体疾患を共存する傾向があると自殺のリスクは高くなるため，精神疾患と身体疾患の両方に取り組む必要がある。

　低コレステロール値は自殺や攻撃性と関連づけられることがあるが，自殺企図者のコレステロール値に関する双極性障害の文献には相反するデータが存在している[95]。ボチェッタら[12]は，リチウムで治療されている感情障害をもち，空腹時のコレステロール値が下4分の1の範囲の男性では，

コレステロール値が上4分の1の範囲内の被験者と比べて，自殺企図の既往や，自殺企図の既往のある第1度親族をもつ可能性が高いことを示した。一方，ツァイら[91]は，生存者対照群と比較し，中国人のコホートでは，空腹時のコレステロール値と完遂自殺との間に何の関連も見出せなかったことを報告している。

遺伝的脆弱性

　双極性障害と自殺傾向には遺伝性があるように見える一方で，自殺に対する脆弱性が双極性障害を通じて遺伝されるのか，双極性障害とは独立した共通の遺伝的素質や，それを共有する単極うつ病や不安障害といった他の精神疾患を通して遺伝されるのかは明らかではない。セロトニン（$5\text{-}HT_{2A}$）受容体は，セロトニンと自殺との関連から特に注目されるが，研究は少なく結果も一致していない。これはおそらく最近の遺伝子研究ではサンプルの規模が小さいうえに，自殺が稀なものであることが理由であろう[63, 72]。$5\text{-}HT_{2A}$受容体遺伝子における多型は，双極性障害に対する遺伝的感受性に何らかの役割を果たしている可能性がある。ボニエら[13]は，自殺企図の既往がない双極性被験者では$5\text{-}HT_{2A}$受容体遺伝子のA対立遺伝子をもつ割合が予想以上に高かったことを明らかにしたが，その他の研究者は何の関連も見出せなかった[58, 70, 92]。それでも，双極性障害において自殺のリスクが高い中間表現型すなわち臨床的表現型に関連する対立遺伝子の変異が発見されるかもしれない。

治療介入

精神薬理学的介入：潜在的予防効果

　適切な維持治療は双極性患者の安定した生活状態に不可欠である。精神薬理学的介入では気分の安定化が当面の治療のゴールではあるが，臨床医は双極性患者を治療する際には隠れた自殺傾向についても考慮する必要がある。適切な維持療法により自殺のリスクを著しく低下させることが可能

だからである[5, 22, 87, 89]。しかし自殺予防ということについては，何が適切な維持療法なのか，どのようにして判断したらよいのであろうか。この問題に関してはさまざまな気分安定薬や抗うつ薬，抗精神病薬などが研究の焦点となってきたが，答えはそれほど明らかではない。

リチウム

双極性疾患に対してリチウムが頻繁かつ歴史的に用いられてきたことを考えると，気分障害患者における精神薬理学と自殺予防に関する研究で多大な関心を寄せられてきたことは驚くべきことではない。さまざまなメタ解析や小規模の独立した研究，2つの大規模な健康保険データベースにおけるリチウムと抗てんかん薬についての研究は概して，双極性障害における自殺予防薬としてのリチウムについて，慎重ではあるが楽観的な見解を実証している。リチウムの予防効果についての研究は有望ではあるが，双極性障害の人たちが治療の指示に従わないという，日々の臨床的な問題や，研究デザインをめぐる困難な状況に留意することも必要である。

グッドウィンら[34]はアメリカの2つの民間健康維持機構に加入している20,638人においてバルプロ酸*とリチウムを比較し，リチウムのほうが強力な効果があることを報告した。自殺企図による救急部門の受診件数でみると，1,000人・年につきバルプロ酸で治療されている人では31.3人であったのに対して，リチウムで治療されている人では10.8人，自殺企図で入院に至った人は1,000人・年につきバルプロ酸では10.5人に対してリチウムでは4.2人，自殺死亡数は1,000人・年につきバルプロ酸では1.7人に対してリチウムでは0.7人で，すべてリチウムによって治療されている患者のほうが低かった。年齢や精神疾患と身体疾患の共存症などを含めた多数の人口統計学的要因で補正しても，自殺による死亡数は双極性障害の診断でリチウムを処方された患者と比べて，バルプロ酸を処方された患者のほうが2.7倍多いことが報告されている。注目すべき結果ではあるが，ランダム化されたサンプルではないため，両群間に臨床的な違いがあるの

＊（訳注）原文ではアメリカで用いられている製剤で，バルプロ酸とバルプロ酸ナトリウムを等モル含有する divalproex sodium とあるが，以下バルプロ酸と表記する。

ではないかという懸念が残る。たとえばバルプロ酸群の患者で，過去にリチウムに反応せず治療抵抗群となった人が何人含まれていたのかは明らかではない。いずれにしてもこの結果は，リチウムの有用性を強く支持するもので，自殺傾向に対するリチウムの効果についての他の試験の結果と一致している。

モデスティンとシュバルツェンバッハ[62]によるケースコントロール研究では，精神科への入院治療後退院して1年以内の条件を一致させた対照群は，自殺を図った人たちよりもリチウムを投与されている可能性が高いものの，治療から脱落してしまっている可能性は等しいことを明らかにした。これがはたしてリチウムの予防効果を示しているのかどうかは明らかではない。

1970年から2000年の間の長期リチウム治療を調べた33の研究のメタ解析では，自殺予防の可能性が見込まれる手段としてリチウムを圧倒的に支持する結果が出ている[8]。リチウム治療を受けているグループと受けていないグループを比較した19の研究のうち，18の研究では治療グループで自殺のリスクが低かったことが示され，ひとつの研究ではどちらのグループにも自殺がまったくなかった。この結果は，自殺傾向の低下とリチウムとの有利な関係が明確に示されている。全体として，メタ解析からは，感情疾患をもつ患者の自殺傾向が13分の1に低下したことが実証されている。これにより自殺のリスクは大幅に減ることになるが，それでもなお一般人口で推定されるよりも高いことに変わりはない。特に，リチウム治療と関連する自殺の割合である年に0.109％〜0.224％は，国際的な基礎比率である0.017％よりも10倍高い[8]。したがって，リチウムは自殺傾向に対する予防法となりうるものの，その予防効果は十分ではないように思われる。

双極性障害に対するリチウムの使用に関しては，もうひとつのメタ解析も，リチウム治療を受けている患者における自殺リスクの明らかな低下についての主張をさらに支持している。22の研究についてのトンドとバルデサリーニ[87]のレビューでは，リチウムの投与を受けていないかあるいは中断してしまった患者と比較して，リチウムによる治療を受けている患者の自殺が7分の1に低下したことを明らかにしている。リチウム治療を受

けているグループの自殺率は年におよそ0.227％であるのに対し，リチウム治療を受けていないグループでは年に1.778±1.444％であった。しかし，先述のメタ解析と同様に，リチウム治療に関連して割合が低下しているとはいえ，一般人口にみられる割合よりは有意に高く，この場合は13.7倍であった。リチウム治療を受けているグループにおける自殺のリスクは標準人口と比較して高いものの，リチウム治療によって自殺企図のリスクは大幅に減少している。事実，リチウム治療に伴う自殺企図の割合は，一般人口における自殺企図の割合よりも低いことがある。すなわち年にリチウムでは0.255％であるのに対して一般人口では0.315％である。

32のランダム化対照試験の3つめのメタ解析の結果が，最近報告されている（Cipriani et al. 2005）。これらの研究では，1,389人の患者がリチウムに，2,069人がその他に，すなわちプラセボが779人，抗うつ薬が247人，その他の気分安定薬や併用治療にランダムに割り付けされた。リチウム治療は自殺による死亡の可能性を自殺数2対11，オッズ比は0.26，95％信頼区間0.09〜0.77と低下させ，自傷行為の可能性も0対7件，オッズ比0.21，95％信頼区間0.08〜0.50と低下させ，いかなる理由による死亡も9対22，オッズ比0.42，95％信頼区間0.21〜0.87と減少させた。これは自殺を完遂しようという意図がさほど強くない患者の自殺行動に対してリチウムは特に強力な予防効果を発揮する可能性があるということで，言い換えると，リチウムは気分障害をもつ患者の自殺率を一般人口レベルに下げるとまではいかなくても，自殺企図の頻度を抜本的に引き下げるように思われ，この事実からもリチウムの予防的性質が示されている。

いくつかの重大な限界があることを考慮すると，これらのメタ解析の信頼性に関しては留意が必要である。第一に，レビューされた研究の大半は，どちらも主要なアウトカムの変数として自殺傾向に的をしぼったものではない[8, 87]。第二に，この調査サンプルには多様な診断が存在しているため，メタ解析の結果に悪影響していることは注意すべきである。大うつ病や統合失調感情障害の診断を受けた患者が含まれている場合が多く，厳密な双極性障害の患者集団に対するリチウムの効果を理解することを難しくしている。さらに感情病では高率に共存症を伴うため，第二，第三の診断が物質乱用のひとつや不安障害，Ⅱ軸障害であるかどうかにかかわらず，共存

症をもつ患者と「純粋な」双極性障害の診断をもつ患者を分けてリチウムの効果を解析することは有益であろう。リチウムは歴史的にも第一選択の治療法であったが，重症の患者やリチウム非反応患者では，自殺率が不釣り合いに高かった。幸運なことに，いくつかの個別研究がこれらの限界に取り組んでいるので，双極スペクトラムの特定の部分に対するリチウムの効果について，より完全な例証が示されるかもしれない。

　ランダム化デザインを用いた試験が少ないため，リチウムが関与した双極性障害全体を対象にした精神薬理学的研究の結果の多くは，確信をもって一般化するのは困難である。トンドとヘンネン，バルデサリーニ[90]によるメタ解析では，リチウム治療群と非治療群とを比較した22の研究のなかで，二重盲検ランダム化対照試験（RCT）は3つしかなかった。しかし，これらの試験から，リチウムが自殺に対する予防的効果を発揮するという主張が実証され，強化される。実際，リチウム治療を受けていない328人の患者とリチウム治療を受けている369人の患者すなわち前述の3つのRCTの解析で，後者では自殺が年に0.00％だったのに対して，前者では年に1.28％が自殺を図っていた。リチウムに関する9つのRCTの追加的な解析からも同様な率が出ており，自殺に対するリチウムの保護的効果がさらに実証された（Bargess 2002）[90]。とりわけリチウムに関してはネガティブな効果を見出した研究はひとつもない。必ずしもすべての研究で統計的に有意な効果が認められたわけではないが，すべての効果が同じ方向性すなわち，リチウムは自殺率の低下と関連があった。これらの研究が前向きのランダム化デザインであることを考慮すると，気分障害で自殺行動の危険があると判断された患者に対するリチウムの使用を強力に支持している。

　精神薬理学的な介入が望まれた効果を発揮するには，治療コンプライアンスがある程度高いことが必要であるが，治療コンプライアンスは双極性患者の多くにとって不断の戦いである。自殺傾向という問題において，特に予防作用が見込まれる薬に関しては，コンプライアンスは特に注目に値する。事実，リチウム治療に対するコンプライアンスは自殺のリスクを低下させるだけでなく，全般的な死亡率をも低下させる。リチウムによる治療を受け，その後11年間の経過の追跡調査が行われた103の患者のサン

プルで，人口統計学的要因に基づく死亡率は 18.31 人と推定された。ところが，実際の死亡者数は 10 人で[23]，自殺は皆無であった。著者らは，気分障害で明らかになった高い死亡率をリチウムが相殺し，実際には逆転させたと結論づけた。とりわけ，この調査サンプルでは治療コンプライアンスが高く，調査期間中に治療を中断した患者は 10 人だけであった。これとは逆に，ブロダーセンら[16]は 16 年間にわたる観察期間で，リチウムによる治療を受けた 133 人の調査参加者のうち 40 人が死亡し，自殺による死亡は 11 件だったことを明らかにした。これらの結果はリチウムの自殺予防効果が不十分であるとする理論をさらに支持するものと解釈することもできるが，調査サンプルをさらに検討すると，治療ノンコンプライアンスが死亡の強力なリスク要因であった可能性が示唆された。実際，リチウム治療を遵守しなかった人では，遵守した人と比べて自殺により死亡する可能性が 4 倍高かった。もっともこの所見は P 値が 0.06 とわずかのところで有意ではなかった。こうした調査研究では因果関係があるのかないのか直接結論を出すことは不可能である。おそらくリチウムには考えられているほどの強力な自殺予防効果がないか，ネガティブな副作用のため服薬ノンコンプライアンスの割合が高いためかもしれない。理由が何であれ，ノンコンプライアンスは双極性障害患者において重大な問題であり，リチウムが自殺行動の予防法となると期待するならば，この問題に取り組む必要がある。

　リチウムの中断に伴う潜在的危険を考えると，自殺行動に対するリチウムの効果についての理解はさらに深まる。薬の服用を簡単にやめてしまおうとする治療に従順でない人がするように，即座に，あるいは時期尚早にリチウムを中断すると自殺行動の深刻な危険にさらされることになる。本人の意思や何らか医学的な理由によるかにかかわらず，さまざまな理由でリチウムを中断した 165 人の患者のサンプルにおいて，すべての自殺行動の率がリチウム中断後に 14 倍に上昇した[87]。リチウム中断を選択した 128 人の別のサンプルで自殺関連の死亡率が，リチウムによる維持治療を受けているときには年に 0.101 ％だったのが，年に 1.27 ％に上昇した[7]。リチウム中断後に追跡調査が行われた 273 人の被験者群では，全体的な死亡率が一般人口におけるよりもはるかに高く，標準化死亡率（SMR）は，

一般人口のSMRが1.0であるのに対してリチウム中断群では2.5であった。著者らは，これは，彼らの他のデータでリチウムを継続した患者のSMRよりも高いと結論づけているが，直接比較した研究がひとつもないことから，リチウムの中断が死亡率に及ぼす実際の影響を評価することは不可能である[68]。

　リチウム中断後の自殺のリスクが未治療の感情病の自殺のリスクを上回るかどうかは明らかではないが，リチウム中断後に自殺が顕著に増加していることから，自殺行動のリスクがある患者では注意深い見守りと，頻繁なコミュニケーションの必要性が明らかである。有害な副作用や患者がリチウム治療を中断する可能性があるその他の理由に効果的に対処するのは当然のことである。リチウム中断の影響を考えると，長期のリチウム維持療法がいかに有益かがわかる。リチウムを中断すると，間接的に自殺行動を促す可能性もある。リチウムの中断が再発率を高め，将来のリチウム治療に対して無反応へと至りかねないことも提唱されている[75]。

　リチウムによってもたらされる自殺防止のメカニズムに関しては，いくつかの理論が提唱されている。自殺関連行動の減少は，単にリチウムによってもたらされた気分安定に伴う恩恵のひとつであるかもしれないが，おそらくリチウムには付加的な予防的特性があるのであろう。セロトニンを介した作用が，リチウムがこうした効果を発揮する主な手段であろう。特に，前脳におけるリチウムの作用は，自傷や暴力と関連がある潜在的セロトニン欠乏に作用するものなのかもしれない[56, 57]。こうした効果はカルバマゼピンの気分安定特性とは関係がないことから，リチウムが自殺予防においてカルバマゼピンよりも優れている理由が，これによって説明できるかもしれない[36]。

　リチウムは自殺リスクの臨床的管理の第一選択であるが，慎重かつ注意深く検討して研究結果を解釈し，臨床に適用することが不可欠である。結局のところ，リチウムの効果は自殺予防の分野において有望ではあるものの，それらはまだはっきりと断定されてはいない。この関係をよりよく理解するためには，特にリチウムの自殺抑制効果の測定を目的としてデザインされた，より多様なRCTが必要である。加えて，特にリチウム非反応者とリチウムに耐えられない患者の選択肢として，リチウム以外の他の向

精神薬の潜在的予防効果を軽視しないことが不可欠で，これらの人たちは自殺企図と完遂のリスクが高い[67]。

抗てんかん薬

双極性障害の治療に一般的に用いられている抗てんかん薬のどれも，自殺行動に対する予防効果の判断に利用可能なデータはない。ラモトリギンとバルプロ酸は双極性障害の維持療法として研究されてきた2つの抗てんかん薬で，うつ病エピソードの再発・再燃防止という予防効果を有している。ラモトリギンがうつ病エピソードの再発を防ぐという根拠は特に強固であるが，この薬が広く使われるようになったのはごく最近のため，ラモトリギンによる自殺予防の問題を検証した縦断的な臨床試験はない[34]。バルプロ酸にはうつ病再発の予防効果が多少あるかもしれないが，そのためにこの薬を用いることを支持する十分なデータはない[39]。こうした欠点があるにもかかわらず，グッドウィンら[33]の研究では，自殺念慮と自殺企図による入院を防止するうえでリチウムがバルプロ酸よりも優れていると結論しているが，この研究は自殺予防においてバルプロ酸が双極性障害に対する他の治療法よりも優れているかどうかを判断するためにデザインされたものではない。

双極性障害のランダム化維持試験において，171人の患者がリチウムか，カルバマゼピンのどちらかを処方され，2.5年間にわたって追跡調査が行われた[50]。この期間に自殺は一件もなかったが，カルバマゼピンを服用した4人の被験者が自殺を図ったのに対して，リチウムを処方されている被験者ではひとりもなかった。この相違は有意ではなかったが，リチウムが自殺を予防することを示唆するデータと一致していた。

非定型抗精神病薬

非定型抗精神病薬は急性の躁病と急性のうつ病エピソードの両方において，双極性障害の第一線の治療としてますます用いられてきており，維持療法にも用いられている。非定型抗精神病薬の使用が増加し，リチウムやバルプロ酸などの抗てんかん薬にとって代わる可能性もあることから，患者との臨床的な意思決定において，自殺予防に関する効用が探究されるべ

きであろう。非定型抗精神病薬の自殺予防効果を示唆する最も強力なデータは，国際自殺予防試験（interSePT）から得られているが，この試験において統合失調症における自殺のリスクが，オランザピンと比較してクロザピンでは有意に低下したことが明らかになった[60]。しかし，この研究には双極性障害の患者は含まれていなかったことから，これを気分障害に一般化できるかどうかは疑わしい。

　非定型抗精神病薬が双極性障害における自殺防止作用を有する可能性も指摘されている。混合性または躁病のエピソードに対してリチウムかバルプロ酸に追加投与されたオランザピンの臨床試験のポストホック解析では，オランザピンを処方された不機嫌性躁病の患者の自殺傾向が有意に低下し，21項目のハミルトンうつ病評価尺度（Ham-D）のスコアも有意に低下した[6]。しかし，この研究はオランザピンの自殺防止作用を明らかにすることを目的としてデザインされたものではなく，この結果の意義は不明である。

抗うつ薬

　抗うつ薬は双極性障害の治療に一般的に用いられているが，双極うつ病の治療における有用性は明らかではない[2,31,69]。抗うつ薬が自殺防止に有用なことを示唆するデータはない。単極性障害か双極性障害をもち，抗うつ薬による治療を受けている78人の患者の研究では，双極性の患者の方が，躁転や急速交代型への移行，抗うつ薬の効果の消失の可能性が高かった[31]。この研究にはレトロスペクティブなデザインゆえの限界があるが，自殺のリスク要因が抗うつ薬治療中に増大する可能性が示唆された。

　ジックら[44]による最近の報告では，自殺行動のリスクは抗うつ薬による治療開始後最初の1ヵ月間，特に最初の9日間に増大することが示唆された。ミューラー-エーリングハウゼンとベルグホッファー[66]は，選択的セロトニン再取り込み阻害薬（SSRI）がアカシジアを起こしたり，うつ病患者のエネルギーを増大させることによって自殺念慮を増大させることがあることを示唆した。しかしこのリスクはとりわけ双極性障害においては不明である。この総説では，結論としてリチウムには自殺防止作用があるかもしれないものの，こうした作用は抗うつ薬やリチウム以外の気分安定

薬に関しては示されていないと述べている。

英国の地域住民調査で，モーガンら[64]は1993年から2002年の間の抗うつ薬の処方の増加が自殺率の減少と関係があることを示している。自殺率は人口100万人につき98.2から84.2へと低下していた。彼らは抗うつ薬の使用と自殺の減少との間に因果関係を導き出すことはできなかったが，三環系抗うつ薬よりも大量服用での致死性の低い抗うつ薬の使用が広がったことがその一因かもしれないことを示唆した。双極性障害をもつ人口の下位集団においてもこの関連が認められるかどうかは明らかではない。

心理療法

双極性障害の自殺予防に関しては特定の心理療法の有用性を示唆あるいは確証した研究はない。最も野心的にそれを試みたのが，ルッチら[79]で，1991年から2000年の間に双極Ⅰ型障害または統合失調感情障害躁病エピソードの175例を追跡調査した。全員がリチウムの服用で少なくとも4週間安定後，ランダムに社会リズム療法か集中的な臨床管理かのどちらかに割り付けられた。自殺率は臨床試験前には100人・月に対して1.05であったが，研究の間に3分の2減少した。2つのグループ間に何の相違もなかったことから，著者らは，心理社会的治療も含めて，包括的な治療がこの集団における自殺予防に効果的と結論した[79]。リチウム治療との組み合わせがこの効果の一因となったという議論もある一方で，全例がリチウム反応例に限定されているので，リスクが減少したのはリチウム治療の効能によるものかどうかは明らかではない。

グレイとオットー[35]が示唆するように，双極性障害における自殺の増加と関連する心理社会的要因を標的として改善する心理療法には，何らかの自殺防止効果があるかもしれない。彼らは，双極性障害に対する心理療法について17のランダム化研究を再検証し，簡単な介入によって患者が容易に救急治療を受けられるようにする心理療法，すなわち社会的な問題解決のスキルを高める療法と，それに認知面と社会的，感情的ラベリングや苦悩に耐えるスキルを組み合わせた療法が最大の効果をもつ可能性があると結論した。彼らは，双極性障害における症状の減少と再発の防止にあ

表 5-1　双極性障害における自殺の顕著なリスク要因

- 自殺企図の既往
- 発症年齢が早い（18歳未満）
- 病気の経過の初期
- 入院直後の時期
- 再発性のうつ病エピソード（4回以上）
- 成人期や小児期の性的虐待
- 社会的孤立
- ニコチン依存
- その他の物質依存またはアルコール依存
- 共存する不安障害
- B群パーソナリティ障害
- 絶望
- 衝動性
- うつ病
- 混合状態または顕著なうつ症状を伴う躁病
- 自殺念慮

程度有効だった心理療法である家族フォーカス療法（family-focused treatment：FFT）や対人関係・社会リズム療法（interpersonal therapy with a social rhythm component：IPSRT），認知行動療法（cognitive-behavioral therapy：CBT）の自殺の減少効果については明らかにされていないことを指摘した。これらの心理療法はすべて問題解決法の要素を有しているので，今後その有用性が証明されるかもしれない。たとえば，CBT は単極うつ病における抑うつと絶望の減少に有用であることが明らかになっているので，双極性障害にも同様の効果があるかもしれない。その場合，うつ病の主要なリスク要因がこの治療によって減少することになる。

自殺の予測

自殺傾向を有する双極性障害患者に多く認められる特徴がある（**表 5-1**）。そのうち絶望や攻撃性，抑うつ気分の深刻さ，自殺念慮などと自殺傾向との関連は，繰り返し明らかにされてきた[1, 9, 18, 61, 71]。これらの症状

は双極性障害に特異的というわけではないし，双極性障害患者の臨床像の特定の構成要素からその理由を簡単に説明することはできない。気分障害，家族歴と遺伝子，共存症特に不安とニコチンを含む物質使用，頭部外傷を含む一般身体疾患の病歴および社会経済的要因などの複雑な基盤がこれらの症状の存在と重症度の要因である。必ずしもすべての患者が臨床的介入を快く受け入れるわけではないが，患者の多くは介入を受け入れる。また，臨床医の配慮と双極性患者の社会的ネットワークが，自殺のリスクを下げ，自殺予防の可能性を引き上げるのに役立つ。

　マンとオクエンドは，双極性障害における自殺のストレス脆弱性モデルを提唱した。このモデルでは，攻撃的な行動や自殺行動は，一連の要因に影響される[57, 71]。気分障害と社会的要因が相互に作用し，絶望や衝動性，自殺念慮を引き起こす。この一部は，セロトニン系機能のような特性要因，頭部損傷による認知機能の低下，薬物やアルコール，ニコチンを含む物質使用の影響を受ける。マンら[57]は，これらのそれぞれ別個の要因のモニタリングを双極性障害に対して進行中の自殺予防の一部にすべきであると指摘している。

　しかし，正確な自殺予測は不可能に近い。サックスら[80]が説明したように，自殺評価の予測値すなわち全陽性者（真陽性に偽陽性を加えたもの）で真陽性者を割った値は極めて低い。彼らは自殺予防のモデルには，自殺企図の機会たとえば武器を所有している，錠剤を多量に確保している，一人ぼっちであるなどの評価を基盤に，自殺傾向を上昇させる要因たとえば自殺念慮と絶望感の評価を含めるべきであると提唱した。自殺傾向と機会はそれぞれ高度，中等度，低度として評価され，評価されたリスクに合わせて介入が用いられることになる。リスクが最も低い場合にはリチウムなどの予防的な精神薬理学的管理に加えて，自殺念慮の進展を管理する治療プランが与えられる。一方，リスクが最も高い場合には入院といった救急介入が必要となるが，社会的サポートの動員や自殺手段の除去，うつ病に対する急性期治療も含まれる。治療の目標も，必要な介入に合わせるべきである。

　臨床医は，双極性障害に対しては科学的な根拠のある治療をまず用いるべきである。自殺のリスクが高い患者に対しては，リチウムの投与とそれ

に合わせた継続的な管理が最も成功の可能性が高い介入となる。抑うつ症状とうつ病相の再発の減少が，ケアの効果の証明となるべきである。特定の治療法の自殺防止効果が大規模な臨床試験で確かめられるまでは，治療アプローチは現時点の研究成果に基づくべきである。

共存症を標的とする介入の効果は示されてはいないが，理論的にはリスクを低下させる。不安障害に関しては，特定の障害に効果的な薬理学的介入と心理学的介入の両方によって，適切に治療されるべきである。不安を治療するための抗うつ薬の使用には慎重であるべきではあるが，顕著な不安症状は，できる限り最小にすべきである。物質の使用を減らす介入が双極性障害において用いられることはまれだが，臨床医は，精神薬理学的介入たとえば麻薬依存に対するブプレノルフィンやアルコールに対するアカンプロセート＊と心理社会的治療の両面から，いつでもそれらを用いられるよう準備しておくべきである。

双極性障害の最も顕著な共存症のひとつであるニコチン依存は，最も強力な自殺の予測因子でもある。双極性障害において禁煙に対する介入の有効性を認めたものはなく，自殺のリスクに対する禁煙の影響も不明だが，喫煙をやめることは患者にとって非常に有益である。現在の標準的な禁煙療法は双極性障害に対して有効ではないとしても，安全ではある。

まとめ

自殺自体はまれな出来事であるが，その予防には治療者と患者，患者の家族と社会的ネットワークの間の一貫した継続的な努力が必要である。患者が自殺のリスクから完全に安全となることは決してないので，自殺のリスクの査定は毎回，面談の一環として行われるべきである。ほとんどの自殺は病気の初期に生じるが，自殺のリスクは患者の生涯にわたって高い。気分障害のエピソードから徐々に回復しつつある患者の場合には，自殺リスクの査定を受診時の中心テーマとする必要はないが，自殺についての情報は患者の自己報告あるいは直接口頭で質問するかのいずれかにより毎回

＊（訳注）GABAの合成類似体。わが国には導入されていない。

面談時に得るようにすべきである。自殺のリスクの査定には急性期と維持療法期の両方の治療期間とも取り組む必要があり，患者の症状と病歴に合致した介入が提供されなければならない。

第 IV 部

双極うつ病の治療と予防

第6章

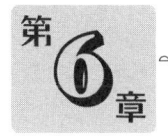

双極うつ病に対する
リチウムと抗てんかん薬

リフ・S・エル-マラーク，M.D.

　リチウムは50年以上にわたり双極性疾患の標準となる治療であった[77]。双極性疾患の治療に用いられる他のどの薬よりも，この薬に関する臨床的，研究的経験は豊富で，うつ病に対する有用性は，かなり古い研究で実証されてきたが，現在の世代の精神科医からは概して低く評価されている。

　この20年以上の間に，抗てんかん薬は双極性疾患の治療に不可欠なものとなってきた。歴史的には薬局方への抗てんかん薬の導入は，ロバート・ポストとジェームズ・バレンジャーによるキンドリング（燃え上がり）仮説*を，臨床場面に移行させた業績の結果である[5]。カルバマゼピンに関する最初の研究によって特にヨーロッパにおいて，広く使用されるようになり[71]，その後のバルプロ酸の導入への道を開いた[11]。現在，数種類の抗てんかん薬が広く臨床的に用いられているが，気分安定薬として用いられているものもあれば，抗不安作用や[59,61]，食欲抑制作用を生かして用いられているものもある[15,95]。

　エキスパート・コンセンサスガイドライン[74]と米国精神医学会の双極性障害治療ガイドライン[2]のいずれもリチウムと気分安定作用を有する抗てんかん薬を，抗うつ薬治療を導入する前の双極うつ病の第一選択の治療と

＊（訳注）発作閾値下の刺激でも，繰り返し刺激を加えると発作が出現する現象を双極性障害の再発に応用した有名な仮説。

することを提唱している。本章では双極うつ病におけるこれらの薬の使用に関して入手可能な研究を再検証してみたい。

リチウム

双極うつ病

リチウムは双極性疾患に対する使用が導入されて以来，急性期の双極うつ病に対して用いられてきた[32]。双極性障害患者を対象とした比較対照研究では，急性期の双極うつ病患者の大半で常に68％〜100％，平均68％が反応という有意な改善が認められている[38,55]。これは単極性疾患に対する抗うつ薬に期待される値と非常によく似ている[80]が，単極うつ病に対するリチウムの有効率51％を上回っている[32]。こうした臨床的に有意な反応率はリチウムに関する一般的な臨床経験とは明らかな差異がある。この食い違いはリチウム治療の最初の対照試験では，リチウム濃度が現在臨床医によって一般的に用いられている約0.7 mMよりも，1.0 mM程度と全般的にはるかに高かったことで説明できる。リチウム単剤治療の研究や[36,46]，リチウムと抗うつ薬の併用投与の研究[57]からは，リチウムの投与量が多く血中濃度が高いほうが，投与量が少ない場合よりも，うつ症状の治療と予防に関してより効果的であることを裏づける十分な根拠が得られているが，リチウムの副作用の負担を減らすために，臨床医は双極うつ病に対して至適用量以下でリチウムを用いている[32]。

病相の予防

双極性患者のうつ病相予防に対するリチウムの効果は明らかではない。初期の長期研究はプラセボ対照ではなかったため，方法論に関して批判されてきたが[10]，うつ病相の再発予防に関するリチウムの効能を示す最善の研究が，最近のラモトリギンの研究から示されている。この研究では，リチウムが薬理作用を有する対照薬として用いられている[13,23,39]。これらの研究は非常によくデザインされていて，最小のリチウム血清濃度が0.8

mM以上であり，最近躁病となった患者[13]かあるいは最近うつ病となった患者[23]が含まれている。これは重要な特徴である。というのも指標となるエピソードの極性により，次のエピソードの極性が予測されると思われるので[24]，2つの群で，転帰は異なったものとなるからである[13, 23]。これらの研究では全部で638人の患者のうち，リチウムによる治療には167人，ラモトリギンには280人，プラセボには191人がランダムに割り当てられ，18ヵ月間にわたり追跡調査された。転帰は介入の必要性すなわち，そのエピソードがDSM-Ⅳの診断基準を満たさない状態かどうかであった。リチウムはプラセボと比較してこれらの患者におけるうつ病相の再発予防に効果が認められなかった[39]。

ラモトリギン

双極うつ病

　ラモトリギンは，全般性発作や部分発作に対する治療効果が実証されている抗けいれん薬である[9, 16]。すでに12年以上前から使用可能であったが，双極性疾患に関しては詳しく研究されるようになったのはごく最近のことである。にもかかわらず，治療困難な双極性障害である，Ⅰ型とⅡ型の患者のうつ病と急速交代型に明らかに有効であることから，米国食品医薬品局（FDA）の承認以来，その使用は急速に増加している。STEP-BDとして知られている米国国立精神保健研究所（NIMH）の後援による大規模な双極性障害の臨床研究の参加者について最近行われた調査では，双極性障害患者の15％がラモトリギンを処方されていた[51]。ラモトリギンを処方されていた患者は急速交代型か，抗うつ薬誘発性の躁病もしくは軽躁病の既往がある例が多かった[51]。

　発表された2つの臨床試験は，双極うつ病患者におけるラモトリギンの単剤治療の有効性を実証している。このうち最初のものは製薬会社の後援によるもので，195人の双極Ⅰ型うつ病患者についての二重盲検プラセボ対照ランダム化単独治療試験であった[21]。2つの実薬群では，50 mgには2週間後，200 mgには5週間後に到達するよう漸増され，1日50 mgか

200 mgのいずれかでラモトリギンが投与された。この研究では，ハミルトンうつ病評価尺度の改善が主要評価項目としてデザインされたが，プラセボに対する反応率が37％と高かったことから，改善は統計的に有意ではなかった[21]。しかし，臨床全般印象度（CGI）とMontgomery Asbergうつ病評価尺度（MADRS）[*1]の両方における参加者の結果は，50 mgと200 mgの両方の投与量で有意な改善を示していた。MADRSでの，反応率は，ラモトリギン200 mgで54％，ラモトリギン50 mgで48％，プラセボでは29％であった。この効果サイズは単極うつ病の治療における抗うつ薬に認められるものと同様である[80]。漸増だったにもかかわらず，ラモトリギン投与群は50 mgに到達してから1週間後の3週間目にはプラセボ群との間に有意差が認められ，その後も試験の残り4週間にわたりラモトリギン投与群のほうがプラセボ群よりも改善が優れていた[21]。

フライら[35]による双極Ⅰ型の重症うつ病患者31人を対象にしたラモトリギン，ガバペンチン，プラセボ，の3つのクロスオーバーデザインの2番目のランダム化プラセボ対照試験でも，同様の結果が得られた。ラモトリギン投与群における52％の反応率は，ガバペンチンの26％とプラセボの23％のいずれよりも統計的に有意に優れていた[35][*2]。

エピソードの予防

ラモトリギンに関しては，2つの大規模な，プラセボ対照長期（18カ月）維持試験で研究されているが，これらの研究は最も最近のエピソード

[*1]（訳注）Montgomery Åsberg Depression Scale。Åsbergは原語（スウェーデン語）に近い表記ではオースベリであるが，アスバーグと英語読みされることが多い。

[*2]（訳注）双極うつ病急性期の効果に関しては，行われた5つのRCTのうち有意差があったのは1つだけであった。ゲッデスら（2009）のメタ解析では，MADRSとハミルトンうつ病評価尺度の反応率はプラセボと比べ有意に高かったが，寛解率でみると有意差があったのはMADRSだけであった。MADRSの反応率で，プラセボに対するNNT（治療必要数）をみると12と高く，急性期治療の選択肢としては効果が弱く，米国，日本とも再発予防が適応となっている。

Geddes JR, Calabrrese JR, Goodwin GM：Lamotrigine for treatment of bipolar depression：independent meta-analysis and meta-regression of individual patient data from five randomised trials. BJP 194：4-9, 2009

が躁病だった患者[13, 39]と，最も最近のエピソードがうつ病だった患者[23, 39]に対する有用性を検証することを目的としてデザインされた。両方の研究とも，ラモトリギンは躁病または軽躁病には効果がなく，将来のうつ病の再発を予防あるいは遅らせる効果が認められた。リチウムかラモトリギンかプラセボにランダムに割り付けられた638人の患者の結果を解析すると，うつ病に対する介入を遅らせるうえで，リチウムとラモトリギンがプラセボよりも優れていること，さらにラモトリギンは数値的にはリチウムを上回っていることが明らかになった[39]。これらの研究結果から，FDAは双極性障害の維持治療にラモトリギンを認可した。

双極II型患者に関しても，ラモトリギンが6ヵ月間にわたり17人の患者に投与されたオープン研究で，同様の結果が得られている[91]。試験を完了した12人（70％）の患者で，ハミルトンうつ病評価尺度のスコアの有意な低下と臨床全般印象度スコアの有意な改善が認められた[91]。

併用投与

ラモトリギンは併用薬としても有用な場合がある。バルプロ酸と抗うつ薬の併用と，バルプロ酸と気分安定薬の併用が無効の22人の双極うつ病患者を対象としたオープンの上乗せ投与の経過研究で，ラモトリギンは非常に効果的であった[50]。22人の被験者のうち16人（72％）で，4週間の終わりまでに効果が認められた。サペスら[83]も，他の薬でうまくいかなかった双極I型の9人の被験者と双極II型の8人の被験者の処方にラモトリギンを上乗せした研究で，同様の結果を報告している。5ヵ月間にわたる観察期間で，11人（65％）が有意に改善した。カラブリースら[20]は，48週間にわたり，15人の患者はラモトリギンの単独治療で，60人の患者はラモトリギンを上乗せして，オープンで治療した。患者は双極I型かII型で，試験に入った時点でうつ病だったのは40人だけであった。48％の患者に顕著な改善，20％の患者には中程度の改善が認められた。フルオキセチンの処方で改善がなかった8人の双極II型患者を対象とした別の研究では，フルオキセチンにラモトリギンあるいはプラセボが加えられた[6]。この小規模の研究ではハミルトンうつ病評価尺度のスコアに有意な変化は

認められなかったが，臨床全般印象度スコアに関しては，フルオキセチン単独の被験者では30％であったのに対して，フルオキセチンにラモトリギンを加えた患者では84％が改善した[6]。

バルプロ酸

双極うつ病

　バルプロ酸としては，通常米国では，ジバルプロエクス製剤[*1]が用いられているが，双極性障害の治療で最も広く用いられている気分安定薬である。これは，躁病急性期に対するジバルプロエクス製剤[*2]の有効性が実証されていることと[11]，発売元のアボット・ラボラトリーによって効果的にマーケティングされていることが理由である。双極うつ病に対するバルプロ酸の有用性は，十分明らかにはされていないにもかかわらず，急性期躁病[85]と混合性躁病[19]のうつ病症状に対するバルプロ酸の効用が，双極うつ病に対する有効性にまで一般化されていた。

　2つのバルプロ酸の二重盲検比較対照試験が，双極うつ病患者を対象に実施されている。ヤングら[101]によって報告された研究では，双極Ⅰ型患者11人と双極Ⅱ型患者16人がランダムに割り付けられ，リチウムかバルプロ酸に加えてパロキセチンか他の気分安定薬が投与された。16人の患者には2種類の気分安定薬がランダムに割り付けられ，11人にはリチウムかバルプロ酸にパロキセチンの組み合わせが投与された。気分安定薬の併用療法は概して忍容性に乏しく，併用患者のうち6人が6週間の試験を完了できなかった。残りの患者では，2つの群のアウトカムには全く違いがなく，全員が改善した[101]。しかし急性期の双極うつ病患者43例を対象とした小規模な未発表の2ヵ月間二重盲検プラセボ対照研究では，プラセボとバルプロ酸の間にはハミルトンうつ病評価尺度における改善が20.5ポイント対22.6ポイントと，有意差は全くなかった（サックスとのパー

＊1　（訳注）バルプロ酸とバルプロ酸ナトリウムを等モル含有する。
＊2　（訳注）以下すべてバルプロ酸として表記。

ソナルコミュニケーション，2003）。

　バルプロ酸が双極II型のうつ病患者に有効である可能性を示す研究が少なくとも1つある。薬物療法を受けたことがない11例と，以前に抗うつ薬か中枢刺激薬による治療を受けたことがあるが気分安定薬が投与されたことがない8例の双極II型患者を対象とした，12週間オープンの単剤治療の研究では，患者の63％が反応者とみなされた（ハミルトンうつ病評価尺度のスコアで50％以上減少）[98]。この結果は，主に薬物療法を受けたことがない患者の成績が82％の反応率で非常に良かったことによるもので，気分安定薬が投与されたことがない患者の成績は38％の反応率と悪かった。

併　用

　リチウムとバルプロ酸の併用は，急性期の双極うつ病患者においてリチウムかバルプロ酸のどちらかに抗うつ薬を併用するのと同じ程度に有効のようである[101]。急性期の双極I型うつ病患者11例と双極II型うつ病患者16例を対象に，2種類の気分安定薬の併用と，気分安定薬1種類に抗うつ薬を併用した場合を検証した，6週間の二重盲検アドオン対照試験では，すべての被験者が同程度に改善した[101]。しかし，気分安定薬に抗うつ薬を併用した群では脱落者が0％であったのに対して，気分安定薬の併用群では脱落者の割合が37.5％と高く，効果不十分による脱落が2例，コンプライアンス不良による脱落が2例，混合状態の出現による脱落が1例，関連のない医学的問題による脱落が1例であった。このことから，気分安定薬の併用は，比較的忍容性が乏しいことが示唆される。

　抗精神病薬とバルプロ酸の併用はバルプロ酸単独よりも効果的のようである。トーエンら[87]は，躁病または混合状態のエピソードを経験している双極I型障害の患者344人の治療において，リチウムかバルプロ酸にオランザピンかプラセボを加えた結果を報告している。ハミルトンうつ病評価尺度のスコアが20以上の85人の患者をサブ解析したところ，単剤治療で治療された患者よりも，併用で治療された患者のほうが，うつ症状の改善が有意により大きかった[4]。とはいえ，すでに述べたように躁病に伴う不

快気分に有効であったからといって，双極うつ病にも有効ということにはならない。

エピソードの予防

双極性疾患の維持治療におけるバルプロ酸の長期使用に関しては，オープン試験と比較対照試験の両方で研究されている。バウデンら[12]は，バルプロ酸かリチウム，プラセボのどれかに割り付けされ，最も新しいエピソードが躁病の双極性障害の患者（DSM-III-Rによる定義）を対象とした1年間の研究の結果を報告している。主要評価項目である躁うついずれかの気分エピソード再発までの時間に関しては，3群間に差は認められなかった。特に重要なことは，この研究ではリチウムとプラセボの間にまったく差が認められなかった点である。リチウムは基本的に効果の確認された対照であるので，その有効性が認められなかったということは，この研究が失敗であり，データには信頼性がないことを示唆している。この研究がなぜ失敗したのかは明らかではないが，DSM-III-R診断基準を用いたことと関連があるかもしれない。DSM-III-Rは最初のバルプロ酸の研究[11]で用いられた研究用診断基準（RDC）や，その後のDSM-IVとは異なっている。にもかかわらず，二次的な解析はこれらのデータに基づいて行われている。バルプロ酸の長期研究が失敗したことに加えて，双極うつ病に関するデータにはさらに問題がある。最も最近のエピソードが躁病である患者サンプルを用いることは，うつ病エピソードの再発を研究するには，最善策とはいえない。というのは最も最近のエピソードの極性が，後続のエピソードの極性を予測するからである[24]。すなわちこの研究の参加者は躁病エピソードの再発の可能性が低いことを意味する。ところが，バウデンら[14]は，指標となるエピソードの躁病のタイプすなわち，多幸的躁病123例対不機嫌躁病249例に分けてアウトカムを調べたところ，このサブ解析ではバルプロ酸投与群は，うつ病エピソード再発への時間を遅らせるうえでリチウム投与群よりも有意に優れていたが，プラセボ群とは差がなかった。しかも，バルプロ酸投与群は，リチウム投与群よりも長期にわたって予防効果が持続し，うつ症状のスコアも良いという点で，リチウムよ

りも優れていた[12, 40]。試験中に抗うつ薬を投与された患者のなかでバルプロ酸を併用された患者は，試験から脱落する率が低かった[40]。バルプロ酸に対してそれ以前に反応があった場合，その後うつ病を再発する率が低いことが予測された[40]。

イーライリリー社の後援で，双極Ⅰ型患者251例を対象に47週間の盲検法による比較対照再発予防試験が実施されている[88]。この試験の対象は急性躁病か混合状態の患者で，バルプロ酸1日500〜2,500 mgかオランザピン1日5〜20 mgによる治療を受けた。47週間にわたり，オランザピンとバルプロ酸の効果は同等であったが，オランザピン投与群のほうが躁病の改善が早かった。躁病やうつ病の再発率にも違いはなかったが，単剤投与の場合，いずれも再発率は高く，オランザピンは56.8％，バルプロ酸は45.5％であった[88]。ランダム化盲検法による試験で，広く認められた気分安定薬であるリチウムかバルプロ酸にオランザピンを併用した場合，気分安定薬単独の場合と比較して，うつ病の再発は有意に遅くならなかった（55日対163日で，$P=0.07$）[89]。

いくつかの自然経過研究から，バルプロ酸が再発防止に有効なことが示唆されている。急速交代型の双極性障害患者78例を対象としたオープンの15ヵ月間の前向き研究で，30人の患者は単独治療を受け，48人の患者はバルプロ酸に他の向精神薬が併用投与された[19]（この研究は，すでに発表された研究[18]を長期に延長したものである）。混合性躁病エピソードの反応率は87％と極めて高く，躁病で54％が改善したのに対して，うつ病エピソードの患者で反応があったのは19％だけであった。ヘイズ[41]は再発再燃により症状が顕著な時期にアドオンの薬物としてバルプロ酸の投与を開始した双極性障害患者12例の結果について報告している。1年後には，全般機能評価（GAF）で平均27.7ポイント改善した[41]。

双極Ⅱ型障害と境界性パーソナリティ障害をもつ30人の女性を対象とした興味深い研究が行われている[34]。患者には，バルプロ酸とプラセボが2：1の比率で割り当てられた。バルプロ酸が投与された患者では，イライラや怒り，衝動的な攻撃性および対人的過敏性が有意に改善した[34]。これは双極性障害を伴わない境界性パーソナリティ障害の患者11人を対象としたオープンの8週間の研究で観察された結果と同様であった。試験を

完了したのは 8 人の患者だけで，しかも，これらの患者のうち反応があり，怒りや衝動性，拒絶への過敏さ，不安が低下したのは，3 人だけであった。試験を完了した患者の 50％で気分が改善した[81]。

バルプロ酸とリチウムの併用による再発予防に関してもオープン試験で研究されている。リチウム単独かリチウムとバルプロ酸の併用へのランダム割り付けにより，DSM-III-R の基準で診断された双極性障害患者 20 例を対象として，オープン形式で 1 年間追跡調査された。その結果併用群では再発のリスクが有意に低下したが，有害事象の発生率は高まった[79]。同様にリチウムとバルプロ酸の併用で治療された急速交代型の双極性障害患者を 6 ヵ月間にわたり追跡調査したところ，60％で顕著な抗うつ薬の効果がみられ，50％の患者には抗うつと抗躁という二相性の効果がみられた[22]。それでもこれらの患者に再発が起こった場合，その再発は多くの場合うつ病エピソードであった[22]。

以上をまとめると，バルプロ酸は急性の混合性躁病に伴う抑うつ症状の減少には非常に有効であるが，双極うつ病患者に対する抗うつ効果に関しては決して望ましいものではない。躁病に伴う抑うつ症状に対する効果が，双極うつ病に対する効果を予測させるものではないことが明らかであるという点で，バルプロ酸のデータは教訓的である。2 つの状態は生物学的に異なっていて，治療に対する反応も異なっている。

カルバマゼピン

双極うつ病

カルバマゼピンは双極性障害の治療においての有効性を明らかに示した最初の抗けいれん薬だが，シャイア製薬が急性躁病に対する使用についての大規模なプラセボ対照研究を遂行した後，最近になってようやく FDA の承認を受けた[93,94]。興味深いことにカルバマゼピンはうつ病の動物モデルにおいて中程度の効果を示した[7]だけでなく，二重盲検による研究[69]と小規模なオープン試験[30,49,82]の両方で，単極うつ病でも同様の効果が示されている。

双極性障害に対してカルバマゼピンを用いて実施された最初のプラセボ対照研究では，13人の双極うつ病患者の治療が行われた[5]。5人（38.5％）に有意な改善がみられ，プラセボに切り替えると3人が再発した。カルバマゼピンを用いて他にもいくつか対照研究が実施されてきたが，多くの場合，それらには双極うつ病と単極うつ病の人の両方（たいてい治療抵抗性患者）が含まれていた。しかし，4つの対照研究と8つのオープン研究を合わせると，カルバマゼピンに対する双極うつ病の反応率は全体では55％になる[71]。

　最も規模の大きい研究が，27人の双極うつ病外来患者に対するカルバマゼピンの3週間のオープン投与試験で，3週間で平均して23.7ポイント，ハミルトンうつ病評価尺度のスコアが低下し，17人，63％の患者が寛解した[31]。オープン試験では通常真の反応率が過大評価されるが，この研究の並外れたポジティブな結果からは，双極うつ病に対してカルバマゼピンが本当に抗うつ作用を有していることを示唆している。

　米国精神医学会の9,030人の医師会員についての調査で，回答があった28％，2,543人のなかで，カルバマゼピンは双極うつ病の患者の67.5％に効果的であるが，単極うつ病の患者では32.2％にしか効果がないという判断が示された[28]。

　双極うつ病に対するカルバマゼピンの作用メカニズムは不明だが，症状改善の程度と有意に関連していることが明らかになった唯一の生物学的指標が，脳脊髄液中10,11エポキシド代謝物の濃度である[68]。これはカルバマゼピンの抗うつ効果がこの薬剤に特有で，関連化合物であるオクスカルバゼピンに一般化することができないことを示唆している。オクスカルバゼピンには，10,11エポキシド代謝物がないからである。

エピソードの予防

　カルバマゼピンの予防効果は2つの前向きランダム化試験で検討されている。DSM-Ⅲ診断による双極性障害患者83人にリチウムかカルバマゼピンを投与した3年間のランダム割り付け研究では，これらの薬の効果が同等で，とくに躁病と軽躁病の予防に優れていることが明らかにされた[67]。

別の調査では，DSM-III診断による双極性患者52例を対象にしてリチウムかカルバマゼピンの単剤治療か，2つの薬剤を組み合わせた治療がランダムにクロスオーバーで実施された。その結果，2つの単剤治療の効果は同等であったのに対して併用治療では2倍近い効果が認められた[29]。

リチウムかカルバマゼピンの単独で治療された114人の患者を対象とした2年半の自然経過の追跡研究では，リチウムがカルバマゼピンよりも全体的に優れていることが明らかになった。しかし古典的な病像ではない双極性障害の被験者たとえば双極II型障害や混合性躁病，急速交代型の経過を有する被験者では，カルバマゼピンの効果のほうがよい傾向が認められた。カルバマゼピンを投与された32人の双極性障害患者を対象とし，長期の追跡を行ったオープン試験でも同様の効果が示されている。非定型症状たとえば発症年齢が若く，症状がエピソード的というよりもむしろ持続的な特徴を有する被験者で，最もよい効果が認められた[47]。

一部の研究からはカルバマゼピンの効果が次第に減弱する可能性が示唆されている。24人の治療抵抗性双極性障害患者を対象とした2年間の研究では，1年目に72％だった反応率が2年目には66％に低下した[70]。これらの患者の約半数である11例で，2年目に予防効果が消失した[70]。カルバマゼピンとバルプロ酸の併用は，双極性障害の患者ではレトロスペクティブな解析で効果が認められたが，統合失調感情障害の患者に対しては効果がなかった[86]。

オクスカルバゼピン

双極性障害に関しては十分研究されていないにもかかわらず，オクスカルバゼピンはアメリカ精神医学会の双極性障害の治療ガイドラインには入っている[2]。双極うつ病に対する有用性に関しては，躁病や軽躁病よりもさらに研究がなされていない。オクスカルバゼピンの投与により，2種類のラットのうつ病モデルにおいて異常行動が抑制されたという結果から[8]，オクスカルバゼピンが実際に抗うつ作用を有している可能性が示唆される。うつ病エピソード23例，躁病エピソード19例，精神病エピソード14例の計56例の双極性障害患者を対象とした研究では，どの群間でもアウト

カムに何ら違いが認められなかったが、この研究では評価が適切ではなかったことが示唆される。20％の症例で、明らかな効果がまったくみられなかった[26]。すでに述べたようにカルバマゼピンの抗うつ効果は、10,11エポキシド代謝物の脳脊髄液濃度と関連している[68]。オクスカルバゼピンにはこの代謝物がないので、双極性障害において抗うつ効果がないのかもしれない。

トピラマート

トピラマートはいくつか興味深い特性を有する抗けいれん薬で[99]、体重減少を伴うため、効果的な肥満治療薬ともなり[15,95]、実際にインスリン感受性を高めることから[96,97]、体重増加と肥満の管理にも有用な可能性がある。肥満には双極性障害を伴うことも多い[53]。さらにトピラマートは、めちゃ食い行動[52]や大食症[17,47]およびアルコール摂取[45]に有効である。こうした理由からトピラマートは双極性障害の患者に対してよく用いられる薬であるが、トピラマートが気分安定薬として有効であるという最初の報告は、規模の大きい二重盲検プラセボ対照研究では裏づけされなかった。残念ながら、これらの報告の多くは発表されていないため、批判的な検証もできない。

双極うつ病患者を対象としたトピラマートの研究が2つ行われている。1つは双極Ⅰ型か双極Ⅱ型のどちらかの双極性障害をもつ36人の患者をランダムに割り付け、現在投与されている薬にトピラマートかブプロピオン徐放剤を追加した。トピラマートで治療された患者の56％、ブプロピオンによる治療を受けた患者の59％において、ハミルトンうつ病評価尺度のスコアが少なくとも50％改善した[54]。未発表の研究ではあるが、フセインら[44]は、65人の双極Ⅰ型うつ病患者と18人の双極Ⅱ型うつ病患者に対する長期間すなわち3年間のトピラマートの投与について検討している。患者の63％が研究期間終了時に寛解、この場合はハミルトンうつ病評価尺度のスコアが10以下となった。

他の抗けいれん薬

現在使用可能な他抗けいれん薬で，双極うつ病を対象として検討されたものは少ない。必ずしもすべての抗けいれん薬が気分安定作用を有しているわけではなく，抗うつ効果を有しているものとなるとさらに数が少ない。

ガバペンチン

ガバペンチンは全般性不安障害[59]とパニック障害[61]を対象とした二重盲検プラセボ対照試験で，臨床的に有意な有効性を示した抗けいれん薬である。ガバペンチンは抗不安効果を有することや，最初の一連のオープン試験で気分安定薬としての効果が示唆されたことから[1,17,65,66]，双極性障害の患者に広く用いられてきた。しかし，二重盲検プラセボ対照での単独治療[35]や付加試験（ガバペンチンは，付加試験においてプラセボよりも統計学的に劣っていた）[60]での成績が不良なことから，急性躁病に対するガバペンチンの役割は限られている。それでも，さまざまなタイプの不安障害に効果があることから，ガバペンチンが双極うつ病には効果があるのかという疑問が残る。

クロスオーバーデザインを利用した唯一のプラセボ対照試験では，31人の治療抵抗性双極性患者のうつ症状の治療において，プラセボと比較してガバペンチンには何ら有益な効果が認められなかった[35,58]。しかし，オープン試験ではこれまでポジティブな効果が報告されている。たとえば，ビエタら[90]は残遺症状があるⅠ型とⅡ型の双極性患者22人のうち8人（36.4％）が，特に不安症状において良い反応を示すことを明らかにした。ワンら[92]は，ガバペンチンを気分安定薬または抗精神病薬に加えたときに22人の双極うつ病患者（Ⅰ型10人とⅡ型12人）に，中程度からかなりの程度の改善がみられたことを示している。8人（36％）が寛解に達したが，改善したのは比較的軽症のうつ病患者で，重症の患者には効果がなかった[92]。ペルージら[66]は，43人の治療抵抗性のDSM-Ⅲ診断による双極性患者にガバペンチンを投与した。18人（42％）に反応があり，この

うち17人では1年間その効果が維持された。しかし，最も改善が認められたのは，不安や身体化，アルコール乱用がある患者であった[66]。ガミーとグッドウィン[37]は，ガバペンチンによる治療を受けた21人（13人は単独治療）の双極スペクトラム患者の記録を再検討し，うつ症状全体としての改善は27.6％であったことを示した。より大きな反応が認められたサブグループ（57.5％の改善）でも，統計学的に有意ではなかった（$P=0.1$）。全体としてみると，こうしたオープン試験では，プラセボと同様の反応率すなわち30％〜40％の範囲で，それは軽い症状や不安症状の改善と関連しており，ガバペンチンが一般的には双極うつ病に有効ではなく，軽度の抑うつや不安を有する人にしか効果がないことを示唆している。同様の結論がオープン試験のデータのより広範なレビューにおいても得られている[25]。

同様のパターンは，患者が軽度の混合症状をもっている場合でもみられた。ソコルスキーら[8]とヤングら[100]はいずれも，軽症のⅠ型ないしⅡ型の双極性障害患者の軽躁病とうつ症状が有意に減少したことを報告した。ここでも，不安症状が特別に評価されているわけではないが，それらの症状によって改善のほとんどが説明できるかもしれない。

より明らかなのは，長期治療においてガバペンチンには予防効果がないことである。モンタネス・ラダとデ・ルカス・タラヤナ[56]は，9カ月間にわたってガバペンチンによる単独治療を受けてきた9人の双極性患者をオープンに追跡調査した。全体としてみると，これらの患者はガバペンチンを始めたあと悪化し，再発の回数が増加した（平均して月に0.18回から月に0.29回へ）。同様に，ガバペンチンに対して最初は良好な反応があった患者18人についての別の研究でも，持続的な効果があったのは7人（39％）だけで，5人が再発した（3人は脱落した）[75]。

チアガビン

チアガビンは，承認された*抗てんかん薬[73]である。スタンリー双極ネ

---

*（訳注）わが国では未承認。

ットワークのサペスら[84]は，17人の難治性双極性患者を対象に，平均用量1日8.7 mgのチアガビンの効果を検証した。改善したのは3人（23％）のみで，大多数（77％）は何の変化もないか，悪化した。同様に，シェファーら[76]は低用量のチアガビン（1日8 mg以下）が他の気分安定薬の上乗せとして投与された22人の双極スペクトラム患者の小規模なオープン試験の結果を報告している。6カ月間が終了した時点で，反応があったと認められたのは8人（36％）だけであった。

プレガバリン

プレガバリンは，ガバペンチンと関連がある抗てんかん作用を有する化合物である[3]。全般性不安障害[33, 62, 64]と社交恐怖[63]に対し顕著な抗不安効果を有する。双極性障害を対象とした研究は未発表であるが，ネガティブな結果と考えられている。

レベチラセタム

レベチラセタムは抗てんかん薬で双極うつ病患者を対象とした予備的試験が行われている[27]。ポストら[72]は，1日2,000〜3,000 mgによる8週間の治療後に有意な改善がみられたのは双極うつ病患者のわずか31％だけであったことを報告している。このように反応率が低かったことから，さらに予備的な研究が必要であろう。

まとめ

リチウムと抗けいれん薬は双極うつ病の治療に重要な役割を有している。リチウムには急性双極うつ病と再発防止の両方における有用性を支持する広範なデータがある。さらに加えて，リチウムには文献上十分に証明された自殺抑制作用がある。ラモトリギンはⅠ型とⅡ型の両方の双極性患者において急性うつ病を改善し，うつ病の再発を予防することがプラセボ対照試験において明らかにされている。バルプロ酸は急性期の双極うつ病に関

しては十分には研究されていないが，入手可能な根拠からは最適とはいえない，やや弱い効果があることが示唆される。しかし統制された再発予防試験の二次的な解析とオープン試験のデータからは，バルプロ酸が双極性患者においてうつ病エピソードを遅らせる，あるいは予防するのに何らかの役割を担っている可能性が示唆される。カルバマゼピンには，急性期のうつと予防に関して軽度の抗うつ効果がある。他の薬については，双極うつ病を対象とした研究が十分に行われていないが，他の関連症状の改善，たとえばガバペンチンによる不安の改善などにより，双極うつ病の治療に何らかの役割を担うかもしれない。

ard
第7章

双極うつ病に対する抗うつ薬

リフ・S・エル-マラーク, M.D.
アヌープ・カリポット, M.D.
S・ナシノ・ガミー, M.D., M.P.H.

　双極うつ病の治療と予防は双極性疾患の長期治療における主要な課題である。患者の約3分の1はリチウムかバルプロ酸を用いることで十分な予防効果が得られる可能性がある[13]一方で,患者の大多数は,症状が持続した状態のままである[17]。たとえば双極性障害の診断の男女比は等しいのに,女性がうつ病相を経験する割合は男性の2倍から3倍にのぼる[27]。さらにうつ症状自体が問題である。I型とII型のいずれも,双極性障害の患者は人生の3分の1から半分をうつ症状を抱えた状態で過ごす[32,33]。このようにうつ病相の罹患率は,躁病や軽躁病の罹患率の少なくとも3倍にのぼる[10,27]。

　うつ病の早期発症は特に予後不良の要因となる。思春期前に大うつ病エピソードを経験し,平均10年間にわたり追跡調査を受けた72人の子どものうち,35人(48.6％)が双極性障害を発症している(ほとんどがI型)[16]。このことから,抗うつ薬が双極性疾患において最も頻繁に用いられている薬に含まれ[19],子どもにおける使用が特に問題となるのも驚くべきことではない。

　双極うつ病の治療に用いられる薬剤の主な部類は抗うつ薬であるべきというのは理にかなっているように見えるが,残念ながら,科学的根拠と臨

床経験からは抗うつ薬が双極うつ病の問題に対する簡単な解決策ではないことが示されている。

本章は双極うつ病に対する抗うつ薬に関する文献を体系的に論評するものではない。急性の抗うつ効果[24]と長期的予防[20]についてすでに系統的なレビューが発表されている。本章ではそれらのレビューを参照する一方で，選択された観察研究も含めて関連するランダム化臨床試験（RCT）について検討し，各文献の解釈を示したい。ここでは，読者に代わってこれらの文献を系統立てて整理しようとしているのであり，包括的に読者に系統的な整理を求めているわけではない。したがって，ここでは十分に説明し尽くせない研究や視点が出てくるのは当然である。読者には，この複雑な分野に関するわれわれの視点を表明する試みとして本章を理解していただきたい。

有効性

双極うつ病に対する抗うつ薬の有効性については，急性期と維持期という2つの面から考え，さらにこの疾患の診断サブタイプごとに評価する必要がある。

双極Ⅰ型障害急性期に対する有効性

急性期においては抗うつ薬のほうがプラセボよりも有効で（その大部分が気分安定薬が併用されていない），特定の抗うつ薬が双極性障害の急性大うつ病エピソードのRCTで他の抗うつ薬よりも有効なことが，多くの根拠から示されている[4, 7, 10, 29, 30, 42, 45]。

活力低下が顕著なうつ病を対象とした一連の重要な二重盲検プラセボ対照ランダム化研究で，ヒンメルホックら[29, 30]は，56人のうつ病患者（被験者の総数は示されていない）において，モノアミン酸化酵素阻害薬（MAOI）がイミプラミンよりも優れていることを明らかにした。同様に，別のRCT[45]でも，イミプラミンに反応しなかった12人のうち9人（75％）がMAOIのトラニルサイプロミンに反応があった一方で，

MAOI に反応がなかった 4 人に 1 人（25 %）がイミプラミンに反応したことが報告されている。

こうした初期の研究では，気分安定薬は併用されていない。リチウム治療を受けている患者における抗うつ薬の有効性を評価した唯一の RCT では，双極Ⅰ型障害患者の急性期うつ病症状の治療のためにリチウムにイミプラミンかパロキセチンが上乗せされたが，いずれもプラセボと効果に差がなかった。ところが，リチウムの血中濃度が 0.8 mEq/L 以下と低い患者についての二次的な解析では，両方の抗うつ薬がリチウムと併用した場合プラセボよりも優れていた[36]。

双極うつ病に対するオランザピンとフルオキセチン併用の有効性を実証するために行われた最近の研究は，フルオキセチンの有用性を明らかにしている。この研究では，オランザピン単独群，オランザピンとフルオキセチン併用群，およびプラセボ投与群が設けられたが，2 つの実薬投与群の患者は両方とも改善した。オランザピン単独群の効果サイズは 0.3 しかなかったのに対し，併用群の効果サイズは約 0.65 であった[46]。著者らは 2 つの薬の相乗効果の可能性を主張したが，併用群で観察された効果サイズは，単極うつ病に対するフルオキセチン単独投与の場合と同等であった（例えば，文献 43）。加えて，フルオキセチン単独投与群が設けられていないこの研究から，相乗効果の問題を十分に推測することは不可能である。したがって，この研究からはフルオキセチンに関しては何も投与しないよりも効果的であることが示唆されるが，オランザピンの併用が臨床的にどれほど有意な効果を有しているかは証明されていない。

フルオキセチンについての初期の研究では，二重盲検ランダム化試験でフルオキセチンがイミプラミンおよびプラセボと比較されているが[10]，極めて不十分なデザインの研究で，患者の約 3 分の 1 にはリチウムが投与されていたが，残りの患者は気分安定薬を一切服用していなかった。この論文ではリチウムが投与されている患者について，矛盾するデータが報告されている。リチウムはフルオキセチン投与群でかなり高頻度に併用されていた可能性があり，もしそのとおりだとすると，この研究はフルオキセチンとリチウムの併用と，イミプラミン単独との比較ということになり，バランスのとれた比較にはならない。したがって，この研究ではランダム化

がきちんとなされているのか疑わしい。イミプラミンの57％と比較して，フルオキセチンでは86％と，より有効と報告しているが，これは最大限割り引いて考えるべきであろう。

以上，双極うつ病の治療において，抗うつ薬のなかには他の抗うつ薬より有効なものがあるかもしれないが，十分にデザインされたRCTでは，双極うつ病の治療においてリチウムよりも有効性が高いことが示された抗うつ薬はない。

双極II型障害急性期に対する有効性

II型の双極うつ病に対する抗うつ薬の有効性を示唆する研究者もいる。単極うつ病を対象としたRCTのポストホックのプール解析では，フルオキセチンで治療された839人の患者のコホートのうち89人が双極II型障害と診断された[4]（これは軽躁病が診断されていなかったDSM-III-Rの時代に行われたものである）。この89人の被験者を年齢と性別が一致する単極性患者89人か，年齢性別が一致しない661人の単極性の被験者と比較すると，フルオキセチンの有効性は双極性群と単極性群で同等であった。この結果は解析がポストホックという性質上，偽陽性のチャンスが過大評価されることや，プールされたデータの解析という性質上，各研究間の臨床的および人口統計学的な相違のためにランダム化の利点が失われ，結果に影響を与えた可能性があるため，この結果は妥当なものとはいえない。

単極うつ病を対象としたベンラファキシンのRCTでも同様のポストホックの再解析が同じグループによって行われている[5]。この研究では，15人の双極II型の女性患者を同定し（平均年齢37±12歳），17人の単極うつ病の女性患者（平均年齢41±12歳）と比較した。女性患者の全員がうつ状態で，ベースラインの21項目のハミルトンうつ病評価尺度のスコアは23.5で，6週間にわたり追跡調査された。双極性の女性患者2人（13％）と単極性の女性患者3人（18％）が早期に研究を中止した。躁病尺度はつけられてはいなかったが，焦燥や易刺激性，多幸感，気分の不安定によって特徴づけられる軽躁病を呈した患者はなかった。6週目までに，単極性の女性患者ではハミルトンうつ病評価尺度のスコアが11±7と，双

極性女性患者の 11±9 と同等の改善がみられ，ハミルトンうつ病評価尺度で 50％以上の改善と定義した反応率も，単極性女性患者の 60％に対して，双極性女性患者でも 63％と同等であった。前の研究で指摘したのと同じ方法論上の批判がこの解析にも当てはまる。

最近，同じ研究者ら[8]が 37 人の双極 II 型うつ病患者を対象にして 1 日 20 mg の固定用量によるフルオキセチン単独投与のオープン試験を行っている。23 人の患者（62％）が 8 週間の研究を完了したが，このうち 11 人（試験完了者の 48％，治療対象群の 30％）が反応し，17 項目のハミルトンうつ病評価尺度のスコアが 50％以上減少した。ヤング躁病尺度は全体としてはベースラインを超えた明らかな上昇はなかったが，3 人の患者に軽躁が出現し（8.1％），うつ状態への急速な気分変動のために研究から脱落した患者が 1 人いた[8]。プラセボ投与群がないため，8％というスイッチ率をこのサンプルの自然なスイッチ率と比較することはできない。

最後に，オープンのランダム化されていない研究で，アムステルダム[4]は，17 人の双極 II 型うつ病患者を対象とした 6 週間のベンラファキシン（1 日 225 mg）単独治療の結果を報告している。21 項目のハミルトンうつ病評価尺度では 22.0±6.0 から 9.0±7.0，MADRS（Montgomery Asberg うつ病評価尺度）では 22.0±7.0 から 9.0±8.0 へと，有意な減少がみられ，これは 26 人の単極うつ病患者における減少と同等であった。

これらの研究はいずれも双極 II 型うつ病に対する抗うつ薬の有効性を証明するのに必要とされるような研究，すなわち十分な規模の前向き二重盲検ランダム化比較試験ではない。標準的な抗うつ薬についてこのような研究はこれまで行われていない。したがって前述の研究に基づいて双極 II 型うつ病に対しても有効な可能性があると結論することもできるが，それを証明するためにはもっとよい研究が必要である。

先ほど述べたばかりの結論は，双極うつ病に対する抗うつ薬の RCT の最近のメタ解析と矛盾するようにも見える[24]。すなわち短期的には抗うつ薬は双極うつ病に対して有効であり，躁病と軽躁病へのスイッチ率が抗うつ薬では 3.8％であるのに対して，プラセボでは 4.7％であり，同等と結論づけている。しかし，このメタ解析[18]の妥当性については大きな問題がある。方法論的にはメタ解析は研究の観察研究に相当し，たとえそれを構

成する研究がランダム化されていたとしても，メタ解析の結果自体はランダム化されていない[11]。したがって交絡因子によるバイアスを免れることはできない。すなわち推定される原因，たとえば抗うつ薬の使用以外の要因が各研究で異なっているために，観察された結果が生じた原因となっている可能性もある。こうした異種性が存在している可能性があるため，統計学的な探究が必要であり，それによってメタ解析の結果が無効とされなかったとしても，他のどのような観察研究の場合でもそうであるように，読者には結果を批判的に評価することが求められる。

　ギジスマンら[24]によるメタ解析で，急性期の抗うつ薬の有効性を評価するのに必要なデータを提供する基準を満たしたプラセボ対照研究は，4つだけであった。そのうち2つは1980年代初期の研究で気分安定薬の併用が行われていない。3つめの研究ではフルオキセチンが用いられているが，ベースラインのリチウム治療の有無に応じて均等に割り付けられているのかが明らかに述べられていない。フルオキセチン投与群は，イミプラミン投与群よりもリチウムを投与されていた例が多いように思われることから，バランスのとれた比較となっていない。4つめの研究からは不釣り合いなほど多数の被験者がメタ解析に組み入れられている。オランザピン単独とオランザピンにフルオキセチンを加えたものが比較されているので，この研究における「プラセボ」群では実際にはオランザピンが投与されていることになる。研究全体にわたり患者の特徴が異なっていることや，各研究のデザインにこのような違いが存在することから，このメタ解析の結果が全体として，はたして正確なものなのか疑問である。個々の研究の異種性の原因を考慮すると，メタ解析の結果の解釈にはかなり注意が必要である。

　しかも，これらの研究を総計しても，有効性が証明された治療投与量の気分安定薬に抗うつ薬を併用することが有効かどうかという基本的な論争は明らかにはならない。この論争に十分に取り組んでいるのは，ネメロフら[36]の研究ひとつだけである。この研究では選択的セロトニン再取り込み阻害薬（SSRI）と三環系抗うつ薬のいずれかを上乗せしても，治療用量のリチウムを上回る効果がないことを明らかにした。もうひとつの予備的なランダム化試験でも，リチウムとバルプロ酸のいずれかにパロキセチンを加えた場合と，リチウムにバルプロ酸を併用した場合を比較すると，双

極うつ病患者では同等の抗うつ効果しか認められなかった[24]。

要するに，対照研究には異種性があるため，研究デザインにおける交絡因子によるバイアスという問題に十分注意しないと，予測される効果や安全性について，単純化しすぎた一般化を導く危険を招くことになる。

双極性障害における予防効果

これまでは急性期における有効性，すなわち患者がその時点でうつ状態であるときにはどうしたらよいのかについて検討してきた。抗うつ薬を用いた場合，次の問題は現在のうつ状態から回復したあとにどうすべきかである。患者が抗うつ薬に反応した場合，抗うつ薬を続けるべきか，それともやめるべきかである。言い換えると，抗うつ薬は双極性障害における新たなうつ病エピソードを予防するのかという問題である。

現在入手可能な根拠からは，全体としては抗うつ薬は双極うつ病に関しては長期的な予防効果は認められない。抗うつ薬による双極性障害の予防については，これまで6つの二重盲検ランダム化試験が行われている[21]。それらの研究はすべて，イミプラミンと，プラセボあるいはリチウムとの比較である。6つのすべての試験で，イミプラミン単剤かあるいはイミプラミンをリチウムに併用しても，双極性障害における気分エピソードの予防に関してはリチウム単独に優る効果は認められなかった。すべての試験において，イミプラミンを長期使用しても付加的な利益は得られなかった。したがって双極性障害の予防における抗うつ薬に関するランダム化試験の文献の系統的レビューを，2001年のガミーらが行ったものと同じようにしても，急性期治療に関する文献の上述のメタ解析とは対照的に，抗うつ薬は双極性障害の予防において効果がないと結論せざるを得ない。

この論文は2つの理由で批判されている。1つ目は研究のなかに急性の大うつ病エピソードがイミプラミンで回復した患者における予防効果を評価していないものがあった。2つ目はこれらの研究では三環系抗うつ薬であるイミプラミンが用いられていたことで，もしセロトニン再取り込み阻害薬（SRI）のような新しい抗うつ薬が用いられていれば，結果はもっとよいものとなっていた可能性がある。

これらの2つの問題点に的をしぼった2つの新しい未公表のランダム化試験がある。1つ目のランダム化試験では[38]，標準的な気分安定薬への上乗せで，ベンラファキシンとブプロピオンおよびセルトラリンが比較された。全体的な結果として，同数の患者で急性期の効果がみられたが（53.2％〜59.7％），ベンラファキシンによる躁転率が高かった（ベンラファキシンの15.1％に対してブプロピオンでは5.4％，セルトラリンでは6.7％）。1年目においてまったく躁転を伴わない寛解率は，ベンラファキシンが投与された患者では17.9％であったのに対して，セルトラリンでは27.4％，ブプロピオンでは38.1％であった。

　2つ目は現在進行中のランダム化試験で，われわれのグループが実施している[23]。この試験では急性の双極うつ病が気分安定薬と抗うつ薬の併用により回復した患者が研究された。反応があった患者は気分安定薬の投与は継続したまま，その後抗うつ薬を継続するか，あるいは中断するかオープンにランダム割り付けされた。66人の患者についての中間解析からは，長期治療に関しては抗うつ薬を継続投与することによる付加的な利益は示されなかった。計画されたサブグループ解析から，急速交代型の双極性障害患者では抗うつ薬を継続投与した場合，抗うつ薬を中断した場合とは対照的に1年間の追跡調査でうつ病罹患率が高かった。

　これらの研究から，ほとんどの患者が双極Ⅰ型障害の場合，気分エピソードを長期予防するうえで気分安定薬に抗うつ薬を加えても効果的ではないことが示されている。

　双極Ⅱ型や特定不能の双極性障害患者の場合には，長期の抗うつ薬による治療が有効なことがある。アムステルダムとシュルツ[6]は，二重盲検でプラセボ置き換えによる継続試験を実施した。この研究ではフルオキセチン20 mgによるオープン治療に反応した患者（ハミルトンうつ病評価尺度のスコアが9点以下の正常気分の状態に達しているものと定義）が，プラセボかフルオキセチン1日20 mgを6カ月間に，ランダムに割り付けられた。プラセボ治療群の患者の全例が再発したのに対して，フルオキセチン治療群の患者で再発したのは43％だけであった。研究サンプルの規模が小さかったため，この相違は統計学的には有意ではなかった（$P=0.08$）。一方ヤング躁病尺度のスコアはフルオキセチンが投与された

被験者ではプラセボで治療された患者と比較して有意に上昇した（3.0±1.8に対して0.2±0.4ポイント，$P=0.01$)[6]。これらの結果からフルオキセチンが投与された双極II型と特定不能の双極性患者においては，軽度のうつ病予防効果と，顕著な軽躁惹起効果が認められることが示唆された。

安全性

　双極うつ病における抗うつ薬の安全性については，うつ病急性期と長期投与の場合（気分の不安定化と急速交代型）という，2つの時期について検討するとともに，他の診断サブタイプについても評価すべきである。

抗うつ薬誘発性急性躁病

　抗うつ薬による治療によって急性躁病が発症するのであろうか。もし起こるとすればそれはどれくらいの頻度で起こるのであろうか。急性躁病が発症するかどうかを評価するには，理想的にはこの疑問に答えるようにデザインされたランダム化比較試験が必要となるが，双極うつ病を対象とした抗うつ薬のランダム化比較試験は，有効性の評価を目的としてデザインされており，急性躁病の誘発といった副作用を評価するようにはデザインされていない。このことが，躁病の誘発といった副作用のリスクは，統計学的に有意ではないので，そうしたリスクはまったく存在しないというよくありがちな誤りを導くことになる。しかしそうした根拠がないからといって，リスクがないという根拠にはならない。ランダム化比較試験でのリスクが低いことを考慮すると，抗うつ薬とプラセボの間の統計学的な相違を実証するには，約1万人の患者を含めた研究が必要となる。

　急性期の双極うつ病を対象としたランダム化比較試験における急性躁病の比率は研究により異なるが，抗うつ薬では0％〜50％であるのに対して，プラセボでは5％程度で，全体的な数は観察研究で報告されるものよりも少ない傾向がある。比率が低い理由として考えられるのは，ランダム化比較試験に参加する患者が非常に選択された集団で，概して症状も重くなく，他の精神疾患や身体疾患などの共存症をもっておらず，しかも治療

意欲やコンプライアンスも高い。このような患者は抗うつ薬誘発性躁病のリスク要因である物質乱用などの共存症をもっていないのかもしれない。したがって，ランダム化比較試験でみられる急性躁病の頻度は，現実における頻度を低く見積もっている可能性が高いのであまり強調すべきではない。さらに統計学的有意差すなわち P 値にとらわれないほうがよい。というのはこうしたランダム化比較試験は，急性躁病を評価するにははなはだしく検出力不足だからである。こうしたランダム化比較試験のデザイン上の限界を考慮したとしても，抗うつ薬がプラセボよりも高い頻度で急性躁病を引き起こすのかどうかが大きな問題である。

　抗うつ薬誘発性躁病に関しては，前述のメタ解析ではそうしたリスクに関して，まったく報告していない[24]。このメタ解析に含まれている被験者の58％はオランザピンとフルオキセチンの合剤に関するひとつの研究から得られており，その結果も1人の著者により引き出されたものである。この解析でいうプラセボは実際にはオランザピンかプラセボであることから，抗うつ薬は抗躁薬を併用したセッティングでは躁病を引き起こさないとしか結論しえない。プラセボと抗うつ薬のいずれによっても躁病の誘発がまったく報告されていない研究が2つあるが，躁病症状の評価が不十分という評価のバイアスが示唆されている。パロキセチンと比較してイミプラミンによる躁転の相対的リスクが高いことを示した研究もあるが，メタ解析ではこの2つの群を組み合わせてしまったため，三環系抗うつ薬に伴うリスク上昇の可能性が消去されている。この研究でネメロフら[36]はリチウム濃度が0.8 mEq/Lよりも低いと躁転の頻度が高くなることを明らかにした。これよりも低い濃度ではイミプラミンで治療された被験者の11％，気分安定薬単独で治療された被験者の5％（すなわち自然発症率）が躁病または軽躁病になった。リチウム濃度が0.8 mEq/Lよりも高い場合，気分安定薬単独治療の被験者で躁転はなかったのに対して，イミプラミンにより治療された被験者の8％で躁転がみられた。パロキセチンで治療された被験者33人で，躁病や軽躁病へのスイッチはまったくなかった[36]。

　したがって，三環系抗うつ薬が他の抗うつ薬よりもリスクが高いことを除けば，入手可能なプラセボ対照のランダム化比較試験からは，どちらの

治療法が躁病を誘発しやすいかという問題の手がかりは得られない。

　実際の臨床場面で抗うつ薬誘発性の躁病の頻度はどのくらいなのであろうか。この疑問に答えるには，よくデザインされた観察研究に目を向ける必要がある。事実，薬剤の安全性リスクを明らかにするには，観察研究はランダム化比較試験よりも有用なことが多い。これまでに多数の研究が実施されてきたが，気分評価尺度を用いたプロスペクティブな評価であるという点で，最もよくデザインされた研究のひとつから，セロトニン再取り込み阻害薬による躁転率は20％～25％で，この研究における三環系抗うつ薬による比率と同等であることが示されている[28]。他の研究では三環系抗うつ薬で30％～60％という範囲の若干高い比率が報告されている[27]。別の観察研究では双極性障害患者の約半数が，人生の何らかの時点で抗うつ薬誘発性の急性躁病を体験していた[22]。したがって双極Ⅰ型障害をもつ人の20％～60％が，三環系抗うつ薬でセロトニン再取り込み阻害薬よりも少なくとも1回かそれよりもさらに多い頻度で，抗うつ薬誘発性の急性躁病を体験する可能性がある。双極Ⅱ型障害における抗うつ薬誘発性躁病の頻度はこれより低い可能性があるが，この問題はまだ十分に研究されていない。

　対照的に単極うつ病における抗うつ薬誘発性躁病の比率は，双極性障害よりもはるかに低い。たとえば，アムステルダムら[7]による研究では，双極Ⅱ型障害における躁転率は低いながらも単極うつ病と比べると，4％対1％と4倍高い。他の観察研究では単極うつ病であることが適切に診断された患者では，抗うつ薬誘発性の躁病がまったくないか，あったとしてもごく少数しか報告されていない[22]。

抗うつ薬誘発性の急性躁病のリスク要因

　明確なリスク要因は立証されていないが，抗うつ薬誘発性の躁病の要因の可能性があるものがいくつか示唆されている[26]。抗うつ薬誘発性の躁病には顕著な焦燥成分が認められており，純粋な躁病エピソードというよりも，混合性エピソードに類似していることが多い[44]。この特徴は抗うつ薬治療を受けている一部の人たちにおいて，自殺傾向を高める重要な成分となる。というのは混合性エピソードは自殺傾向の増大と関連しているから

である[12])。それに加えて気分循環症の患者の場合，抗うつ薬の投与により双極性II型に転換することがある[1])。発揚性のパーソナリティすなわち慢性的にベースラインが軽躁状態の場合，抗うつ薬誘発性の躁病のリスクが高くなる[28])。重要なこととして，現在または過去の物質乱用は抗うつ薬誘発性の躁転の主要な予測因子となる[25, 35])。年齢が若いこともリスク要因である。ひとつの研究[9)]では，セロトニン再取り込み阻害薬は躁症状を誘発する可能性が高いことと関連していた（危険率は3.0 [1.2-7.8]，$P=0.02$)。

抗うつ薬を投与されたときの個々の気分状態は，躁病の誘発を判断する重要な決定要素となる。エル-マラーク[14)]は双極I型患者の症例を報告しているが，その患者は有害な結果を伴うことなくブプロピオンの投与でうつ病が改善したが，躁うつの症状がない間欠期に喫煙に対して同じ薬を使用したところ躁病を発症した。

最後に，気分安定薬を用いない抗うつ薬単独による治療は，急性の躁病を誘発するリスクを増す可能性がある[24])。これは双極性障害を単極うつ病と誤診した場合に生じる可能性が最も高いが，双極性障害の人の約40％で生じることが示されている[31])。メンタルヘルスの専門家と最初に接触してから，双極I型の場合は5年以上，双極II型の場合は10年以上も，誤診が理由で双極性障害の診断が遅れることがしばしばある。正しく双極性障害と診断されるまでに78％が，多くの場合単独治療で抗うつ薬を処方されている[19])。

抗うつ薬誘発性の気分不安定化と急速交代型

抗うつ薬が長期的に見て気分を不安定化させる可能性があるかどうかが議論の的となっている。このような作用を裏づける最善の根拠が，3つのランダム化比較試験から寄せられている。第一の研究は二重盲検で，リチウムにイミプラミンが併用された双極I型患者では24％と，平均して1.6年以上の経過観察中リチウム単独の場合の10％と比較して，ほぼ2.5倍の頻度で躁病エピソードが多く報告されたが[40)]，この結果は女性サブグループにおいてのみ統計的に有意であった。一方うつ病の再発率はリチウム

にイミプラミンを加えた場合と比較して，リチウム単剤の場合でも10％と同様であった。

　第二の研究は小規模のプラセボ対照のオン・オフ・オン・デザインのランダム化比較対照試験で，この研究によっても三環系抗うつ薬で交代頻度が増加するパターンが実証された[47]。この研究では気分のスイッチから次の気分のスイッチまでの間隔が，リチウム単独治療の場合と比較してデシプラミンでは4倍短かったことが報告されている。

　第三の比較対照研究は米国国立精神保健研究所（NIMH）で10年間にわたって研究に組み入れられた急速交代型患者51人を評価したもので[48]，治療反応歴をランダム化していない評価では，患者の51％において抗うつ薬が急速交代型と関連していることが示唆された。前向き二重盲検法でランダムに抗うつ薬をプラセボに置換後，51例中17例，33％で抗うつ薬と直接関連する急速交代型がみられたことがこの研究から示された。彼らは，17人の患者からなるこのサブグループをさらに研究し，オン・オフ・オン・デザインの試験を繰り返して，オリジナルサンプルのうちの10人，19.6％において抗うつ薬の使用が急速交代型と明確に関連していることを見出した。この研究は，この問題についてのおそらく最も厳密な臨床試験といえるが，このように，抗うつ薬と急速交代型の間の因果関係を高い可能性で実証したものである。急速交代型は，少なくともNIMHでみられたような非常に難治な症例では，控えめに見積もっても約20％であることが示唆された。

　抗うつ薬によって転帰が悪化したことを示す根拠が他のランダム化比較対照試験から見つかっていない，すなわち改善することも悪化することも見出されていないということは，抗うつ薬がこのような転帰の原因ではない可能性があると結論しうると主張されることもあるが，忘れてはいけないのは，この問題に直接取り組んだデザインの唯一の研究[48]から，抗うつ薬の使用が急速交代型の経過を導くという根拠が見出されている点である。他のランダム化比較対照試験は，この問題を評価するようにデザインされておらず，この問題を明らかにする十分な検出力がなく，急速交代型の患者のような特定のリスクを有するサブグループの評価を行っていない。この場合もエビデンスがないことは，そうしたリスクがないということのエ

ビデンスにはならない。こうした不良な転帰が見逃されてしまう原因があるにもかかわらず，これらのランダム化比較試験のひとつ[39]から，そうしたエビデンスが見出されているので厄介である。

観察研究

上記のランダム化比較対照試験に基づいて，抗うつ薬誘発性の急速交代型や気分不安定化が起こる可能性があるとするならば，この関連の臨床的特徴を調べるのには観察的研究文献に目を向ける必要がある。

抗うつ薬登場前の 1950 年代以前には，双極性障害の患者のなかで急速交代型は，極めてまれであったが[34]，抗うつ薬の登場以後，いくつかの研究が両者の関連を報告した。ひとつの研究報告では患者の約 3 分の 1 が，抗うつ薬の中止により急速交代型の周期が消失した[48]。109 人の急速交代型双極性患者を対象にしたレトロスペクティブな診療録の調査研究では[34]，73.4％，80 人が双極性障害の発症後，ある程度時間を経てから急速交代型に移行したことが明らかにされている。すなわち，II 型の 65 人と I 型の 15 人が双極性障害の発症から 11 年後に急速交代型に移行し，年間のエピソード数は 0.8 回から 6.5 回へと増加した。80 人全例において急速交代型の発症には抗うつ薬による治療が関与しており，17 例ではうつ病症状のない間欠期の間も抗うつ薬の投与が続けられてから，33 例では投与開始後 1 年以内に，14 例では投与後 2 年以内に，5 例では 2 年以上してから急速交代型へと変化した。これらの患者のうち 52 人は抗うつ薬が投与される前にうつ病のエピソードを経験しており，精神療法や抗不安薬，電気けいれん療法（ECT）によって治療されるか，あるいはまったく治療を受けておらず，うつ病の発症それ自体が急速交代型の発症を促進したのではない点を著者らは指摘している。彼らは急速交代型の有病率が目に見えて高くなったのは，抗うつ薬が原因と結論づけている。

アルトシューラーら[3]は難治性の双極性障害患者 51 例の経過を図表化したライフチャートを用いた評価を行っている。後方視的な研究ではあるが，この方法によって，抗うつ薬の投与に伴う躁病や病相の頻回化を同定することが可能となった。その結果患者の 35％に抗うつ薬に伴う躁病エピソードがあり，26％が病相の頻回化を経験していたことが明らかにな

った。抗うつ薬誘発性躁病は病相頻回化のリスクの増大と関連しており，抗うつ薬誘発性躁病のある患者では46％でみられたのに対して，ない患者では14％しかみられなかった。さらに最初の治療時の年齢が若いほど病相の頻回化が起こりやすいことが予測された。抗うつ薬による治療が気分安定薬による治療に先行する可能性が高いことから[19]，抗うつ薬の投与期間が長引くことが脆弱性を高めるのかもしれないが，それについてはこの研究で評価されていない[3]。

ガミーら[19]は54人の双極性障害患者（I型が27人，II型が11人，特定不能が16人）の診療録を検討している。患者は修正診断用構造化臨床面接（SCID，DSM-IV基準）によって診断された。このうち42人の患者はそれまでに何らかの時点で抗うつ薬による治療を受けていたが，解析に必要なデータがあるのは38人だけであった。55％の患者が躁病か軽躁病を発症し，23％が病相の頻回化を経験していた。興味深いことに年間のエピソード数は平均3.9回から9.8回へと増加した一方で（$Z=-1.29$，$P=0.02$，16例），各エピソードが短くなり，病気で過ごす総時間自体は60％から45％へと減少していた（$Z=-1.80$，$P=0.07$，16例）[19]。

ウェアら[48]の研究では，51人の患者のうち15人（29％）では，短期間で急速交代型が解消しているが，同じようにアルトシューラーら[3]の研究でも9人の患者のうち8人（89％）では，抗うつ薬中止後2カ月以内に急速交代型の解消がみられた。ただし抗うつ薬中止後，安定するまでに5カ月要した患者も1人いた[3]。

抗うつ薬投与に伴う慢性易刺激性不快気分症

1987年に，アキスカルとマルヤは抗うつ薬誘発性の慢性症状の概念を導入した。それには単極うつ病しか示したことがない双極性障害患者の近親者における，易刺激性と睡眠障害が含まれる。こうした患者は次の症状から成る症候群を呈する。これには1）和らぐことのない不快気分，2）強い焦燥感，3）難治性の不安，4）耐え難い性的興奮，5）難治性の不眠，6）自殺の強迫と衝動，および7）「芝居じみたふるまい」がある[2]。最近，ユル-マラークとカリポット[15]は抗うつ薬による長期間（数年）の

治療後，Ⅰ型とⅡ型の患者の両方に発症する慢性の易刺激性抑うつ状態について報告している。この症候群では不快気分と中途覚醒，易刺激性が三大徴候として現れる，抗うつ薬投与に伴う慢性易刺激性不快気分性（antidepressant-associated chronic irritable dysphoria：ACID）と名づけられた。ACID が生じた患者では例外なく，離婚や別居，生活能力の低下といった重大な社会的および職業上の機能不全を経験している。抗うつ薬の中止により，通常 ACID の症状はすべて改善し，抗うつ薬の服用をやめた後約 6～8 カ月以内には社会的機能と職業上の機能のいずれも回復する。双極性障害系統的治療強化計画（STEP-BD）研究の対象となり，研究組み入れ後にうつ病を発症した 83 人の患者についてみると，抗うつ薬を投与されていた患者のほうが，抗うつ薬を投与されていなかった患者よりも ACID を発症する可能性が高かった（R.S. El-Mallakh, S.N. Ghaemi, K. Sagduyu, et al. "antidepressant-associated chronic irritable dysphoria [ACID] in STEP-BD patients" University of Louisville, 2005）。この症候群について検討するためにはさらに研究が必要である。

まとめ

　以上，入手可能なエビデンスからは以下のことが示唆される。有効性に関しては抗うつ薬は治療をまったく受けない場合と比べて急性期の大うつ病エピソードに対して有効で，血中濃度が治療的に有効レベルにあるリチウム単独治療と同等の効果がある。長期の予防に関しては抗うつ薬は全体としては有効ではない。ただし，患者のおおよそ 15％～40％では，長期の抗うつ薬による治療が有益である*。

　安全性に関しては，抗うつ薬は双極性障害患者の約 20％～50％で急性の躁病エピソードを引き起こすが，Ⅱ型よりもⅠ型の患者でリスクが高いと思われる。長期の抗うつ薬による投与は気分の不安定化を引き起こし，双極性障害患者の約 25％～40％において病気の経過を悪化させる。

　抗うつ薬は双極性障害の治療においても一定の役割を果たしているが，抗うつ薬が有用なごく少数の患者を見出すとともに，抗うつ薬の投与が有

害となる恐れがある少数の患者を避ける特別な注意を払う必要がある。それと同時に予防効果がないことから，長期の治療において抗うつ薬を広く用いることは容認されるものではない。

＊（訳注）双極うつ病急性期に対する抗うつ薬の有用性に関しては，有名な STEP-BD 試験で検討されている。これはサックスら（Sachs et al, 2007）が実施した全26週間のRCTで，気分安定薬（リチウムかカルバマゼピン，バルプロ酸，非定型抗精神薬）に抗うつ薬（この場合はパロキセチンかブプロピオンかプラセボ）を併用したもので，16週目に評価が行われている。その結果，持続的回復（8週間連続して正常気分が持続）の割合は両群間で有意差がない一方で，治療に伴う感情のスイッチ（治療早期の躁や軽躁病へのスイッチ）の率にも有意差がなかった。長期投与の安全性に関しては，ガミー（Ghaemi et al, 2010）により検討が行われている。これは急性期に気分安定薬に抗うつ薬を併用し，正常気分が2カ月以上持続した70例を，オープンでランダムに抗うつ薬中止群と継続群に分けて1～3年経過を追ったものである。その結果，抗うつ薬継続群では，うつ症状が軽く，うつ病相の再燃が軽度遅れる傾向があったが，躁症状の増加はなかった。ただし急速交代型の患者では3倍うつ病相が多くなったことが報告されている。

Sachs GS, Nierenberg AA, Calabrese JR, et al.：Effectiveness of adjunctive antidepressant treatment for bipolar depression. N Engl J Med 356：1711-1722, 2007

Ghaemi SN, Ostacher MM, El-Mallakh RS, et al.：Antidepressant discontinuation in bipolar depression：a Systematic Treatment Enhancement Program for Bipolar Disorder (STEP-BD) randomized clinical trial of long-term effectiveness and safety. J Clin Psychiatry 71：372-80, 2010

第8章

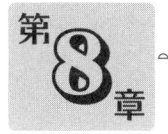

双極うつ病に対する抗精神病薬

リフ・S・エル-マラーク, M.D.

　抗精神病薬は双極性障害に対して最も頻繁に用いられている薬剤のひとつである。病院を退院した双極性障害患者を対象とした研究では,患者の47％～90％が抗精神病薬単独ないしは気分安定薬との併用で処方されていた[4,14]。抗精神病薬は外来治療でも患者の60％～89％に対して6カ月以上継続されていた[4,8,17]。
　第1世代の抗精神病薬はうつ病やうつ病様の臨床像を生じるとこれまで考えられていたため,第2世代の新規抗精神病薬が導入されるまでは,抗精神病薬は双極うつ病に関しては重要な治療的役割を果たさないと考えられていた。

抑うつ惹起薬としての抗精神病薬

　第1世代の抗精神病薬の抑うつ惹起作用は長期の再発予防研究において最も明らかである。アールフォルスら[1]は予防効果が不十分（66例）,コンプライアンス不良（33例）,やっかいな副作用（70例）または副作用に対する恐怖（22例）などが理由で,リチウムによる治療からデカン酸フルペンチキソールに切り替えた患者93例を対象とした研究について報告している。双極性の患者は85人だけで,残りは単極うつ病であった。14カ月以上の前向き研究のデータと,研究に参加する前2年間にわたる患者

の後方視的な疾患のデータとが比較された。フルペンチキソールが用いられたのは，単極うつ病に対して抗うつ作用を有することが以前に報告されていたからであるが[3, 9]，それにもかかわらず患者はうつ病エピソードの数が増加した（フルペンチキソール投与中は年間0.72±0.09回のうつ病エピソードであったのに対して，研究前は年間0.47±0.07回のうつ病エピソード，$P<0.05$）。85例の双極性障害の患者では，躁病エピソードの有意な減少がみられたが（研究中は年間0.26±0.06回の躁病エピソードであったのに対して，研究前は年間0.47±0.07回の躁病エピソード，$P<0.01$），うつ病相のほうが長く続く傾向があるため，うつ状態で過ごす時間の割合は有意に増加した（研究の前は12±2％であったのに対してフルペンチキソール投与中は20±3％，$P<0.05$，ウィルコクソンの符号付順位和検定）。一方，躁ないしはうつ状態で過ごす時間の割合は，研究前が21±2％，研究中は26±3％であったのが29％と増加したが，有意ではなかった。エピソードの総回数に関しては，研究前が年間0.95±0.10回であったのに対して，研究中は年間0.97±0.10回と有意差はなかった。

同様に，ホワイトら[19]は，リチウムないしカルバマゼピンに十分な反応がなかった双極性障害の患者16人を対象に，抗精神病薬のデポ剤を用いたミラー・デザインの研究を実施した。これらの被験者にデカン酸ハロペリドールを投与し，44.4カ月間前向きに追跡調査を行ったところ，後方視的に調査した抗精神病薬のデポ剤投与前の44.4カ月間と比較して，躁病エピソードが有意に減少した。抗精神病薬デポ剤投与前にはエピソードが年間1.25±0.81回だったのが，デカン酸ハロペリドール投与中は年間0.51±0.6回に減少した（$P<0.01$）。また躁状態で過ごす時間の割合も15.4±11.8％から7.0±10.6％へと減少した（$P<0.01$）。うつ病エピソードの回数は年間0.12±0.25回から0.15±0.21回へと有意差がなく，うつ状態で過ごす時間の割合も，2.8±6.7％から4.7±10.3％と，有意な増加は認められなかった。

リチウムかバルプロ酸，あるいはカルバマゼピンなどの気分安定薬にペルフェナジンを併用して，躁病エピソードが安定した37人の双極性障害患者を対象とした6カ月間の研究では，被験者はペルフェナジンを続けるか，あるいはプラセボに置き換えるかのいずれかにランダムに割り付けら

れた[20]）。ペルフェナジンを続けた患者では，気分安定薬だけを投与されていた患者と比較して，うつ病の再発や診断基準を満たさないうつ症状または不快気分を経験する可能性が高かった[20]）。

これとは対照的に，リトルジョンら[7]は 抗精神病薬のデポ剤を投与されている双極性障害患者18人の診療記録を，利用可能なデータを用いて検証した。デポ剤なしで過ごした平均持続期間（ただし経口で抗精神病薬は服用していた例はある）は8.2年間，デポ剤を投与されていた期間は6.3年間であった。デポ剤の投与は，入院回数の減少（入院回数が年間1.2回から0.2回へ，$P<0.001$），病院で過ごす総時間数の減少（年間11.4週から1.5週へ，$P<0.001$），躁病および混合性，うつ病性の各エピソード回数の減少（躁病エピソードは9.1回から1.0回へ，$P<0.001$，混合状態のエピソードは1.0回から0回へ，$P<0.01$，うつ病エピソードは1.4回から0.2回へ，$P<0.5$）と関連していた。

第1世代抗精神病薬には，うつ病エピソードに対する作用に加えて，うつ病様の臨床像を惹起すると一般的には考えられている。ほとんどの第1世代の薬剤は強力なドーパミンD_2受容体阻害能を有している。これにより動機づけや快感の喪失，動作緩慢が生じるが，これらのいずれもが患者自身が大うつ病エピソードの診断基準を満たしていない場合でも，うつ病のように見える。

抗うつ薬としての抗精神病薬

第2世代の抗精神病薬はD_2受容体阻害作用は比較的弱いが，顕著なセロトニン$5-HT_{2A}$受容体阻害作用を有している。第2世代抗精神病薬の導入により，これらの薬剤が明らかな抑うつ惹起作用を示さず，双極性障害に対して有効なことが示唆されるが，これについては急性躁病を対象とした第2世代抗精神病薬の短期のプラセボ比較対照試験のいくつかで，遠まわしに述べられている[5, 6, 10, 12, 13]。これらの研究のいずれにおいても，うつ病評価尺度が測定されたが，すべての試験において躁病ないし混合性躁病患者における抑うつ症状が低下した。もっとも，躁病における抑うつ症状というのはうつ病によるものではないので，これらの薬剤が抗うつ作用

を有しているのかどうかという問題に関しては，うつ病相の双極性障害患者を対象としたランダム化試験で検討する必要がある。

オランザピンは双極うつ病患者を対象にして最も広範囲にわたって研究されてきた薬剤である。750人近い双極Ⅰ型うつ病患者を対象にした二重盲検プラセボ比較対照研究で，オランザピン単独治療群ではプラセボ群と比較して，Montgomery Asbergうつ病評価尺度（MADRS）において統計学的に有意に減少したが[15]，プラセボとの差は，わずか3ポイントであり，睡眠と食欲の改善がその主な理由であった[15]。ここで観察された統計学的な差はオランザピンの副作用である鎮静作用と食欲増進によるものであり，統計学的に有意な差となったのはサンプルの大きさが非常に大きかったためであるが，さらに重要なのは4週間にわたる研究期間中に，オランザピンによりうつ病が悪化することがなかった点である。

オランザピンをフルオキセチンと併用した場合，双極性障害だけに特有の相乗的な抗うつ作用があることが示唆され，こうした見解は2つの薬の合剤の商品名であるシンビアックスでも強調されている。米国食品医薬品局（FDA）は，最近，単独のプラセボ比較対照研究の結果[15]に基づいて，急性期の双極うつ病に対してこの合剤を承認した。オランザピンとフルオキセチンの合剤（OFC）が有意な抗うつ作用を有することは明らかではあるが，観察された効果サイズは単極うつ病の場合にセロトニン再取り込み阻害薬の単独投与で観察されたもの（たとえば文献11）と違いはない。とはいえこの合剤ではフルオキセチンの単独投与によって引き起こされる躁病の誘発が実際に減る[15]。

OFCの長期投与の研究も行われているが，その結果の学会発表や論文公表はされていない。オランザピン単独の長期投与についての研究は行われている。リチウムかバルプロ酸の単独治療で回復した患者に対してオランザピンを上乗せした場合，DSM基準を満たす躁やうつの病相に関しては有意ではなかったが，評価尺度のスコアによる症状レベルでの再発に関しては，気分安定薬単独の場合と比べて18ヵ月以上有意に遅延させた[16]。

クエチアピンについても，双極うつ病を対象にして二重盲検プラセボ比較対照研究で検討されている[2]。この研究では多数の双極うつ病患者が調べられており，542例中360人が双極Ⅰ型で，182人は双極Ⅱ型であった。

研究の期間は8週間で，1日300 mgか，600 mgのクエチアピンの投与により，MADRSと17項目のハミルトンうつ病評価尺度の両方が有意に低下した。効果サイズは300 mgでは約0.67，600 mgでは約0.81で，プラセボとの差は抗うつ薬で一般的にみられるよりも若干よい。MADRS項目の解析により，食欲を除いたすべての項目がプラセボと比較して改善したことが明らかになったが，長期的な効果については研究されていない。

双極II型患者を対象としたオープンの6ヵ月間の研究では，14人の患者がリスペリドン単独の治療を受け，30人が気分安定薬との併用でリスペリドンが投与された。その結果リスペリドンの投与により，軽躁の発症率は4％，すなわち2人の患者に2回のエピソードと非常に低く，うつ病の再発率も12％，すなわち9人の患者にそれぞれ1回のエピソードとかなり低かった[18]。

まとめ

第1世代の抗精神病薬と第2世代の抗精神病薬では実際に違いがあるようであり，第1世代の薬剤を長期間にわたって投与されている双極性障害の患者ではうつ病相と抑うつ症状の両方が増加する。第2世代の薬剤はこうした点に関しては良性であり，実際に急性と長期のいずれにおいても抑うつ症状とうつ病相を減少させる。これらの薬剤の単独治療で急性期のうつ病を十分にコントロールしたり，うつ病相の再発を予防するのは難しい。こうした作用をオランザピンとクエチアピンは実際に有していると考えられ，クラスに共通した効果といえるかもしれないが，こうした予備的な観察結果を確かめるためにはさらに研究が必要である。

第9章

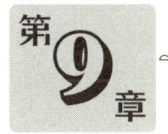

双極うつ病に対する新しい治療

ジョセフ・レビン, M.D.
ジュリア・アップルバウム, M.D.
ロバート・H・ベルメーカ, M.D.

　最善の治療センターであっても，現在，双極性障害に対する治療は多剤投与が特徴となっているが[45]，これは患者の多くが多剤投与でないと安定させられないからである。258人の双極性障害患者を前方視的に追跡調査したスタンリー財団双極性障害ネットワークによる研究で，ポストら[62]は，これらの患者のうち3分の2が治療を受けていたにもかかわらず，かなり病的な状態が続いており，4分の1は9カ月以上にわたって症状が残った状態であることを指摘している。患者が抑うつ状態にある頻度は，躁状態である頻度の3倍であった。これらの患者では，患者一人につき平均して4.4種類の向精神薬が使用されており，多剤併用療法による治療を受けていた[62]。双極性障害患者の治療における多剤投与の傾向は，レビンら[47]によっても報告されている。彼らは双極性障害患者の50％近くが3種類以上の向精神薬を投与されていることを見出したが，人口統計学的特徴が処方パターンに与える影響は極めて小さかった。

　このような状況から，双極性障害の治療において新しいアプローチが必要になる。特にこれらの患者がうつ病相で過ごす期間を考慮した新たなアプローチと治療方法が求められている。本章では双極うつ病のさまざまな新しい治療法に関するデータを示すとともに，電気けいれん療法

（ECT）についても再検討してみたい。

非定型抗精神病薬

　定型抗精神病薬を双極性障害患者の長期維持治療に用いると，うつ病をより重篤化し，うつ病エピソードの頻度を増すことが指摘されてきた[38, 44]。もっとも，1950年代や1960年代の古い文献では，これらの薬剤には抗うつ作用がある可能性が示唆されている[8]。さらに定型抗精神病薬には，錐体外路系の副作用や遅発性ジスキネジアなどの苦痛な副作用があるのも特徴である[34]。

　さまざまな非定型抗精神病薬が，上乗せによる増強療法で用いると，難治性うつ病に対し有益な効果を示すことが繰り返し実証されてきた[7, 40, 49]。単極うつ病に対する治療は通常，双極うつ病に対しても効果的であることから，双極うつ病の研究者の非定型抗精神病薬に対する関心が高くなっている。1990年代以降予備的な研究データから不機嫌性躁病や混合性躁病の治療に非定型抗精神病薬が有用なことが示唆されている。すなわちクロザピン[50]やリスペリドン[83]，およびオランザピン[95]を用いたオープン研究で，不機嫌性躁病に対し多少とも有益な効果があることが報告されている（第8章「双極うつ病に対する抗精神病薬」を参照）。

クロザピン

　クロザピンは躁病の不機嫌性症状成分に多少効果があることが報告されているが[78]，抗うつ効果を有しているのかは明らかではない。クロザピンを用いる場合，無顆粒球症が1％～2％の割合で出現するため，週1回のモニタリングが必要となるため，難治性患者のために残しておくべきである。

リスペリドン

　双極性障害の躁状態患者を対象にしたオープン試験では，リスペリドン

を用いた治療により，投与前と比較してうつ病のスコアが有意に低下した。2001年から2003年にかけて，躁病や混合性躁病，双極うつ病を呈している双極性障害患者を対象にしたリスペリドンの4つのオープンラベルでの研究が行われている[52, 84, 85, 90]。評価尺度としてはハミルトンうつ病評価尺度（Ham-D）かMontgomery Asbergうつ病評価尺度（MADRS）が用いられ，リスペリドンは気分安定薬による治療に上乗せされた。これらの研究では3～6カ月間でリスペリドンの効果が検討されたが，双極性障害躁病相の患者でHam-DないしMADRSの得点が投与開始前と比べて5～12ポイント低下したことが示されている。

オランザピン

ビエタら[86]は双極I型と双極II型の患者23例を対象として，オランザピンを用いたオープン試験を実施している。対象となったのは頻回の再発や，診断基準を満たさない程度の残遺症状を示し，リチウムやバルプロ酸，カルバマゼピンといった気分安定薬に十分な反応を示さなかった患者で，治療は研究の期間中維持された。最終観察の引き延ばし補完法（LOCF）による解析の結果，オランザピン投与後は躁病とうつ病の両方の症状に対する臨床全般印象度（CGI）スコアが有意に低下し改善した。

オランザピンが単独あるいは気分安定薬への上乗せ治療として投与された場合，双極性障害躁病相の患者における抑うつ尺度のスコアの低下が，プラセボと比較して有意に大きかった[81, 82]。サンガーら[69]は，オランザピンの二重盲検試験後の49週間のオープンラベルでの延長試験に参加した113人の双極性障害患者を追跡調査した。これらの患者ではオランザピンの抗躁効果ばかりでなく，21項目のハミルトンうつ病評価尺度のスコアで有意な改善がみられた。ベイカーら[5]は，顕著な抑うつ症状を有している急性の躁病患者86例の抑うつスコアに注目して，2つのよく似たプラセボ対照試験246例について解析を行った。オランザピンは躁病相中にみられる躁病とうつ病の症状両方に効果を発揮し，広いスペクトラムの効果を有していることが実証されたが，躁病相中にみられる抑うつ症状は双極うつ病でみられるものと同じである可能性を忘れてはならない。躁状態を

伴わない双極うつ病患者に対する治療法としてのオランザピンの効果を，検討することが特に重要である。

双極Ⅰ型うつ病の治療におけるオランザピンとオランザピン-フルオキセチン合剤

トーエンら[82]はMADRSスコアが少なくとも20ポイントの成人の双極Ⅰ型うつ病患者833人を対象とした，8週間の二重盲検ランダム化多施設比較対照試験を実施した。患者はプラセボ（377例）か，オランザピン1日5～20 mg（370例），あるいはオランザピンとフルオキセチンの合剤（OFC）で各々1日6 mgと25 mg, 6 mgと50 mg, 12 mgと50 mg（86例）にランダムに割り付けられた。オランザピンはプラセボよりも有効であることが明らかになったが，効果サイズは小さく，臨床的に有意なものではなかった。OFCは双極Ⅰ型うつ病の治療において，オランザピン単独やプラセボよりも有効であり，短い試験期間ではあったが，躁症状出現のリスクが増さないことが明らかになった。シーら[72]は，これらの治療が健康関連の生活の質に与える影響を調べるために，前述の試験結果を解析した。その結果オランザピン単独ないしOFCを8週間投与されていた双極うつ病患者では，プラセボを投与されていた患者よりも，健康関連の生活の質がより大きく改善していた。さらにOFCによる治療ではオランザピン単剤よりも，健康関連の生活の質の改善度が高かった*。

リスペリドンとオランザピンの比較

マッキンタイアら[51]はオープンデザインで双極Ⅰ型と双極Ⅱ型の患者21人を対象にして，リチウムかバルプロ酸への上乗せ投与で，オランザピンとリスペリドンの効果を比較した。抑うつ症状の評価法としてハミルトンうつ病評価尺度のスコアが用いられたが，両群ともにハミルトンうつ

＊（訳注）オランザピンとフルオキセチンの合剤は，各々3/25, 6/25, 6/50, 12/25, 12/50のmgを含有する5種類があり，双極うつ病の急性期に関しては，NNTが4という高い有効性を示し，FDAの承認を受けている。しかし，体重増加や糖尿病惹起のリスクも高く，特に長期投与の安全性に関しては問題がある。またオランザピンと他のSSRIの併用の有用性に関するエビデンスはない。

病評価尺度のスコアの有意な低下が認められ，両群間に有意差は認められなかった。

クエチアピン

カラブリースら[13]は，二重盲検でクエチアピン単独かプラセボが8週間投与された，双極I型うつ病の患者360人と双極II型うつ病の患者182人を対象とした臨床試験の結果について報告している。クエチアピンが1日300 mgないし600 mgを投与されていた患者の反応率は，それぞれ57.6％と58.2％で，プラセボの36.1％よりも有意に高く，単極うつ病に対する抗うつ薬の効果と比べても，わずかに小さいだけであった。寛解率（MADRSのスコアが12以下として定義）に関しても，プラセボが投与された患者の28.4％と比較して，クエチアピンで治療された患者では52.9％と有意に高かった。第1週目からプラセボとの差が認められ，8週間の試験期間すべてにおいて有意に高かった[13]。

気分安定薬単独では十分な効果が認められない双極性障害と統合失調感情障害の患者の治療におけるクエチアピンの効果と忍容性を評価するために，オープンラベルの12週間の後ろ向き研究が実施され，これらの患者において，抑うつ症状の有意な改善を含めた全体的な改善が認められたことが報告されている[67]。

アルタムラら[1]は，双極性障害患者28人を対象とした，クエチアピンのオープンラベルでの上乗せ試験の結果を報告している。患者には可変用量でクエチアピンか古典的な気分安定薬が12ヵ月間投与された。両群の患者ともに，躁症状と抑うつ症状の改善がみられた。

ソコルスキーとデンソン[73]は，リチウムかバルプロ酸に対して部分的にしか反応しない双極性障害患者に，クエチアピンを上乗せしたところ，クエチアピンによる効果の増強が認められ，躁症状と抑うつ症状のいずれもが，臨床家の評価による双極性障害重症度スコア（CGI-BP）で有意な改善がみられた*。

ジプラシドン

ジプラシドンに関しては比較対照試験のデータはこれまでまったく発表されていない。ジプラシドンはノルアドレナリンとセロトニンの再取り込みを阻害することが報告されている非定型抗精神病薬であり[70]，パパコスタスら[58]はジプラシドンが選択的セロトニン再取り込み阻害薬（SSRI）抵抗性の大うつ病においてSSRIの効果を増強する可能性があると報告している。

まとめ

予備的研究からは非定型抗精神病薬が双極うつ病に対し，何らかの効果を有していることが示唆される。ほとんどの研究が比較対照試験ではなく，混合状態の双極性障害患者の抑うつ症状に対する非定型抗精神病薬の効果を検討したものであった。しかし，うつ病に対して定型抗精神病薬が明らかな効果を有しているのに，錐体外路症状と遅発性ジスキネジアのために臨床的には用いることが難しいことを考慮すると，今後はうつ病治療における非定型抗精神病薬の有用性がますます高まるものと思われる。もしそうなれば，統合失調症と感情障害との間の伝統的な診断の境界線があいまいになり，治療においても躁病と混合状態，うつ病の連続性が生じてくることになる。

＊（訳注）クエチアピンは，双極Ⅰ型とⅡ型の患者を含む大規模な臨床試験で，NNT（治療必要数）6の有効性を示し，欧米では急性期治療の第一選択薬となっているが，わが国では適応外である。これはプラセボと比較した2つの試験の他に，リチウムと比較した試験（Young et al, 2008）と，パロキセチンと比較した試験（McElroy et al, 2008）で，いずれも8週目で約70％という高い反応率と寛解率を示している。両試験で，リチウムとパロキセチンはプラセボと有意差がなかった。またクエチアピンは1日300 mgと600 mgが用いられたが，有意差はなかった。

Young AH, McElroy SL, Bauer M, et al.：A double-blind, placebo-controlled study of quetiapine and lithium monotherapy in adults in the acute phase of bipolar depression (EMBOLDEN I). J Clin Psychiatry 71：150-62, 2010

McElroy SL, Weisler RH, Chang W, et al.：A double-blind, placebo-controlled study of quetiapine and paroxetine as monotherapy in adults with bipolar depressioin (EMBOLDEN II). J Clin Psychiatry 71：163-174, 2010

電気けいれん療法

　電気けいれん療法（ECT）は，双極うつ病に対する効果的な治療法である[94]。ECTが単極うつ病よりも双極うつ病に対して効果的であるかどうかについて，何人かの研究者が検討している。ペリスとデリア[61]の報告を除くと，単極うつ病よりも双極うつ病に，より有効という結果は見出されてはいない。クコプロスら[44]は三環系抗うつ薬とは対照的に，ECTが双極性障害の経過の加速化を誘発しないことを指摘しているが，彼らの報告では患者の39％がECTによる治療中に躁転していた。

　スリスラパノンら[74]は双極うつ病に対するECT治療についての文献のレビューを行い，単極うつ病と双極うつ病の区別をしていない研究が多いにもかかわらず，報告者の多くがECTが双極うつ病の有力な治療法であると結論つけていることを指摘している。

　チアッパレリら[17]は薬物療法に反応しない混合性躁病と双極うつ病の患者に対するECTについての研究を発表している。研究に含められたのはECTによる治療に連続的に割り付けられた，混合性躁病患者41人と双極うつ病患者23人で，MADRS，簡易精神症状評価尺度（BPRS）および臨床全般印象度重症度尺度（CGI-S）を用いて評価された。評価はECTセッション開始の前日と3回目のECTの完了48時間後，および最後のECTの1週間後に行われた。両群とも同じ回数のECTを受けたが，ECT治療により，混合性躁病患者と双極うつ病患者の両方において，症状が著しく減少した。混合性躁病群のほうが，自殺念慮が大きく減少しただけでなく，反応も速く，より顕著な反応を示した。ECTに対する反応には妄想の有無は影響しなかった。

　グランハウスら[30]も薬物療法に反応しない混合性躁病と双極うつ病の患者に対するECTの有効性について報告している。混合性躁病の患者は41人，双極うつ病の患者は23人で，ECTにより両方の患者群とも症状の著しい減少が認められた。

　興味深いことにECTにより躁病が誘発されることがある。ECTによって誘発された躁病が，ECTを継続したり，通電のパラメーターを変更

経頭蓋磁気刺激法

　経頭蓋磁気刺激法（TMS）は，意識が保たれている人間の脳内のニューロンを刺激する新しい方法として研究されている[31]。皮質磁気刺激が運動領に加えられると，反対側の運動が誘発される[31]。言語野に刺激が与えられると発語の停止が誘発される[59]。磁気刺激法は長年診断目的で神経内科で用いられている。

　比較的最近になって，最大60 Hz（ヘルツ）の周波数で通電可能な刺激装置が開発されたことにより，認知行動科学の領域におけるTMSの応用範囲が大きく広がった。刺激の周波数と強度および持続時間によるが，反復TMS（rTMS）によって特定の皮質領域の機能を一時的に遮断ないし阻害することも，刺激した皮質構造の興奮性を高めることも可能である。前頭葉のような脳の領域全体に刺激を与えることで，精神医学の分野においても治療的に価値のある情動の変化を導くことが可能であることが提唱されている[10]。非対照研究[29]と対照研究[26,60]で，TMS特に左前頭前野の高頻度刺激の抗うつ効果が報告されている。2つの独立した対照研究の健常対照群において，TMSは脳の左右に特有の気分変化を引き起こすことが報告されている[60]。精神医学的には健常な志願者を対象とした研究からは，逆に左前頭前野の刺激で悲しみが増大し，右前頭前野の刺激で幸せが増大することが示されている[60]。

　多くの研究が単極うつ病に対するTMSの効果と安全性の評価に焦点を当ててきたが，双極うつ病を対象にして行われた研究は非常に少ない。ナハスら[55]は双極性感情障害の抑うつ症状の治療におけるTMSの安全性と実用可能性および有効性の判定に焦点を当て，左前頭前野のrTMSの研究を行った。患者は23人で，毎日左前頭前野のrTMS（5 Hz，運動閾値の110％で8秒間の刺激を，間に22秒間の休止を入れながら全体で20分行う）か，それともプラセボ（見せかけのrTMS）のどちらかを，2週間にわたり毎朝受けるようランダムに割り付けられた。2つのグループ間

で反応者数に統計学的に有意な差はなかったが，処置後に毎日行われた自覚的気分評価では，見せかけのrTMSと比較して，刺激効力のあるrTMSでは改善傾向が認められた。この試験的研究からは左前頭前野のrTMSが双極うつ病患者に対して安全で，薬物療法を受けている患者であれば躁病誘発のリスクは小さいことが示された。

双極うつ病患者20人を対象にした比較対照研究がドルバーグら[20]によって行われている。10人の患者が20セッションの左前頭前野のrTMSによる治療を受け，残り10人は10セッションの見せかけのTMSのあと20セッションのrTMSを受けた。刺激効力のあるrTMSは見せかけのTMSよりも有意に優れており，改善は2週間後に最も顕著であった。さらに刺激が2週間追加されたが，それ以上の改善はみられなかった。

タマスら[79]は左側の低頻度rTMSの予備的研究を行っている。1Hz以下の低頻度右側rTMSは単極うつ病に対し有効である。研究の対象となった患者は5人だけで，しかもランダム割り付けのために見せかけの低頻度rTMSを受けた患者は1人だけであった。運動閾値95％で，右前頭前野背外側部への連続刺激100回が毎週2回行われたが，4週目の終わりにおいてもまったく差がなかった。しかし治療の2週間後には，実際の刺激とプラセボ刺激との間に11ポイントの差があり，TMSを受けた患者では13ポイントの改善がみられた。

rTMSによる治療後に出現した躁病エピソードの症例報告が，いくつか出されている[19, 25, 68]。これらの研究では参加者の総数が少ないため追加の研究が必要である。さらに右側の前頭前野の低頻度TMSの効果についても調べる必要がある。

迷走神経刺激

迷走神経刺激（VNS）は，頸部下部の左迷走神経の周りに巻いた電極に，ペースメーカーに似た装置を取り付ける興味深い方法である[63]。迷走神経の周期的な刺激により，脳の複数の領域における機能的活動が変化する[14]。

ラッシュら[64]は治療抵抗性うつ病を対象としたVNSのランダム化，見

せかけ刺激対照研究を報告している。被験者は大うつ病性障害が210人，双極うつ病が25人で，2週間の外科的処置の回復期間後，VNSと見せかけの刺激が10週間にわたって行われた。研究終了時には，主要なアウトカムの評価であるハミルトンうつ病評価尺度に有意差はなかったが，抑うつ症状自己報告調査票（IDS-SR$_{30}$）によって評価された自覚的改善は，見せかけ刺激群では7.3％であったのに対して，実刺激群では17％の反応率で有意に高かった（$P=0.03$）[64]。これらの患者はその後12ヵ月間オープンで刺激効力のあるVNSを受けたが（大うつ病185人，双極うつ病20人），27.2％が寛解に達した（ハミルトンうつ病評価尺度のスコアで9以下として定義）[65]。層別解析をするには双極性障害の患者数が十分ではなかった。3人の患者が気分のスイッチを示した。2人の双極性患者ではそのエピソードが軽症であったため，外来での管理で自然に消退した。3番目の患者は単極うつ病と診断されていたが，2ヵ月間の入院を必要とする躁のエピソードがあった。3例とも迷走神経刺激を一時中断したが，エピソード消退後には刺激が再開された[65]。このほかにも難治性てんかんに対して行ったVNS後に出現した軽躁の例も以前に報告されている[43]。それ以外にはVNS後の躁病や軽躁病の例は報告されていない。

　ジョージら[27]は，双極性の患者を含まない難治性の大うつ病患者を対象にして，通常の治療を行った124例と通常の治療にVNSを加えた治療を行った205例について比較している。12ヵ月の終了時点で，ハミルトンうつ病評価尺度による定義で寛解に達した割合は，通常の治療だけの患者では13％であったのに対して，通常の治療にVNSを加えた患者では27％と有意に高かった（$P<0.01$）。

　ラッシュら[63]は治療抵抗性のうつ病患者に対するVNSの効果を検討している。成人の外来患者30例が10週間にわたりVNSで治療された。患者は非精神病性の治療抵抗性大うつ病が21例，現在の大うつ病エピソードが少なくとも2種類の薬物治療で改善しなかった双極Ⅰ型うつ病4例と双極Ⅱ型うつ病5例であった。治療前の28項目ハミルトンうつ病評価尺度のスコアは平均38ポイントであった。反応率（治療前より50％減少）はハミルトンうつ病評価尺度では40％，MADRSでは50％であった。顕著な社会的機能の改善を伴う症状面での反応は，現在までの長期追跡調

査の間も大部分が維持されている。

　サッケイムら[66]は治療抵抗性の大うつ病エピソードをもつ60人の患者を対象にして，VNSのオープンでの試験的研究を実施している。その目的は，1）反応率を明らかにすること，2）副作用のプロフィールを決定し，3）臨床的アウトカムの予測因子を確立することであった。試験参加者は非定型ではない非精神病性の大うつ病性障害か双極性障害の外来患者で，現在の大うつ病エピソードに対して，異なるクラスの抗うつ薬による薬物治療の試みに少なくとも2回反応しなかった患者であった。VNSによる治療は10週間続けられ，試験完了者59人（回復期間中に回復した患者が1人）の反応率は，主要評価項目である28項目のハミルトンうつ病評価尺度でみると30％，MADRSでは34％であった。最も副作用で多かったのは嗄声や声の変化で，55％でみられた。これは全般的に軽症で，出力の電流強度と関連していた。治療抵抗性の経歴からVNSのアウトカムが予測された。ECTを一度も受けたことがない患者では，反応の可能性が4倍高かった。現在の大うつ病エピソードが7種類以上の抗うつ薬を用いた適切な治療でも反応しなかった13人の患者では，VNSに反応した例は一例もなかったのに対して，残りの46人の患者の反応率は39％であった（$P=0.006$）。

　したがって，極度の抗うつ薬抵抗性を示す患者ではなくて，軽度から中等度までの抗うつ薬抵抗性を有する患者に，VNSは最も効果的と思われる。治療抵抗性のうつ病に対するVNSの役割を決定するためには，長期の治療的利益と忍容性に関するエビデンスが欠かせないと著者らは述べている[04]。

ケトン食療法

　ケトン食療法（KD）は1920年代にてんかんの治療として用いられた。KDにより身体の燃料源が炭水化物から脂肪へと変わり，ケトーシスとなり，その状態が続く。これは通常重篤な難治性のてんかんをもつ子どもに用いられる治療法で，ミオクローヌス発作や小運動発作がある人に最も効果的であることがわかっている。この療法は間代けいれん発作や複雑部分

発作をもつ人にも有効である。この食事療法は 1〜10 歳の子どもに最も効果的と思われるが，成人にも用いられている[48, 80]。

この食事療法には古典的な食事療法と中鎖脂肪酸（MCT）食事療法という大きく 2 つのタイプがある。古典的な食事療法は，脂肪対タンパク質と炭水化物の比率が 3 対 1 から 5 対 1 である。MCT 食事療法の患者は通常総カロリーの約 60 ％を MCT オイルから摂取する。この食事療法では古典的な食事療法と比べて，タンパク質と炭水化物の消費が多くなる。

てんかんに対する KD の臨床効果については報告が多いが，KD の抗てんかん作用の基礎は解明されていない。シュウォーツクロイン[71]は KD の作用メカニズムに関する理論的な背景をまとめ，次の 5 つの作用様式の可能性を示唆した。第一に，KD により脳内のエネルギー代謝が変わり，それによって脳の興奮性が変わる。第二に，KD が細胞を変化させて興奮性を低下させ，てんかん発作波を抑制する。第三に，KD により，神経伝達物質の機能とシナプス伝達に変化が生じ，それによって抑制と興奮のバランスが変化して，過剰な同期性放電を抑制する。第四に，KD により，中枢神経系の興奮性を調節するニューロモジュレーターとして作用する，多彩な循環血液中の成分が変化する。第五に，KD により，脳の細胞外環境に変化が生じ，それが興奮性と同期を抑制するというものである。

ケトン食療法と双極性障害

エル-マラークとパスキッティ[22]は，KD が双極性障害に対する効果的な治療法かもしれないことを示唆した。彼らは KD に伴うアシドーシスが，細胞内ナトリウムと細胞内遊離カルシウムを減らすのではないかと仮定した。細胞内ナトリウムと細胞内遊離カルシウムのいずれもが，エピソード中の双極性障害患者で上昇している。ところが，ヤロスラブスキーら[89]は双極性障害の女性の症例研究で，KD の有益な効果がまったくみられなかったことを報告している。この著者らは脂肪と炭水化物のタンパク質に対する比が 4 対 1 の割合で構成される KD を，細身で年齢は 49 歳の，身体的には健康であるものの，重症の治療抵抗性の急速交代型双極性障害の女性に用いた。患者は若年発症の双極性障害で，正常気分の寛解期がな

い持続的な躁うつ交代エピソードへと陥っていた。この患者はリチウムやカルバマゼピン，バルプロ酸の単独，併用のいずれにも反応しなかったため，患者とその家族および多職種のスタッフがKDによる治療に同意した。1日10 mgのオランザピンによる治療は続けられた。患者は48時間の絶食後，古典的なKDを2週間続けた。ケトン尿症も臨床的な改善も一切認められなかったため，食餌脂肪がMCTオイルに置き換えられた。1ヵ月間のKD試験の間，患者は食事制限に非常に忠実に従ったが，臨床的な改善は一切認められず，体重減少もケトン尿症もまったく認められなかった。ケトン尿症が存在せず，しかも血中のケトン体測定がされていないことから，はたしてこの患者において効果的に脳にケトン体が生じる代謝が達成されていたのか疑問である。双極性障害患者のさまざまなサブグループに対するこの治療法の実施可能性と有効性を明らかにするためには，さらに研究が必要である。

ケトン食療法の副作用

ビタミンとカルシウムおよびカルニチンの消費不足による，ビタミン欠乏と低カルシウム血症およびカルニチン欠乏が，てんかんの研究で報告されている[48]。その他の報告された副作用としては，脱水，便秘と腎臓結石や胆石による合併症などが含まれる[48]。KDを受けている成人女性では月経不順や膵炎，骨密度の低下が起こることがある[48]。KDの開始後の患者に過剰な打撲傷や小出血が増えるのは，KDによって生じた血小板機能の変化と関連している[12]。最近の研究から，KDが認知能力に何らかの有害な作用を及ぼす可能性があることも示唆されている[93]。

オメガ-3脂肪酸

オメガ-3脂肪酸は，植物や海産物に含まれる長鎖の多価不飽和脂肪酸（PUFA）である。PUFAは細胞内のセカンドメッセンジャー系に作用を及ぼす。海馬のスライス標本で，オメガ-3脂肪酸がセロトニン受容体誘発性の分裂促進因子活性化タンパク質キナーゼ（MAPK）の活性化を阻

害することが報告されている。ミルニクジョーら[53]は，試験管内と生きた細胞標本を用いた研究の結果から，セカンドメッセンジャーによって調節されているタンパク質キナーゼの阻害が，オメガ-3脂肪酸の作用部位のひとつであることを示唆している。

　ノマギュールとヒベルン[56]は，国別の比較で，海産物の消費が多いことと双極性障害の罹患率が低いこととの間に，相関があることを見出した。しかし，双極性障害の治療にPUFAを用いる研究は，単極うつ病に対する治療法としてのPUFAに関する研究よりも遅れている。現在までにオメガ-3脂肪酸が双極うつ病に対しても有用で，双極性障害において気分安定作用を示すかを調べるために，多数のオープン試験と比較対照研究が行われている。チューら[16]は双極性障害患者におけるアラキドン酸（略号20：4n-6）とドコサヘキサエン酸（DHA）（略号22：6n-3）の組成が，正常対照群と比較して有意に減少していたことを明らかにしたが，オメガ-3とオメガ-6多価不飽和脂肪酸全体としては差がなかった。

　オメガ-3脂肪酸の双極性障害再発予防について，最初に行われた最も有名な研究は，ストールら[75]によって報告されたものである。この著者らはオメガ-3脂肪酸の忍容性が良好で，疾患の短期的な経過を改善し，うつ病エピソードの発現が減少することを明らかにした。スーら[77]は，ストールら[75]の報告結果を再解析し，オメガ-3脂肪酸の有益な作用のほとんどが躁病ではなく，双極うつ病の予防効果であることを報告した。

　双極うつ病患者を対象にした研究で，フランゴーとルイス[24]は，プラセボ群と比較してオメガ-3脂肪酸投与群で改善が大きかったことを報告した（表9-1を参照）。ケックらによる2つの臨床試験，ひとつは双極性の軽躁病とうつ病の患者が対象，もうひとつは双極うつ病患者が対象のものであるが，気分安定薬に毎日エイコサペンタエン酸（EPA）を加えても，何の効果も認められなかった（ケック，フリーマン，マッケルロイらによる未発表データ，2003）（表9-1参照）。

　オッシャーら[57]は，非精神病性であるが抑うつ症状が顕著な外来の双極性障害患者を対象にして，オープンラベルでEPA 1日1.5～2gの上乗せ試験を実施した。1ヵ月間のEPA投与が完了した10人の患者のうち8人で，ハミルトンうつ病評価尺度のスコアが50％以上改善したが，この

表9-1 双極性うつ病における多価不飽和脂肪酸

研究	診断	N症例数	EPA g/日	DHA g/日	結果	デザイン
Keck et al. 2003	双極うつ病	59	6	0	効果なし	二重盲検，プラセボ比較，気分安定薬へのアドオン
Keck et al. 2003	双極（急速交代型），軽躁病，またはうつ病	62	6	0	効果なし	二重盲検，プラセボ比較，アドオン治療
Frangou et al. 2002[24]	双極うつ病	75	1または2	0	オメガ群でより大きな改善	二重盲検プラセボ対照アドオン治療
Osher et al. 2005[57]	双極うつ病	12	2	0	患者の3分の2で，最初の1カ月以内にHam-Dが50%以上低下	オープン，アドオン治療

注 DHA＝ドコサヘキサエン酸；EPA＝エイコサペンタエン酸

研究はオープンラベルのデザインで，サンプルの規模が小さいという限界がある。双極性障害を対象とした臨床試験では，オメガ-3脂肪酸の投与による躁転の報告がなかった点は期待できるが，文献には1例報告がある。これは双極性であることがわかっている患者に出現した軽躁で，おそらくはオメガ-3脂肪酸（1日2gのDHAに1日1.3gのEPAを加えたもの）を患者が自分で服用したことによるものである[42]。

双極性障害に対するPUFAの使用に関しては，多くの点が不明なままである。消化器系への影響や，魚臭い後味といった，起こりうる副作用のほかに，これらの脂肪酸の投与によって出血時間が長引くことがある。もうひとつ未回答で興味深い問題として，2つの有効成分であるEPAとDHAの関係がある。より少量の1日1～2gのEPAのほうが，少量のDHAと大量のEPAを組み合わせた場合を除くと，大量のEPAよりも効果が大きいのはなぜであろうか。また，良好な臨床的反応を得るために必要な投与期間も明らかではない。

ミオイノシトール

　ミオイノシトールは多価アルコールの一種で，脳における重要な浸透圧調節物質であり，ホスファチジルイノシトール（PI）セカンドメッセンジャーサイクル系の重要な前駆体である[6]。レビンら[46]は，二重盲検比較対照試験で単極うつ病患者にイノシトールを投与した結果を報告している。イノシトール1日12ｇかプラセボが，28人のうつ病患者に4週間投与された。ハミルトンうつ病評価尺度のスコアによる全般的な改善度は，4週目においてプラセボ群よりもイノシトール投与群のほうが有意に大きかった。血液像および腎臓や肝臓の機能には何の変化もなかった。

　PIサイクルが双極性障害において重要な役割を担っていることが示唆されている。ベリッジら[11]は，イノシトールの枯渇が双極性感情障害におけるリチウムの作用の鍵であることを明らかにした。ウィリアムズら[88]は，リチウムとバルプロ酸，カルバマゼピンという3種の気分安定薬のすべてが，感覚ニューロンの成長円錐の虚脱を阻害し，成長円錐領域を増大させることを示した。こうした作用はイノシトールの投与によって可逆的に変化することから，気分安定薬の効果にイノシトールの枯渇が関係していると考えられる。これらのデータからイノシトールの枯渇が，リチウムと同様に双極性障害の治療に役立つことが示唆される。一方，大うつ病に対するイノシトール治療の結果も期待できるものであることから，イノシトールによる治療が双極うつ病の治療にも有用な可能性が示唆される。

　チェンガッパら[15]は，双極うつ病患者24人（双極Ⅰ型が21例，双極Ⅱ型3例）を対象にして研究を行っている。これらの患者には，イノシトール12ｇか，プラセボとしてＤ-グルコースのどちらかが6週間投与されるように，ランダムに割り付けられた。効果と安全性の評価は1週間に1回行われた。リチウムやバルプロ酸，カルバマゼピンなどの気分安定薬は，研究開始時の用量に固定されたが，血中濃度は変化せず治療レベルのままであった。このうち22人が試験を完了し，イノシトールで治療された患者の50％（12例）に反応があり，投与開始前のハミルトンうつ病評価尺度のスコアから50％以上減少し，CGI尺度のスコアも著明改善ないし中

等度改善であったのに対し，プラセボが投与された患者で反応があったのは30％，10例であったが，統計学的には有意差はなかった。MADRSによる評価では，イノシトールで治療された患者の67％が，投与前のMADRSスコアから50％以上減少したのに対して，プラセボが割り付けられた患者では33％であった（$P=0.10$）。イノシトールは副作用が最小限で忍容性も良好であり，気分安定薬の血中濃度には変化がなかった。これらの試験的データからは，十分な規模のサンプルを用いた対照研究を行えば，双極うつ病に対するイノシトールの有効性を実証できる可能性が示唆された。

　エビンスら[23]は，少なくとも2週間，治療レベルのリチウムかバルプロ酸を投与されていながら発症した，双極I型ないしII型のうつ病患者を対象とした予備的データを示している。患者はイノシトールをプラセボと比較した6週間の二重盲検プラセボ対照研究に参加した。ハミルトンうつ病評価尺度とヤング躁病尺度（YMS）が1週間ごとに行われた。16人の被験者のベースラインのハミルトンうつ病評価尺度のスコアは24.6±3.6で，ランダムに割り付けられ，9人にはイノシトールが平均1日投与量として13.87±2.50gを，7人にはプラセボが投与された。反応の基準はエンドポイントのハミルトンうつ病評価尺度のスコアがベースラインスコアから50％以上減少したものとし，これを満たしたのはイノシトールを投与された被験者の33％（95％信頼区間2.3％〜63.7％）であったのに対して，プラセボによる治療を受けた被験者では0％であった（フィッシャーの正確確率検定，$P=0.09$）。ヤング躁病尺度のスコアに関しては両群とも有意な変化はなかったが，プラセボによる治療を受けた被験者の1人が躁病のために研究から脱落した。その他には深刻な有害事象は何も起きなかった。このように，2つの異なる群を対象とした2つの異なる研究から，双極うつ病に対してイノシトールがわずかな治療効果をもつことが裏づけられた。いずれの研究結果とも統計学的には有意ではなく，傾向しか認められていないが，研究の規模が非常に小さく，中等度の効果サイズがあったとしても検出力不足である。おそらく製薬会社の支援がなかったことが，これらの研究が小規模だったことの理由であろう。これらの研究の結果が一致していて，副作用がみられなかったことから，臨床家が適切な患者に

イノシトールを試みる励みにはなる。

　興味深いことに，アンテルマンら[3, 4]は，イノシトールとリチウムの両方が，ラットの脳スライスに繰り返しコカインを投与することで誘発された周期的なモノアミン放出，すなわち双極性疾患の周期性発症のモデルにおいて，この周期的放出を減らす効果があることを報告した。

ドーパミン作動薬

　現象学的な視点からいえば，双極うつ病は躁病の正反対のものとして現れる。双極うつ病では緩慢な活動や遅い思考作用，気分の低下がみられるのに対して，躁病では活動の亢進や速い思考作用，気分の高揚や易怒性がみられる。このように障害が二分法的に現れることは，自然界ではまれである。ヒンメルホック[33]は双極うつ病の中核には意志・発動性の抑制があり，双極うつ病と不随意運動の障害には関係があることを示唆した。パーキンソン病に有効な薬剤は，双極うつ病でも有用なことがある。そうした薬剤は主にドーパミン系に影響する薬物である。

プラミペキソール

　プラミペキソールはパーキンソン病の治療に用いられるドーパミン作動薬であるが，2つの二重盲検試験で双極うつ病に有効であると報告された[28, 92]。ザレートら[92]は，双極II型うつ病に対するプラミペキソールの効果について報告している。この著者らは，DSM-IV-TRで診断された双極II型障害でうつ病相にある患者21人を対象として，二重盲検プラセボ比較対照試験を実施した。患者には治療レベルのリチウムかバルプロ酸が投与されており，プラミペキソール（10例）かプラセボ（11例）のどちらかによる6週間の治療にランダムに割り付けられた。各群の1人を除き，残りすべての被験者が試験を完了した。治療反応（MADRSでベースラインから50％以上減少）は，プラミペキソールを投与されていた患者では60％であったのに対して，プラセボを投与されていた患者では9％で，統計学的に有意な差であった。プラミペキソールを投与されていた被験者

の一人とプラセボを投与されていた2人に軽躁症状が出現した。

ゴールドバーグら[28]は治療抵抗性の双極うつ病を対象にして気分安定薬に上乗せで、プラミペキソールのランダム化二重盲検プラセボ比較対照試験を実施した。この研究では、DSM-IV-TRの非精神病性双極性障害で、うつ病相の外来患者22人に対して、既存の気分安定薬に加えて可変用量のプラミペキソールかプラセボがランダムに割り付けられ、6週間投与された。試験を完了したのは、プラセボが投与された患者では10人中6人であったのに対して、プラミペキソールが投与された患者では12人中10人と多かった。ハミルトンうつ病評価尺度のスコアが少なくとも50％改善したのは、プラミペキソールが投与されていた患者では66％であったのに対して、プラセボが投与されていた患者では20％であった。ベースラインからの改善率の平均は、プラミペキソールが投与されていた患者では48％と、プラセボを投与されていた患者の21％よりも大きかった。プラミペキソール服用中に患者のひとりが軽躁病を発症した。

この2つの研究から、プラミペキソールが双極うつ病患者に対して抗うつ効果を有することが示唆された。こうした観察結果を確かめるためには、より大規模なランダム化対照試験が必要である。

双極うつ病における脳エネルギー代謝

うつ病と躁病という、正反対の極が現れる双極性障害を特徴づけるのは、運動性エネルギーと精神的エネルギーの消費の、低下と亢進である。このような独特の現れ方は、この障害に脳エネルギー代謝の状態の変化があることを示唆しているのであろうか。

脳は体重の約2％を占めるだけであるが、全身のブドウ糖と酸素のそれぞれ約20％と25％を消費する。神経の活動は、主に神経の亢奮に必要な細胞膜を通過するイオンと、その他の分子の能動輸送のためのエネルギー代謝に依存している。エネルギー消費は血漿と小胞膜中のNa^+/K^+-ATPアーゼとCa^{2+}-ATPアーゼで特に高い。脳のエネルギー代謝はアデノシン三リン酸（ATP）の代謝回転に反映される。ATPはエネルギーの高い分子で、2個の高エネルギーリン酸無水結合をもち、ほとんどのエネルギ

ー消費過程でエネルギーを提供している。脳内におけるその産生は，厳しく制御されている。高エネルギーのリン酸塩をもつもうひとつのエネルギーの高い分子は，クレアチンリン酸塩である。これは，クレアチンキナーゼ／クレアチンリン酸塩システムを介してアデノシン二リン酸からATPの産生を可能にする。クレアチンキナーゼ／クレアチンリン酸塩システムは，ミトコンドリアの活動を制御するはたらきもしている。

　細胞内エネルギー産生で重要な鍵となる細胞器官が，ミトコンドリアである。ミトコンドリア内の電子の流れにより，大量のエネルギーが産出される。このエネルギーは，ミトコンドリア内での酸化的リン酸化により，ATPの化学的エネルギーに変換される。神経細胞のエネルギー代謝のメカニズムはまだ完全にはわかっていない。エームズ[2]は重要な鍵となる細胞内のプロセスのエネルギー需要について，以下の比率を提唱した。栄養成長的な代謝が5％～15％，イオンチャネルを介したナトリウムの形質膜を通した流入が40％～50％，細胞内小器官からのカルシウムの流入が3％～7％，神経伝達物質の処理に10％～20％，細胞内情報伝達システムが20％～30％，軸索と樹状突起の物質輸送が5％～15％，である。イオンチャネルを介したナトリウムの形質膜を通じた流入活動を低下させたり，細胞内のセカンドメッセンジャーに影響を及ぼす物質は，エネルギー代謝に影響を及ぼす。

　PET（陽電子放射断層撮影）を用いた研究では，双極うつ病も含めた抑うつ気分の状態における血流の低下が報告されている[9, 21, 41]。PET研究では，フルオロデオキシグルコース（FDG）の取り込みが，健康な対照群と比較して，うつ病患者の前頭皮質と側頭皮質では低下し，後頭皮質では増加することが報告されているが，躁状態では逆方向の結果となるのかについては，明らかではない。SPECT（単一光子放射断層撮影）を用いた研究からは，双極性障害患者の前頭皮質と側頭皮質，特に左半球では脳血流が低下していることが示唆されている[76]。

　MRS（磁気共鳴スペクトロスコピー）は，脳の神経化学を非侵襲的に知る手段となる。大うつ病では前頭葉[87]と大脳基底核[54]で，ベータ及び全三リン酸ヌクレオシド（主にATP）が低下していることが報告されている。加藤ら[35]は，ATPではなくクレアチンリン酸（CP）が大うつ病患者

の前頭葉で低く，しかも軽症のうつ病患者よりも重症のうつ病患者のほうが低いことを報告している。これらのデータから，高リン酸エネルギー代謝産物レベルの低下と抑うつ状態に関連があることが示唆される。

　加藤ら[36]は，^{31}P-MRS を用いて，双極II型障害では脳のクレアチンリン酸が減少するが，双極I型障害では減少しないことを報告した。これは患者がうつ病状態，躁状態，および正常な気分の状態の前頭葉で見出された。加藤ら[37]はさらに，双極性障害患者の前頭葉における高エネルギーリン酸代謝の左右側性化の異常も指摘している。これは抑うつ状態における左前頭葉におけるクレアチンリン酸の低下を，位相変調 ^{31}P-MRS を用いて検出し，報告したものである。ユルデュスら[91]は，双極性障害を対象とした ^{31}P-MRS を用いた研究のメタ解析を行い，双極性障害におけるリン脂質と高エネルギーリン酸塩の変化を支持している。これらの変化は，主に抑うつ状態におけるリン酸一エステルの増加とクレアチンリン酸の減少を反映したもので，双極性障害におけるエネルギー代謝の異常を支持している。

　双極性障害において，脳の細胞内 pH が低下していることが示されているが，これは脳のエネルギー代謝が変化していることを示す状態依存性のマーカーであり，おそらくミトコンドリアの機能不全を反映していることが示唆されている。一般的には，乳酸濃度の上昇が比較的低い pH と関係している。乳酸は脳の生物エネルギー特性に関与していることも示唆されている。加藤ら[38]は，寛解状態で薬物が投与されていない患者では，細胞内の pH が低下しているのに対して，躁状態やうつ状態の患者では pH が正常だったことを報告した。浜川ら[32]は，^{31}P MRS による測定で，双極性障害では，大脳基底核と脳全体で細胞内 pH が低下していることを報告した。

　ダガーら[18]は，双極うつ病ないしは混合状態で，投薬されていない患者32人を研究し，これらの患者では，灰白質の乳酸とグルタミン，グルタミン酸，および γ-アミノ酪酸（GABA）の増加が認められた。双極性障害患者では，17項目のハミルトンうつ病評価尺度のスコアと灰質のクレアチン（クレアチンとクレアチンリン酸）の間に負の相関が認められた。これはミトコンドリアの変化によって，エネルギー代謝が酸化的代謝から

解糖へと変化したことを示唆している。

将来の治療に対する意義

　双極うつ病の治療は，将来，脳のエネルギー代謝を高めることに基づくことになるであろう。経口的に摂取したクレアチンが脳に入り，脳のクレアチンが増加することが明らかになって以来，われわれは双極うつ病に対するクレアチンの研究を行っている。

第10章 双極うつ病に対する心理的介入

フランセスク・コロム, Psy.D., M.Sc., Ph.D.
エドゥアール・ビエタ, M.D., Ph.D.

　最近5年間は，双極うつ病の再発予防治療における，薬物治療への強力な併用療法としての心理的治療の研究にとって，非常に重要な時期であった。長年にわたる憶測と根拠の乏しい時代を経て，著名な科学雑誌に発表されたいくつかの研究により，躁病やうつ病の再発防止に，いくつかの心理的アプローチが有効であることが明らかにされた。前駆症状同定の訓練[35]や，家族に焦点を当てた介入[32]，認知行動療法[28]および心理教育[7, 8]は，ランダム化された臨床試験により，まずまず以上の結果を達成した。現在では，治療ガイドラインにも，心理的介入が正常な気分の状態を維持するための標準的ツールとして含まれている[4, 21]。しかし，双極性障害の急性期における心理療法の効果に目を向けると，非常に異なるシナリオが見えてくる。すなわち心理療法は実際に，双極うつ病の急性期に対しても有効なのであろうか。いくつかの心理的介入が躁病の予防に有効なことが明らかにされているが[7, 28, 35]，新しい抗躁薬の顕著な効果を考えると，急性期の躁病患者に対しては，どのような種類の心理的治療も，治療の選択肢とはならないであろう。治療抵抗性の躁病に対しては，電気けいれん療法（ECT）以外，非薬物療法的アプローチの余地はほとんどない。ただし，双極うつ病の場合はそうではない。双極うつ病に対しては，薬物療法の補助として，実証された効果を有する個々の患者に合わせた心理面から

表 10-1 双極うつ病で心理的介入を考慮する理由

- うつ病とそう病の交代が，集中的に治療されたとしても，双極性外来患者の約3分の2で重大な問題として残っている（Post et al. 2003）[36]。
- 双極うつ病は，躁病よりも優勢な異常な感情の極であり，より大きな障害と経済的負担を引き起こす（Bowden and Krishnan 2004）[3]。
- 双極うつ病の症状は，躁病の症状よりも頻繁に生じ，長く続く。より混乱をもたらし，自殺のより大きなリスクとなる（Hirschfeld 2004）[24]。
- 一部の研究は，双極うつ病の抗うつ薬治療について，リスク・ベネフィットの面から好ましくないことを示唆している（Ghaemi et al. 2004）[18]。
- 抗うつ薬は，自殺の完遂を決定的に防ぎ，死亡率を減らすと明らかになってはいない（Ghaemi et al. 2003）[17]。
- 抗うつ薬は，気分のスイッチを誘発するリスクがあるため，重篤なケースでは使用を控えるべきである；軽症度から中程度の症例では習慣的に用いるべきではない（Ghaemi et al. 2003）[17]。これに反対の見解についてはVieta 2003[43]参照。
- 双極性患者は，対照群と比べて自己評価が有意に低い（Blairy et al. 2004）[2]。それはいくつかのタイプの心理療法によって改善が可能である。

の治療が必要なことが，多くの理由から明らかである（**表10-1**参照）。

　興味深いことに，カナダの精神科医に対して行われた調査では，双極うつ病の治療の第一選択肢として，心理療法と抗うつ薬の併用が挙げられている[41]。この研究によると，薬物治療単独で双極うつ病の治療を開始する精神科医はわずか15％にすぎなかった。精神科医の約20％は認知行動療法を選択し，選択肢として心理教育に言及したのは5％だけであった。残念ながら，同じ調査で，参加者の半数は，いわゆる折衷的な心理療法を選んでいたが，この用語は正確には定義されていないため，効果の解釈はいずれにしてもほとんど無意味なものとなる。現在，このようないわゆる折衷的アプローチに基づいた研究は皆無である。読者は，この研究が1999年以前に行われたことを心に留めておくべきで，当時は双極性障害に対する心理療法が受け入れられて，広く実践され始めたころであった。もしこの調査が今日，再び行われたならば，その結果は認知行動療法的な介入や対人関係療法といった，エビデンスに基づいたアプローチの使用を示唆していたであろう。とはいえ臨床心理士や，心理療法の専門家に対するメッセージは極めて明確である。双極うつ病の治療に特定の心理療法を選択する際，精神科医はいかなる基準も用いておらず，直観に頼っているだけに

すぎない。ここ数十年間臨床心理学の分野でランダム化臨床試験が欠落していたのも，このように直観のみに頼っていることが原因であったと容易に考えられる。言い換えれば，精神科医が，特定の症候に対して特定の心理的治療を加えることを決める際に，エビデンスに基づいた基準をいつも用いているわけではないということである。というのは，こうした基準の基礎となる，よくデザインされた研究から得られた十分なデータが存在しないからである。薬物療法の研究では，よくデザインされた研究を通してその有効性を示すことが熱心になされてきた一方で，心理療法の研究では，科学を超えた議論を通じて，臨床家らを説得することに多くの焦点が当てられてきた。ひとたび心理学者が双極性障害における心理的介入の予防効果を実証すると（例えば，文献 7，28，32），精神科医も心理的治療介入を治療の選択肢として，薬物療法のガイドラインにさえ抵抗なく含めるようになっている[21]。

　エビデンスはまだ十分ではないが，現在，双極うつ病の治療には有望なアプローチが2つある。それは認知行動療法（CBT）と対人関係・社会リズム療法（IPSRT）で，単極うつ病に対する2つの治療法の有効性はすでに明らかにされている。非精神病性の双極うつ病を治療する場合も，ほとんどの臨床家は，その真の有効性を確かめるためには明確に規定されたランダム化対照研究が必要であるにもかかわらず，これらの治療法を有効な治療戦略として受け入れている[12]。

　米国の治療ガイドラインでは，心理的介入は，気分安定薬の調整による最適化の後に行う，双極うつ病に対する第二選択の治療とされている。抗うつ薬とECTも，同レベルの第二選択の治療として位置づけられている[1]。ヨーロッパの視点からすると，このような特権的ともいえる立場を楽観視できない。というのも心理療法は，気分のスイッチのリスクを回避するという点からは，間違いなく非常に安全な治療法であるが，その治療のアウトカムについてはほとんどわかっていないからである。したがって，うつ病患者に対する安全性と効果の関係については，特に双極うつ病では自殺率が高いので，慎重に検討する必要がある。またそうすることにより，こうした意欲的な介入が正当化されることになる[43]。こうした点を考慮すれば，心理療法は抗うつ薬やECTと同等とみなすことはできない。とい

うのも治療に反応する患者の臨床的プロフィールが，各治療法で異なっているからである。たとえば急速交代型患者や抗うつ薬誘発性の躁病を呈する双極Ⅲ型での軽症ないしは中等症のうつ病症例に対して，私たちは心理療法を第一選択の上乗せ併用療法として考える。こうした患者の治療では，抗うつ薬の使用による気分のスイッチ誘発のリスクに注意が必要なことから，特に勧められる。しかし，この主張を裏づけるデータはほとんどなく，ラモトリギンが利用可能になったことで，こうした展望も多少変わるかもしれない。われわれは重症の双極うつ病治療に対する心理的介入というものを，治療アルゴリズムから排除するわけではない。抗うつ薬や気分安定薬と併用することにより，心理療法は自殺を防止し，患者が機能不全を生じる態度や行動にうまく対処できるよう助けるうえで，非常に重要な役割を担う。

前述の米国のガイドラインは，多くの臨床医の一般的な意見を反映したもので，心理療法は心理社会的誘因をもつ患者に対しては，特に有効としている。われわれの考えでは，心理的介入の適応を，人生上の有害事象が引き金となったエピソードのみにするのは，あまりに非特異的かつ限定的すぎる。その後引き続き起こるエピソードは自然発生，あるいは薬によって誘発されたものと解釈されるので，初回のうつ病エピソードだけに，心理的介入の適応が制限されることになってしまう。さらに通常躁病に続いて起こる不快気分や軽うつの治療における心理療法の有効性について，現在入手可能なデータは存在しないが，認知療法をこうした症状に対する第一選択の治療と考える研究者もいる[25]。

双極うつ病に対する認知行動療法

単極うつ病の治療における CBT の有効性に関しては，併用および単独での治療において疑いがない[26, 39, 44]。しかし，これらの結果は双極うつ病へ一般化されるべきではない。というのも両者には微妙ではあるが，この問題に関連した違いがあるからである。双極うつ病では，過眠や抑制，傾眠および無関心など主に行動症状が特徴であるのに対して，単極うつ病では自暴自棄や悲観的思考およびその他の認知面の徴候によって定義され

ている[20]。認知面の症状が双極うつ病に存在しないわけではないが，それらは単極うつ病に典型的に認められるものである。したがって行動活性化に焦点を当てた行動療法に対しては，双極うつ病のほうが反応がよい。それに対して古典的な認知療法は，単極うつ病患者により適している。このような理由から，われわれは今後ここでは CBT を *BCT*「行動認知療法」と呼ぶことにしたい。というのも双極性障害の治療においては，行動的戦略のほうが認知的戦略よりもずっと重要であり，治療法として挙げる際にも，最初にするべきであると考えるからである。

　この違いは，伝統的かつアカデミックな認知療法学派の専門家にはほとんど見逃されてきた。彼らは古典的なベックのモデルにしたがい，双極うつ病の治療を行おうとしてきたが，うまくいかなかったのである[30]。心理療法の分野では，重篤な精神障害に関し，特定の治療について何らかの学問的立場をとろうとすると，通常，それを支持する臨床的エビデンスを見出さねばならないという困難に突き当たる。というのも，モデルを習得することは，必ずしも特定の疾患を理解することを意味していないからである。基本的に，認知行動療法では，不適応的な行動と特定の認知パターンにより，精神症状が引き起こされると仮定している。治療は，論理的な話し合いや行動活性化を通して，これらのパターンを変えて，症状を改善することに焦点を当てている。双極性障害に伴う症状の原因として，認知パターンについてのこうした仮定を当てはめることに，どのような問題があるかというと，単に正しくないからである。双極うつ病では，認知パターンが情動を引き起こしているわけではなく，大部分の双極性障害患者では，認知面の変化はまったく起こっていない。変化があるとしても，それは感情の状態によって変化したとみなすべきであり，認知面の変化は，双極うつ病の原因というよりも，結果といったほうがよい。

　双極うつ病の分野で，「純粋な」認知療法と行動療法の効果を比較することは非常に興味深いが，「行動」重視の立場からすると，このような研究はほとんど不可能と思われる。なぜなら，認知というのも行動だからである。現在のところ，双極性障害に対する BCT に関する研究は非常に少なく，現在までの研究成果を補ううえで，将来どのような研究が有意義かつ有用なのか，正確にいうことはできない。

心理的介入という用語の意味に関しても，幾分曖昧な点がある。精神分析にも多様かつ非常に異なる介入があるが，認知行動療法も同様である。古典的な BCT は，双極うつ病の治療に対しては何のエビデンスもないが，急性期の双極うつ病の治療と，再発予防における上乗せの治療として，認知療法と心理教育的治療戦略，これは BCT と呼ぶことができるが，その効果について有望な研究がある[28]。双極うつ病の治療としての BCT に関する最も注目すべき研究が，スコットら[40]によって報告されている。この研究では，42 人の患者が，すぐに認知療法を受けるか，6 カ月間の待機リストに載って待った後に，認知行動療法を受けるかのどちらかに，ランダムに割り付けられた。6 カ月後，すぐに認知療法を受けた患者は，ベックのうつ病調査表（BDI）による評価で，うつ病症状の改善度が有意に大きかった。認知療法終了後 6 カ月後の時点では，症状にほんのわずかな増加があったが，有意なものではなかった。認知療法的介入の効果は，単極うつ病患者の場合よりも，双極うつ病患者の場合のほうがより複雑であることを著者らは強調しているが，薬物療法単独で双極うつ病を治療することが困難なことや，気分のスイッチのリスク，自殺率などを考慮すると，彼らが得た結果は特に有望である。同じ研究からは，診断閾値下の症状を改善するうえでの BCT の有効性も示唆される。

　いくつかの予備的研究から，双極うつ病に対する治療としての BCT の可能性が示され，ルーチンの治療手順のなかでの実践も提案されているが，これらの報告が基にしているサンプルは，一般に規模が小さい[33, 34]。こうした問題点は，双極うつ病の症状改善における BCT の有効性をみた，他の研究の結果の評価をする場合にも，大きな障害となる[46]。

　BCT は躁病後の時期の治療にも有効である[25]。軽躁病相や躁病相の後は，患者は活動性が低下し，無気力に見える。このような場合，躁病や急速交代型への移行を誘発するリスクがあるため，抗うつ薬による治療は避けるべきである[45]。疾患由来の特定の問題の治療には，自己コントロールテクニックやストレス管理，ストレス免疫訓練，ストレス曝露およびコーピングが有効なことがある。

　双極性障害の治療に有効な心理療法すべてに共通する要素は，理論的解釈が臨床経験や常識に完全に基づいているということである。最も明白な

根拠を示すことが，科学的な研究の一部であることに変わりはなく，したがってランダム化された臨床試験は不可欠であろう。しかし，すぐれた臨床家ならば，経験を通して良い診療行為とはどのようなものかを知ることができるというのも真実である。たとえば多くの臨床医は，家族に病気について十分知らせることが，患者にとってもよいことを，デービッド・ミクロヴィッツがこの主張を裏づける根拠を報告するはるか以前から知っていた[32]。同じことは心理教育や認知アプローチについても言える。患者の日課の行動修正は，おそらく臨床の現場で最も用いられることが多い実際的な治療アプローチであるが，その有効性を正式に評価することは，まったく考えられてこなかった。したがって双極うつ病患者に対し，行動活性化を促したり，睡眠時間を減らすようアドバイスしたり，運動を勧めたりするのに，BCT の専門家である必要はない。このようなことは単なる常識だからである。残念ながら，心理療法における常識の有効性に関して取り上げた論文は，ほんのわずかしかない。

　双極うつ病に対するアプローチとして，伝統的に用いられてきた行動的介入のなかでは，断眠が高い有効率を示し，40％〜75％の患者が改善している[38]。しかし，それらの患者のほとんど，すなわち 50％〜80％が，睡眠の正常化後，再発した[19]。われわれの知る限り，双極スペクトラムの患者を対象にして断眠研究したのは，ハイムらの研究[23]だけである。この研究では，高照度光線療法を受けた双極性および気分循環性障害の患者 50 人と，部分断眠を受けた双極性および気分循環性障害の患者 50 人が比較された。その結果では，高照度光線療法グループのほうが若干改善が上回っていた。残念ながら，この研究にはプラセボ群が含まれていなかったので，こうした方法論で治療のアウトカムを得ることはできない。断眠は双極うつ病の適切な治療介入とはいえないが，睡眠時間数を減らすという行動面からの治療戦略は大いに推奨される。

対人関係・社会リズム療法

　対人関係・社会リズム療法（IPSRT）というのも，用語に問題があるもうひとつの例である。対人関係療法といえば，かつてはハリー・スタッ

ク・サリバンによる力動精神医学的なアプローチが知られていた。力動精神医学的な治療法に触発されたのが，ジェラルド・クラーマンと彼のチームで[27]，彼らは新たに行動に焦点を当てた対人関係療法を定式化した。それは治療結果を簡便かつ確実に評価することが可能で，時間も限定されたものである。IPSRT はピッツバーググループ[14]によって開発されたもので，クラーマンによる対人関係療法を，双極性障害患者のニーズに合うように変更したものであるが，こうした特徴により双極性障害における心理的治療介入として望まれる標準的治療となった。単極うつ病に対するIPSRT の有効性は，広く証明されてきた[10, 11, 15]。双極うつ病に関するデータも極めて有望で，IPSRT を受けた患者は，他の治療に割り付けられた患者よりも，うつ病相の再発が少なく，うつ病からの回復も早かったうえ，閾値下の抑うつ症状も少なかった[13, 16, 31]。IPSRT は，双極性障害患者の自殺のリスクを低下させるのに有効なことが明らかにされている[37]。しかし双極うつ病の治療におけるその有効性を確立するためには，さらなる研究が早急に求められる。

中核症状および付随する問題の心理的治療

　精神科医の多くが臨床心理学に対して抱いている主な偏見のひとつは，心理療法が中核症状には効果がなく，付随する問題や発症の引き金となる要因の理解にしか役に立たず，心理的治療介入の役割は，患者を単に支持することに限られるというものである。それにもかかわらず，心理的治療介入は再発の回数といった[7, 28]，いくつかの重要な中心的状態を改善するうえでの有効性を示してきたことから，双極うつ病の場合も期待が持たれている。

付随する問題

　双極性障害に伴うことが多く，患者の生活の質を低下させるため，特別な注意を払うべき問題がいくつかある。患者は，下された診断を受け入れる際に問題に突き当たることがある。重症かつ慢性の疾患の診断を受けた

際の一般的な反応としては，否定と怒り，両価性および不安がある[20]。病気に対する自覚を高めて，治療に忠実にしたがうようにさせ，自己評価の低下という問題を避けるためには，臨床医の適切な応対が不可欠である[5, 6]。セラピストが注意深く取り組むべきもうひとつの問題は，仕事や仕事上の地位，経済的地位，および愛情関係や家族のサポートの喪失といった，現実あるいは抽象的な対象喪失による患者の喪失感や嘆きの感情である。仕事については，患者とそのパートナーの70％が，長期的に最も困難な，病気に関連した問題として挙げている[42]。仕事上の地位は患者の30％以上に影響が出ている[22]。これらの喪失にはいずれも強い罪悪感を伴う。これはある種の病識のなさによるもので，患者は自分で症状がコントロールできるのではないかという誤った期待を抱くが，薬なしでは安定した気分を維持することがまったく不可能であることに気がついたときに，欲求不満に陥る。こうした喪失感のすべてが，うつ病相では再び活性化されるため，心理教育も含めた心理療法のなかで取り組まれるべきである。抽象的な対象喪失としては，健康な自己を失ったことに対する嘆きが含まれるが，これは過度に病気にこだわる不安の強い患者に最も起こりやすい。このようなタイプの患者には，定期的な心理教育は第一選択の治療とはならない。過度に病気を気にする場合には，認知療法的アプローチが勧められる。最近，ラムら[29]によって報告されたように，失った健康な自己に対する嘆きは，双極性障害の経過を悪化させる機能不全の前提として認められる。

双極うつ病の中核症状

　双極うつ病に対する心理治療では，どのような治療であれ，無関心とエネルギーの欠如という，双極うつ病によくみられる2つの症状に対処するため，行動の活性化と日々の行動の再構築が含まれる。したがって，行動療法が適応となることが多いが，IPSRTも可能な選択のひとつとなる。非メランコリー型の双極うつ病患者の場合，心理療法から始めることは特に有用である。以前に心理教育を受けたことがあるうつ病患者の場合，この疾患の医学モデルを当然のことと考えているため，認知の変化は通常そ

れほどないことを理解しているので，セラピストによる行動療法の指示にすぐに反応を示す．

　不安の管理というのは，双極うつ病だけでなくこの疾患の他の病相にも共通する問題で，これに関してはほとんどの心理療法のプログラムには，筋肉のリラクゼーションといった行動テクニックが多少とも含まれていることは述べておく必要がある．しかし，双極うつ病の最中にみられる不安は，ほとんどがアパシーに伴う罪悪感と関連しており，こうした症状に対処するためには，認知療法的アプローチが非常に有用と思われる．

　精神疾患患者の不眠症に対する認知行動療法的なアプローチに関する研究は，ほとんどない．この分野で参考となる研究に含まれている双極性障害の患者の数は少数であるため，こうしたテクニックが双極性障害患者の治療に有用かどうかということは難しい[9]．行動療法的なテクニックで双極性障害の不眠を治療することが不可能ではないとはいえ，この問題に対処する有効な薬がある以上，それが最善の選択とは考えてはいない．

まとめ

　薬物に対するアドオンとしての心理面からの治療は，双極うつ病の治療として適切なものではあるが，こうした治療が正しいということを示すエビデンスは，現在のところごくわずかしかない．しかも，必ずしもすべての双極うつ病が心理療法に反応するわけではないことから，それが標準的選択であるべきとは考えていない．

　非メランコリー型の双極うつ病に関しては，行動認知療法（BCT）か対人関係・社会リズム療法（IPSRT）を，抗うつ薬ないしはラモトリギンへのアドオンとして含めることを勧める．以前に心理教育を受けたことがある患者に対しては，特にそうである．特定の患者に対して心理療法を始める際には，単に引き金となる心理社会的要因やパーソナリティ障害が存在するということだけを基準にすべきではない．たしかにこれら2つの基準は，心理療法に対する反応がよくないことを予測させるものではある．心理的介入は，うつ病相の中核症状の一部には効果的な治療アプローチであり，よくデザインされたランダム化臨床試験で，なんらかの有効性が明

らかとなれば，治療ガイドラインにも含められるべきであろう。

第11章 実践と研究の将来の方向性

S・ナシア・ガミー, M.D., M.P.H.
ジャックリン・サジェス, B.A.
フレデリック・K・グッドウィン, M.D.

　ごく最近までうつ病に対する新しい薬物療法は，単極うつ病に非常に多くの焦点が当てられていたが，それは大うつ病と単極うつ病が同義語のように考えられていたからである．最近まで双極性障害の治療のために開発された薬品は，いずれも抗躁薬として導入され，双極うつ病は二の次となっていた．双極性障害の患者にうつ病が生じた場合も，単極うつ病のために開発されたものと同じ抗うつ薬で治療されていたが，現在では単極うつ病よりも双極うつ病に効果的な新しい薬剤，たとえばラモトリギンやおそらくクエチアピンなどが登場したことで，双極うつ病に対する関心が高まった．双極うつ病が新たに強調されるようになったもうひとつの理由は，最近の縦断的研究によって，うつ病が双極性障害という疾病の大部分を占めることが示されたからである．この疾患ではうつ病が躁病よりもはるかに長く続き，治療も困難なうえ，死亡率の上昇とも関連しており，うつ病が双極性障害の中核なのである．

　この10年間で臨床，研究とも進歩したが，まだまだ発展の余地は大きい．本章では，今後の研究と実践が向かうべき方向のいくつかを検討してみたい．

臨床的現象学から診断的妥当性へ

　将来の研究でまず明らかにしなければならないテーマは，現在用いている分類図式の診断的妥当性である。単にうつ病自体を考慮した場合，双極性のタイプと単極性のタイプとでは異なるのであろうか。残念ながらDSM-Ⅳ-TRの構造では，双極性障害を他のすべての気分障害すなわち，うつ病性障害とは性質が異なる別個の疾患として区別している。したがって，現在のDSMのシステムでは，元来の双極性と単極性という区別は，再発性の疾患の，2つの症状を区別する方法として考えられたということが曖昧になっている。言い換えると，DSMの構造では，周期性ないしは再発性よりも，極性を優先させているため，単極性疾患のかなり一般的な変化形が再発性あるいは周期性で，双極性疾患とよく似ているという事実がわかりにくくなっている。経過と再発性に元々当てられていたクレペリンの焦点が見失われたため，研究と実践に支障をきたしている。単極性の大うつ病性障害というDSM-Ⅳ-TRの診断のもとに包含された障害が，くずかご的にあまりにも大きくなり過ぎて意味をなさなくなったように，双極Ⅰ型障害とⅡ型障害の現在の定義は，あまりにも狭過ぎる。躁うつのスペクトラムのどこに，うつ病性疾患のこれら2つの変化形の境界線を引くのが最善なのか示すには，実証的な研究が必要である。

　この目標を達成するには，妥当性の検証方法を今以上に進歩させる必要がある。たとえば，ロスコモン家族研究[27]のような，大規模なコミュニティを基盤とした家族研究が非常に必要となる。

　診断妥当性に関する研究も，気分障害の診断基準の信頼性を高めるために用いることができる。こうした信頼性の向上により，気分障害の有病率についての現在の推定にも影響が及ぶことになる。こうした推定は非専門家によって実施されるもので，DSM-Ⅲに基づいた診断面接スケジュール（Diagnostic Interview Schedule：DIS）などの手段を用いた疫学的キャッチメントエリア研究（Epidemiological Catchment Area：ECA）に実質上，基づいている。ところが臨床医によって実施された研究インタビューが，ECAのサイトのひとつで行われたDISに基づいた診断と相

関があまりなかったことは，特筆すべきであろう[4]。その後，ECA と同様の診断方法が，全米共存症調査研究でも用いられている。同じような方法を用いているが，躁病の有病率は，ECA 研究の 0.8％に対して 1.6％と 2 倍高く，単極うつ病の有病率も 17％と，ECA 研究の 8％よりもかなり高かった[30]。臨床医の研究者による，この研究のサブサンプルの再診断では，気分障害以外の精神病の診断の比率が，訓練を受けた非専門家によるインタビューによる比率よりも低いことが報告されている[29]。最近の疫学的研究でもこの問題は改善されておらず，診断妥当性に関するこれらの問題を避けている。たとえば自己報告による調査方法である，気分障害質問表（Mood Disorder Questionnaire：MDQ）を大規模に用いた場合，精神科の臨床場面[23]とは対照的に，コミュニティでの調査[24]やプライマリーケアの場面[10]では検出感度が低く，陽性反応的中率も低くなってしまうという問題に直面する。こうしたスクリーニングの手段について，将来の研究では，双極性障害の診断の正確性を向上させるために，少なくともプライマリーケアにおいては，こうした自己報告の尺度に，双極性障害発見の臨床的手がかりと家族からの情報を組み合わせた方法が，強調される必要がある。

　臨床医の間でも，必ずしも気分障害の診断についての意見が常に一致するわけではない。たとえばコミュニティにおける診断のパターンに関するわれわれの研究では，双極性障害と診断した患者のうち，前の精神科医からもその診断を受けていたのは，63％だけであった[15]。約 50％という誤診率は，精神科の臨床場面で MDQ を用いた際にも認められている[24]。こうした診断の不一致の一部は，唯一の情報源としてうつ病の患者に頼り過ぎ，患者の家族にはインタビューを行っていないことを反映している一方で，入手した情報の解釈が異なっていることを意味している。将来の研究では，気分障害におけるこのような信頼性の問題に関わる要因と，そのことが臨床研究と治療の研究にどのような意義を有するのかを，検討する必要がある。これに関連している要因としては，双極性障害の躁病相に対する病識の欠如という現象がある[14]。これは誤診を招く恐れがあることから，家族からの情報入手に加えて，研究目的に合わせた標準化が困難な，高度な面接のテクニックが必要となる。

神経生物学における進歩

　双極うつ病には，病態生理学的研究の焦点となる臨床的特徴が多数ある[21]。第一に，この疾患では複数の中枢神経系の機能が関与している。第二に，うつ病エピソードは環境に反応することが多い。第三に，感情障害に対する遺伝的脆弱性が存在する。第四に，臨床的症状の発症が遅く，通常10代か20代である。第五に，自然に回復するものの，エピソードは再発する。最後に，薬物療法に反応するまでの時間が，最初のシナプスの変化の開始後通常4～6週間というように，遅れがあるということである。この点は特に重要で，治療薬の臨床薬理学は，試験が可能な生物学的仮説すなわち薬理学的ブリッジとして，有効なロードマップのひとつとなる。

　理想的な神経生物学的仮説は，気分障害の2つの最も基本的な特徴を説明できなければならない，というのがわれわれの見解である。すなわち遺伝的脆弱性とエピソードの再発性である。これに関して，患者を対象とした生物学的研究のほとんどは，病気の状態像に関係しているのに対して，可能性のある生物学的マーカーについての研究の多く，特に臨床遺伝学的研究は，回復状態に関係している。生物学的素因の特性マーカーを正確に同定したいと望むならば，病気が発症する前に被験者を研究することが必須となる。このような試験は，リスクをもつ観察集団の縦断的調査で可能となる。

　状態と特性の区別は，どんな場合でも重要で，混乱し矛盾した報告を避けるためには欠かせない。病気の状態の最中には，副腎皮質ステロイド系の活動性の亢進といった神経内分泌の変化がみられるが，病前や回復した状態ではみられない。さらに，発病前の病理学的プロセスは，その後の回復期の最中の特性マーカーや，病気の状態に関連するプロセスとも異なっている。リスクを有する発症前の子どもと若者を対象に行う研究も，感情疾患の病因解明の補助となる。このような取り組みにより，どの神経生物学的所見が病因プロセスを反映しており，どの所見は正常な恒常性のメカニズムを反映した，二次的な病理学的影響なのかを明らかにするのに有用である[39]。

中枢神経系のイメージングの発展は，神経生物学的研究における進歩のもうひとつの刺激的な領域である。気分障害は，こうした取り組みの焦点となるという点で，統合失調症よりも遅れている。したがって，今後の神経画像研究では，気分障害にもっと焦点が当てられるべきであろう。気分障害を対象とした研究が比較的少ないため，違いがあっても統計学的な検出力不足のため，利用可能な少数のデータセットを解釈する場合，タイプIIのエラーすなわち偽陰性の可能性が高くなる。PET（陽電子放射断層撮影）のような機能的神経画像により，CT（コンピューター断層撮影）やMRI（核磁気共鳴画像法）といった構造的脳画像ではとらえられなかった微妙な病態生理学的相違が，検証され始めている[34]。最近のデータからは，単極うつ病における，抗うつ薬反応性の神経解剖学的メカニズムが示唆されている[35]が，双極うつ病においても，同様の研究が行われる必要がある。

　気分障害における将来の研究では，再発という特有の臨床的特徴に直接関わる，2つの研究の方向性が，もっと強調されるようになるべきである。第一の方向は，臨床的な再発には生物学的リズムの異常が関わっているという仮定で，特に，ウェアら[47]によって開拓された，概日サイクルの異常である。第二の方向は，気分エピソードに対する行動感作という，ポストら[39]によって広範囲にわたって提起された仮説で，気分障害の挿話性と電気的なキンドリング（燃え上がり）現象の間の類似性をとらえたものである。

　概日リズムに関する研究から，視床下部にある視交叉上核（SCN）が関わる異常が，神経伝達物質システムへの二次的な影響を通して，季節性エピソードのタイプを含む，再発性の気分障害の臨床的特徴の多くを説明できることが示唆される。24時間の昼夜サイクルに乗らないフリーランのリズムは，他の概日リズムを非同期化するため，気分に悪影響を及ぼす[47]。タウ遺伝子がないラットは，遺伝的に速い生物学的時計を有する動物のモデルであるが，これによって最近，この仮説が確認された。こうしたラットの行動的特徴は，概して双極性障害の症状に類似しているからである。生物学的時計に関する研究の将来の方向としては，気分障害全般と，特に季節性の感情障害の患者に潜在する異常を同定すべきであろう。異常

な時計の背後にある遺伝的相違がいつか同定されれば，それらの遺伝子が翻訳するタンパク質の理解へと至り，それによって気分障害に特異的な病態生理学的メカニズムが解明できる。

　再発性に関連する第二の仮説は，キンドリング現象のパラダイムである。ポストら[39]によって提起されたこの理論は，間欠性の閾値下の電気的または化学的刺激によって，大脳辺縁系における神経細胞の脱分極が次第に増強するという，生理学的発見に基づいている。このような脱分極によって，独立した永続的発作焦点が生じる可能性があるが，これは気分障害に似た行動的影響をもつ。キンドリング現象と，臨床的な再発の間の直接的な結び付きを確立することは容易ではないが，この仮説には，ひとつの理論で多くの臨床的所見を説明できる利点がある。第一に，双極性障害の初期のエピソードは，環境的ストレスがきっかけとなって起こる傾向があるのに対して，その後のエピソードは，心理社会的きっかけで起こることはそれほど多くない傾向がある。第二に，治療を受けないと，気分エピソードの重症度は時間と共に徐々に悪化していく傾向がある。第三に，気分エピソードの間隔は徐々に短くなってくる。そして第四に，小児期の大きなストレスとなる出来事が成人の気分障害の素因となる[26]。この最後の特徴は動物のデータからも支持され，幼い動物は高齢の動物と比べ感受性が高く，より低い強度でキンドリングが生じる[12]。このことから遺伝マーカーが同定されれば，早期の予防的な薬物療法すなわち抗キンドリング治療の可能性も浮上する。

遺伝学的研究の方向

　双生児研究は，疾患の遺伝的要素だけでなく，環境要因に対する方向づけも提供し始めている。ある研究では，大うつ病ないしは全般性不安障害に罹患しやすいことは，相加的な非メンデル遺伝の強い影響と，それよりもかなり弱い特定の環境的影響，すなわちハムレットの独白でいえば，不法な運命の矢弾とでもいうべきものと説明されている。メンデル的な法則の遺伝，すなわち相加的な量的パターンとは対照的な，優性あるいは劣性の質的パターンや，共有される家族環境の影響の有意な寄与は認められな

かった[28]）。この結果から，心理社会的研究は伝統的に行われている小児期や家族内の体験に集中するのではなく，現在の環境的なストレス要因に集中すべきであることが示唆される。これらの示唆に富む所見を確かめたり，反論したりするためには，さらに研究が必要である。

　このテーマについてさらに詳しく述べると，早期の心理社会的要因と成人期の精神障害の発症に関して，最も一貫して観察された関連のひとつが，小児期の親の喪失と大うつ病との相関である。この関連についての研究で，遺伝学的な情報を示すサンプルを用いているのは，私たちの知る限り，ケンドラーら[26]）だけである。彼らは，1,030人という女性双生児の大きなコホートで，そのうち57％が一卵性双生児である集団を，広範囲に研究した。遺伝的影響の要因分析をし，重回帰分析と相対的リスク分析を用いて，この集団では，親との離別か親の死のどちらか，あるいはその両方が，その子孫の大うつ病や全般性不安障害，パニック障害，恐怖症のリスクに，そこそこの影響を与えるという根拠が示された。しかし小児期早期に作用する，遺伝的要因による罹患しやすさに占める分散の割合は，全体としても小さく，1.6～4.9％の間であった。これらの成人における大うつ病に関しては，遺伝的影響が，小児期の親の喪失による早期の心理的衝撃の，おおよそ25倍重要であった。にもかかわらず，最近のストレスの大きな出来事について考慮すれば，その存在は単独で最も強力に，大うつ病を予測させるものであった。エピソードの惹起に，現在あるいは最近のストレスが重要であることから，ケンドラーらは，うつ病の発症には遺伝が本質的な役割を担っているものの，圧倒的なものではないと結論づけている。

　今後は，気分障害の遺伝的，環境的感受性の研究は，病気の経過における神経生物学的変化の進展と結び付けて行うべきである。そうすれば，なぜある治療は効果があるのに，他の治療は効果がないのかを理解し，根底にある病因と神経生物学的なメカニズムに基づいた，気分障害に特化した治療法を作ることができるようになるはずである。最近の研究は，効果や副作用の薬理遺伝学的な予測因子に目を向け始めている。たとえば，セロトニントランスポーターの遺伝子多型[41]）とカテコール O-メチル基転移酵素の低活性[38]）は，それぞれ抗うつ薬誘発性の躁病や超急速交代型と関連していた。

臨床精神薬理学における進歩

　間違いなく双極うつ病の治療における最大かつ実際的な進歩は，抑うつ症状に対して卓越した長期的有用性を有する気分安定薬であるラモトリギンが開発されたことであった[6]。ラモトリギンには，スティーブンス・ジョンソン症候群のリスクが小さいながらも現実にあるが，概して忍容性も良好なことや，他の気分安定薬にはうつ病に対する効果がわずかしかなく副作用もかなり多いこと，抗うつ薬が副作用の多さに加えて長期の不安定化のリスクを有することなどから，患者にそれらに代わる治療法を提供することになる。

　それにもかかわらず，ラモトリギンに反応しない患者や，忍容性がない患者も多い。残念ながら，この10年間，双極うつ病に対する従来からの抗うつ薬の効果と安全性に関する知識にはあまり大きな進歩はみられなかった。最近のメタ解析[19]＊で検討されたように，抗うつ薬についてのプラセボ対照ランダム化臨床試験（RCT）は5つしか存在しておらず，しかも，そのうちこの10年間に行われたのは2つだけ，他の3つは1980年代に行われたもので，MAO阻害薬のセレギリンか，フルオキセチンを気分安定薬を併用せずに実施されたものである。この2つの比較的新しい研究のうちのひとつ[45]は，オランザピンと，オランザピンにフルオキセチン（OFC）の併用，もしくはプラセボとの併用が比較された，症例数833という非常に大規模な研究であった。これは双極うつ病に関して今までに実施されたなかで最大の研究であったが，残念ながら，このような巨大なサンプルでは，オランザピン単独でも臨床的にはほとんど意味のない効果が統計学的に有意になってしまい，はたしてこの薬が双極うつ病に対して有効なのかどうかについて混乱をもたらすことになった。OFCの効果のほうがより顕著であったことから，急性期の双極うつ病に対する治療として，その時点で米国食品医薬品局（FDA）からの適応承認を受けることとなった。しかし，この有用性が長期の治療でも持続するのかどうかは，まだ

＊（訳注）p.157 の訳注参照。

証明されてはいない。それどころか，オランザピンを併用することによって躁病が予防される以上の利益があるのかどうかも明らかになっていない。ここ何年かに実施されたもう一つの抗うつ薬を用いた研究は，唯一の非常によくデザインされた臨床的に意味のある研究で，パロキセチンかイミプラミン，プラセボのいずれかを，リチウムに上乗せして比較したものである[37]。この研究から，0.8 mEq/L 以上の治療レベルでリチウムを用いれば，単独でも抗うつ薬を併用した場合と同等の効果があることが明らかになった。

以上リチウムのような証明された気分安定薬と比較すると，抗うつ薬に関しては，双極うつ病の急性期といえども，その有効性を証明する，よくデザインされた研究がない。だからこそ双極性障害の研究では，抗うつ薬を用いた研究がもっと多く，是が非でも必要とされる。

非定型抗精神病薬は双極うつ病に有用なのであろうか。前述のオランザピンのデータはかなり曖昧である。しかし最近の研究から，双極うつ病に対するクエチアピンの有用性が明らかにされ，自律神経症状とは対照的に中核の気分症状に対して，前述のオランザピンの研究よりもはるかに大きな効果サイズと有用性が認められた[7]。こうした有用性は抗うつ薬としての効果を意味することもあれば，厳しい DSM-IV-TR の混合性エピソードの診断基準を満たさない，混合性の気分状態の改善を意味することもある。双極うつ病に対するクエチアピンの有用性を明らかにするためには，さらに追試が必要である。

双極うつ病における抗うつ薬による長期の不安定化や，急性期における躁転の性質と頻度に関しても，もっと大規模な臨床研究と，よくデザインされた疫学的研究によって明確にされる必要がある。

今後臨床試験をデザインする場合には，反応を予測する臨床的および神経生物学的要因を重視するのはもちろんのこと，治療非反応者のランダム化クロスオーバー試験も役立つであろう。こうした取り組みによって将来の研究者は，特定の臨床的または神経生物学的特徴をもつ患者に対して，特定の抗うつ薬に的を絞ることができるようになるし，抗うつ薬の切り替えに関しても系統的な決断をすることができるようになるであろう。

抗うつ薬の短期的な効果と安全性以上に，抗うつ薬の長期的リスクをめ

ぐる論争が激しくなっている。現在，賛否両面からの観察的研究が発表され，抗うつ薬が双極性障害患者の一部を悪化させることを示唆する研究がある一方で[17]，抗うつ薬が良い転帰を導くことを示唆する研究もある[3]。臨床医の意見が一致するためには，双極うつ病を対象にした新規抗うつ薬の再発再燃予防効果と安全性に関する RCT を増やす必要がある。新たな研究[18, 40]も完了したので，将来，臨床医に何らかの指針を与えてくれるであろうが，より大規模な追試が必要である。

これは重要な公衆衛生上の問題でもあるので，こうしたデータの入手は必須である。抗うつ薬が実際にはほとんどの双極性患者に効果がなく，しかもかなりの数の患者に有害であることが明らかになったら，臨床医が何十年にもわたってそのような薬に患者を不必要にさらしてきたことを意味する。この問題が明らかにされ，次の 10 年以内に臨床の実践を大きく転換させることがきわめて重要である。

気分障害の生物学的側面と心理社会的側面の統合

将来の気分障害の概念化は，過去のようなデカルトの還元主義の影響を被ることはなくなるであろう。心と脳は異なる領域の経験に属するが，実体としては異なるものではない，という認識が現れていることを考えると，疾患の生物学的側面と心理社会的側面の間の区別は，崩れることになる。このアプローチは，生物学的研究そのものの進歩によって支持されている。神経科学の新たな進歩によって，環境における小さな変化——特に人生の早期における——によって，脳に長く続く変化が生じることが明らかになり始めている。これらの進歩は，中枢神経系の可塑性に関する新たな知見に基づいており，遺伝子表現も含めた特定の神経生物学的プロセスに，特定の環境が影響することが，簡潔に実証されている。たとえば，ストレスの影響に関する研究の分野では，視床下部-副腎系の反応のような，短期の即時的な生物学的反応から，長期の永続的な変化を生む環境操作の実証へと急速に移っている[22]。これらの永続的な変化は，受容体と共役した細胞内のシグナル伝達経路を介した，遺伝子発現の調節を通じて作用し，それによって特定のタンパク質と細胞成分の合成を変化させることが明らか

になった[32]。カンデルは，心理療法の作用メカニズムにも，シナプスの構造と機能の変化が関与していることを示唆した[25]。もしこれが本当であるならば，薬物療法と心理療法は，変化した脳の機能に対して，共通の最終経路を通して作用しているのかもしれない。この可能性が強迫性障害の研究によって実証されているが[5]，抗うつ薬であるセロトニン再取り込み阻害薬を用いて治療した場合と同様のPET神経画像の変化が，認知行動療法（CBT）でも認められた。興味深いことに，単極うつ病の外来患者30人を対象とした研究では[20]，CBTに反応した患者とパロキセチンに反応した患者では，異なるパターンのPETの変化がみられ，CBTでは前頭前野の活動性が低下し，海馬と帯状回の活動が亢進したのに対して，パロキセチンでは前頭前野の活動性が亢進し，海馬と帯状回の活動性が低下した。こうした心理療法的な治療を，脳の構造と機能の変化から解釈するという，実りの多い分野では，さらに研究が必要である。

　脳が薬物と心理療法の両方の最終共通経路であることが理解されれば，その生物学的アプローチと心理社会的アプローチの間の対立も，対処可能なものとなる。両方の治療アプローチとも，脳を介して効果を発揮する。つまり，気分障害が主として生物学的起源をもつとしても，心理療法に反応するということである。逆に，気分障害のなかには，元々主として心理社会的原因によるものであっても，薬物療法に反応するタイプもある。結論から前提を推論するのは，初歩的な論理の誤りで，常にもうひとつの可能性を考えねばならない。確かに，薬物療法や心理療法の有効性は，気分障害の病因探究の糸口を与えてくれるものではあるが，こうした治療が効果を発揮するという事実自体は，特定の病因を明確にするものではない。

　確かに，重要な目標は，精神薬理学的な臨床試験と治療における精神療法的な目的とを統合させるとともに，この2つの治療モダリティを組み合わせることでもある。こうした研究は臨床的にも非常に有意義で，たとえば現在のデータでは，治療法として，心理療法特に対人関係療法または認知行動療法単独か，薬物療法かの決断は，推測される疾患の病因論的な基盤に基づくのではなく，症状の性質と特にその疾患が再発性かどうかに基づいて行われるべきであることが示唆されている。後者の再発性という点

に関しては，イミプラミンと対人関係療法，両者の組み合わせ，およびプラセボを比較した，フランクら[13]の画期的な研究からも支持される。この研究では，3回以上のエピソードをもつ患者が，心理療法単独よりも薬物療法もしくは併用による治療に対して，良い反応を示した。1回または2回のエピソードをもつ患者を対象にした他の研究では，急性期の軽度から中等度のうつ病に対して，CBTが薬物療法と同等の効果を示した[11]。双極性障害に関しては，最近の多くの研究で，よく似たデザインで実施された抗うつ薬などの多くの薬物で認められたよりも，集団心理教育や家族療法など[9,36]の心理療法のほうが，効果が大きいことが，明らかにされている[16]。この数十年間に米国国立精神保健研究所（NIMH）の後援によって実施された，心理療法と薬物療法を組み合わせた治療の研究という，先駆的な取り組みによって確立された手本を，製薬会社の後援による最近の臨床試験も追随し始めており，この傾向が続くことをわれわれは望んでいる。

生活の質と機能障害

　もはや症状だけに焦点を当てて治療を評価するわけにはいかない。単極うつ病の研究と実践では，すでにその火ぶたが切られている。治療反応は気分症状の50％以上の改善として定義されているが，もはやそれでは十分とはいえない。寛解というのは，抑うつ症状がほぼ完全に消失することをいうが，これが治療の目標である[43]。というのも単極うつ病の患者では，たとえ軽度から中等度であっても残存する症状があると，機能障害の持続を伴うことが明らかにされているからである[42]。同様のことは，双極性障害についても観察されている[2]。さらに，双極性障害では，症状の改善が必ずしもすべてのケースで機能の改善へと至るわけではないことも明らかにされている。症状が回復したにもかかわらず，最初の躁病エピソードから回復した患者の約40％が，機能的な回復には至らなかったことを示した研究もある[44]。正常な気分の状態の双極性障害患者に認められる機能障害の一部は，長期の認知機能障害と関係がある[33,46]。このような認知機能障害は，反復する気分エピソードによって生じた，カテコールアミン系の

過活動による，興奮毒性の結果かもしれない[1, 31]。双極性障害患者の認知機能障害への取り組みは，研究者と臨床医双方にとって重要な課題となる。新世代の認知機能を増強する薬剤は，この点に関しては有望である。

とはいえ，現在利用できる薬だけでは寛解という目標に到達できるのかは，完全には明らかではない。すでに述べたように，薬物療法と心理療法の併用に関しては，これまでの取り組みは十分なものではなかった。薬物は正常気分という指標を越えて，下に下げすぎたり，逆に上げすぎたりしてしまう，切れ味の悪い治療手段であることが多い。いくつかの薬を組み合わせて用いて寛解を目指す場合，生活の機能と質を損なう恐れがある，副作用増大の可能性について，注意深くはかりにかける必要がある。また全体的な機能を改善するためには，心理療法の可能性にも注意して関心を払う必要がある。したがって将来の臨床試験では，重要な鍵となるアウトカムとして，生活の質と機能の改善に焦点を当てるべきであり，臨床医も治療法を選ぶ際には，単に症状だけでなく，こうした問題にも焦点を当てるべきである。こうしたアプローチにより，副作用と利益のバランスを考慮すれば，双極性障害に対するより忍容性のある効果的な薬が開発されるまで，使用する薬も多くならずに，むしろ少なくなるであろう。

公共政策と倫理：新たな問題点

研究を実施して，気分障害に関する知識を十分に進歩させるのは，かなりの程度，政府の後援による研究助成基金次第である。家族や患者の擁護団体と協力して，専門家は，そのような基金が確実に手に入るように，政府の組織との意思疎通をはかるとともに，そうした組織への参加によりいっそう関わっていく必要がある。アメリカ合衆国の連邦予算が厳しくなるなか，研究資金はますます私的なセクター，特に製薬産業に見出されるようになっている。製薬産業の後援による研究に参加する研究者にとって必要なことは，当該研究の進歩から，その企業と社会の両方に対して生じた利益を正しく認識することだけではなく，社会全体として共有されるとは限らない経済的利益を，その私的セクターがもつ可能性があることを認識する必要がある。抗うつ薬と自殺のリスクに関する最近の論争によって[8]，

この問題が前面に出てきた。科学者として，将来の研究者は，科学と社会のニーズを促進させ続ける必要が第一にあるが，その一方で，製薬産業の関与がなくなったら可能な研究の数がかなり減ってしまうことも認めなくてはならない。心理療法に関する研究も，こうした取り組みに統合されることが望まれる。

　倫理面からの制約がネガティブな影響を及ぼし，科学研究が適切に実行できなくなってしまう可能性もある。双極性障害を対象としたプラセボ比較対照研究の一部では，症状の重い患者が臨床医によって除外されることがしばしばあるが，これは臨床医が，プラセボによる無治療のリスクを当然のことながら懸念するからである。しかし結果として，研究に加わる患者があまり重症でないため，薬とプラセボの差に関しては，効果サイズが比較的小さくなってしまうことが多い。このように効果サイズが小さいことが，向精神薬に利益がないことの根拠として，批判に利用されてしまうことがある。この種の論理的解釈は，小児と成人の両方における抗うつ薬についても用いられてきたし，バルプロ酸の再発予防効果に関する研究といった，気分安定薬についても同様である。倫理面の保証を成し遂げながら，同時にランダム化臨床試験で，重症の患者を研究できるようにするにはどうしたらよいか，よりよい意見の一致に達することが専門家に望まれている。

　もうひとつの懸念される分野は，米国の管理医療システムが技術革新に及ぼす影響である。大学の医療センターが，管理ケア支払保険金にますます制限されるようになるにつれて，これまで研究基金の提供を受けずに，その施設の資金提供を受けて研究を行っていた研究者の給与を維持するために，以前用いられていた資金がほとんどなくなってしまった。遅れて得られる研究発見の利益が，経費抑制という即時的な利益のために犠牲にされた場合，問題が生じるのは当然である。ガイドラインによる処方の変化は，より微妙ではあるが，長い目でみた場合，さらに深刻な懸念を生じる。歴史的には，医薬における技術革新は，慣例にとらわれない臨床医の試みから始まることが多かった。このように最初は非系統的に観察されたことが，その後研究共同体による研究を経て，ついに有効なものとそうでないものとに分けられるのである。ところが，厳格なガイドラインによって技

術革新の意欲が妨げられるとしたら，将来の長期的な進歩が深刻な脅威にさらされることになる。

まとめ

　双極うつ病の臨床と研究の将来は，多くの科学的および政治的な要因によって左右される。この10年間で進歩してきたとはいえ，双極うつ病についての知識は，単極うつ病の知識と比較した場合，まだ著しく限られた状態にある。双極うつ病の境界を明確にするためには，さらに多くの診断に関する研究をしていく必要がある。反応予測因子に関しても，神経生物学的および遺伝学的な研究がもっと必要であるし，心理療法にももっと真剣に取り組み，生活の質と機能障害に新たな焦点を当てることも必要である。その過程で，これまでこうした過程を妨げてきた政治的，経済的傾向にも注意を払う必要がある。特に，臨床研究に対する政府の資金提供の縮小や不必要に厳格な倫理的制約，アカデミックセンターに対する管理ケアの有害な影響に注意すべきである。製薬産業からの両刃の剣ともなる影響，すなわち臨床研究の主要なスポンサーである一方で，私的な行動計画ともくろみについても，誠実かつ率直に認識し，公共の利益を一番にして，その影響に対処していく必要がある。

　臨床医と研究者は，多くの方向に進む可能性をもつ将来を前にしている。進んだ方向が，この重要な疾患の理解と治療のさらなる発展につながることが望まれる。

文 献

第1章

1) Achenbach TM, Howell CT, McConaughy SH, et al: Six-year predictors of problems in a national sample: IV. Young adult signs of disturbance. J Am Acad Child Adolesc Psychiatry 37:718–727, 1998
2) Agosti V, Stewart JW: Atypical and non-atypical subtypes of depression: comparison of social functioning, symptoms, course of illness, co-morbidity, and demographic features. J Affect Disord 65:75–79, 2001
3) Akiskal HS: The prevalent clinical spectrum of bipolar disorders: beyond DSM-IV. J Clin Psychopharmacol 16 (suppl 1):4S–14S, 1996
4) Akiskal HS: Classification, diagnosis and boundaries of bipolar disorders, in Bipolar Disorder. Edited by Maj M, Akiskal H, Lopez-Ibor J, et al. London, Wiley, 2002, pp 1–52
5) Akiskal HS: Demystifying borderline personality: critique of the concept and unorthodox reflections on its natural kinship with the bipolar spectrum. Acta Psychiatr Scand 110:401–407, 2004
6) Akiskal HS, Benazzi F, Perugi G, et al: Agitated "unipolar" depression reconceptualized as a depressive mixed state: implications for the antidepressant-suicide controversy. J Affect Disord 85:245–258, 2005
7) Akiskal HS, Bourgeois ML, Angst J, et al: Re-evaluating the prevalence of and diagnostic composition within the broad clinical spectrum of bipolar disorders. J Affect Disord 59 (suppl 1):S5–S30, 2000
8) Akiskal HS, Hantouche EG, Allilaire JF, et al: Validating antidepressant-associated hypomania (bipolar III): a systematic comparison with spontaneous hypomania (bipolar II). J Affect Disord 73:65–74, 2003
9) Akiskal HS, Maser JD, Zeller PJ, et al: Switching from "unipolar" to bipolar II. An 11-year prospective study of clinical and temperamental predictors in 559 patients. Arch Gen Psychiatry 52:114–123, 1995
10) Amin S, Singh SP, Brewin J, et al: Diagnostic stability of first-episode psychosis. Comparison of ICD-10 and DSM-III-R systems. Br J Psychiatry 175:537–543, 1999
11) Baldessarini RJ, Faedda GL, Hennen J: Risk of mania with antidepressants. Arch Pediatr Adolesc Med 159:298, 2005
12) Benazzi F: Prevalence and clinical features of atypical depression in depressed outpatients: a 467-case study. Psychiatry Res 86:259–265, 1999
13) Benazzi F: Borderline personality disorder and bipolar II disorder in private practice depressed outpatients. Compr Psychiatry 41:106–110, 2000
14) Benazzi F: The clinical picture of bipolar II outpatient depression in private practice. Psychopathology 34:81–84, 2001a

15) Benazzi F: Depressive mixed state: testing different definitions. Psychiatry Clin Neurosci 55:647–652, 2001b
16) Benazzi F: Depressive mixed state: a feature of the natural course of bipolar II (and major depressive) disorder? Psychopathology 37:207–212, 2004a
17) Benazzi F: Is depressive mixed state a transition between depression and hypomania? Eur Arch Psychiatry Clin Neurosci 254:69–75, 2004b
18) Benazzi F: Borderline personality–bipolar spectrum relationship. Prog Neuropsychopharmacol Biol Psychiatry, 2005
19) Benazzi F, Akiskal HS: A downscaled practical measure of mood lability as a screening tool for bipolar II. J Affect Disord 84:225–232, 2005a
20) Benazzi F, Akiskal HS: Irritable-hostile depression: further validation as a bipolar depressive mixed state. J Affect Disord 84:197–207, 2005b
21) Benazzi F, Koukopoulos A, Akiskal HS: Toward a validation of a new definition of agitated depression as a bipolar mixed state (mixed depression). Eur Psychiatry 19:85–90, 2004
22) Berk M, Dodd S: Are treatment emergent suicidality and decreased response to antidepressants in younger patients due to bipolar disorder being misdiagnosed as unipolar depression? Med Hypotheses 65:39–43, 2005
23) Berns S, Jaeger J, Iannuzzo R, et al: A comparison of medical chart diagnosis with SCID consensus diagnosis among bipolar disorder patients (abstract), in Fifth International Conference on Bipolar Disorder. Edited by Soares JC, Gershon S. Pittsburgh, PA, Blackwell Munksgaard, 2003, p 33
24) Birnbaum RJ: Borderline, bipolar, or both? Harv Rev Psychiatry 12:146–149, 2004
25) Bolanos CA, Barrot M, Berton O, et al. Methylphenidate treatment during pre- and periadolescence alters behavioral responses to emotional stimuli at adulthood. Biol Psychiatry 54:1317–1329, 2003
26) Bolton S, Gunderson JG: Distinguishing borderline personality disorder from bipolar disorder: differential diagnosis and implications. Am J Psychiatry 153:1202–1207, 1996
27) Bowden C, Brugger A, Swann A, et al: Efficacy of divalproex vs lithium and placebo in the treatment of mania. JAMA 271:918–924, 1994
28) Boylan KR, Bieling PJ, Marriott M, et al: Impact of comorbid anxiety disorders on outcome in a cohort of patients with bipolar disorder. J Clin Psychiatry 65:1106–1113, 2004
29) Brown ES, Dilsaver SC, Shoaib AM, et al: Depressive mania: response of residual depression to bupropion. Biol Psychiatry 35:493–494, 1994
30) Cantor N, Smith EE, French RS, et al: Psychiatric diagnosis as prototype categorization. J Abnorm Psychol 89:181–193, 1980
31) Cassano GB, Akiskal HS, Savino M, et al: Proposed subtypes of bipolar II and related disorders: with hypomanic episodes (or cyclothymia) and with hyperthymic temperament. J Affect Disord 26:127–140, 1992
32) Cassidy F, Carroll BJ: Frequencies of signs and symptoms in mixed and pure episodes of mania: implications for the study of manic episodes. Prog Neuropsychopharmacol Biol Psychiatry 25:659–665, 2001

33) Centers for Disease Control and Prevention: Prevalence of diagnosis and medication treatment for attention-deficit/hyperactivity disorder—United States, 2003. MMWR Morb Mortal Wkly Rep 54:842–847, 2005
34) Chiaroni P, Hantouche EG, Gouvernet J, et al: Hyperthymic and depressive temperaments study in controls, as a function of their familial loading for mood disorders. Encephale 30:509–515, 2004
35) Das AK, Olfson M, Gameroff MJ, et al: Screening for bipolar disorder in a primary care practice. JAMA 293:956–963, 2005
36) DelBello MP, Soutullo CA, Hendricks W, et al: Prior stimulant treatment in adolescents with bipolar disorder: association with age at onset. Bipolar Disord 3:53–57, 2001
37) Dell'Osso L, Pini S, Cassano GB, et al: Insight into illness in patients with mania, mixed mania, bipolar depression and major depression with psychotic features. Bipolar Disord 4:315–322, 2002
38) Dilsaver SC, Swann AC: Mixed mania: apparent induction by a tricyclic antidepressant in five consecutively treated patients with bipolar depression. Biol Psychiatry 37:60–62, 1995
39) Dilsaver S, Chen Y, Swann A, et al: Suicidality in patients with pure and depressive mania. Am J Psychiatry 151:1312–1315, 1994
40) Dube S, Andersen SW, Sofia P, et al: Meta-analysis of olanzapine-fluoxetine in treatment-resistant depression (abstract). Presented at the annual meeting of the American Psychiatric Association (May 8–13). Philadelphia, PA, 2002
41) El-Mallakh RS, Karippot A: Antidepressant-associated chronic irritable dysphoria (acid) in bipolar disorder: a case series. J Affect Disord 84:267–272, 2005
42) Faedda GL, Baldessarini RJ, Glovinsky IP, et al: Pediatric bipolar disorder: phenomenology and course of illness. Bipolar Disord 6:305–313, 2004a
43) Faedda GL, Baldessarini RJ, Glovinsky IP, et al: Treatment-emergent mania in pediatric bipolar disorder: a retrospective case review. J Affect Disord 82:149–158, 2004b
44) Frankenburg FR, Zanarini MC: Divalproex sodium treatment of women with borderline personality disorder and bipolar II disorder: a double-blind placebo controlled pilot study. J Clin Psychiatry 63:442–446, 2002
45) Freeman MP, Keck PE Jr, McElroy SL: Postpartum depression with bipolar disorder. Am J Psychiatry 158:52, 2001
46) Geller B, Zimerman B, Williams M, et al: Bipolar disorder at prospective follow-up of adults who had prepubertal major depressive disorder. Am J Psychiatry 158:125–127, 2001
47) Geller B, Zimerman B, Williams M, et al: Phenomenology of prepubertal and early adolescent bipolar disorder: examples of elated mood, grandiose behaviors, decreased need for sleep, racing thoughts and hypersexuality. J Child Adolesc Psychopharmacol 12:3–9, 2002
48) Ghaemi SN: The Concepts of Psychiatry. Baltimore, MD, Johns Hopkins University Press, 2003

49) Ghaemi SN, Rosenquist KJ: Is insight in mania state-dependent? A meta-analysis. J Nerv Ment Dis 192:771–775, 2004
50) Ghaemi SN, Stoll AL, Pope HG: Lack of insight in bipolar disorder: The acute manic episode. J Nerv Ment Dis 183:464–467, 1995
51) Ghaemi SN, Boiman EE, Goodwin FK: Diagnosing bipolar disorder and the effect of antidepressants: a naturalistic study. J Clin Psychiatry 61:804–808, 2000
52) Ghaemi SN, Ko JY, Goodwin FK: The bipolar spectrum and the antidepressant view of the world. J Psychiatr Pract 7:287–297, 2001
53) Ghaemi SN, Ko JY, Goodwin FK: "Cade's disease" and beyond: misdiagnosis, antidepressant use, and a proposed definition for bipolar spectrum disorder. Can J Psychiatry 47:125–134, 2002
54) Ghaemi SN, Hsu DJ, Soldani F, et al: Antidepressants in bipolar disorder: the case for caution. Bipolar Disord 5:421–433, 2003
55) Ghaemi SN, Hsu DJ, Ko JY, et al: Bipolar spectrum disorder: a pilot study. Psychopathology 37:222–226, 2004a
56) Ghaemi SN, Rosenquist KJ, Ko JY, et al: Antidepressant treatment in bipolar versus unipolar depression. Am J Psychiatry 161:163–165, 2004b
57) Goldberg JF, Truman CJ: Antidepressant-induced mania: an overview of current controversies. Bipolar Disord 5:407–420, 2003
58) Goldberg JF, Harrow M, Whiteside JE: Risk for bipolar illness in patients initially hospitalized for unipolar depression. Am J Psychiatry 158:1265–1270, 2001
59) Goodwin F, Jamison K: Manic Depressive Illness. New York, Oxford University Press, 1990
60) Henry C, Mitropoulou V, New AS, et al: Affective instability and impulsivity in borderline personality and bipolar II disorders: similarities and differences. J Psychiatr Res 35:307–312, 2001a
61) Henry C, Sorbara F, Lacoste J, et al: Antidepressant-induced mania in bipolar patients: identification of risk factors. J Clin Psychiatry 62:249–255, 2001b
62) Hirschfeld RM, Calabrese JR, Weissman MM, et al: Screening for bipolar disorder in the community. J Clin Psychiatry 64:53–59, 2003a
63) Hirschfeld RM, Lewis L, Vornik LA: Perceptions and impact of bipolar disorder: how far have we really come? Results of the National Depressive and Manic-Depressive Association 2000 survey of individuals with bipolar disorder. J Clin Psychiatry 64:161–174, 2003b
64) Hutto B: Potential overdiagnosis of bipolar disorder. Psychiatr Serv 52:687–688, 2001
65) Janzarik W: Jaspers, Kurt Schneider and the Heidelberg school of psychiatry. Hist Psychiatry 9:241–252, 1998
66) Judd LL, Akiskal HS, Maser JD, et al: A prospective 12-year study of subsyndromal and syndromal depressive symptoms in unipolar major depressive disorders. Arch Gen Psychiatry 55:694–700, 1998
67) Keitner GI, Solomon DA, Ryan CE, et al: Prodromal and residual symptoms in bipolar I disorder. Compr Psychiatry 37:362–367, 1996

68) Kessing LV, Andersen PK, Mortensen PB: Recurrence in affective disorder, I: case register study. Br J Psychiatry 172:23-28, 1998
69) Khan A, Warne HA, Brown WA: Symptom reduction and suicide risk in patients treated with placebo in antidepressant clinical trials: an analysis of the Food and Drug Administration database. Arch Gen Psychiatry 57:311-317, 2000
70) Koukopoulos A, Koukopoulos A: Agitated depression as a mixed state and the problem of melancholia. Psychiatr Clin North Am 22:547-564, 1999
71) Kraepelin E: Manic-Depressive Insanity and Paranoia. Translated by Barclay RM and edited by Robertson GM. Edinburgh, Scotland, Livingstone, 1921 [Reprinted New York, Arno Press, 1976]
72) Krasa NR, Tolbert HA: Adolescent bipolar disorder: a nine-year experience. J Affect Disord 30:175-184, 1994
73) Leucht S, McGrath J, Kissling W: Lithium for schizophrenia. Cochrane Database Syst Rev, CD003834, 2003
74) Lish J, Dime-Meenan S, Whybrow P, et al: The National Depressive and Manic Depressive Association (DMDA) survey of bipolar members. J Affect Disord 31:281-294, 1994
75) Magill CA: The boundary between borderline personality disorder and bipolar disorder: current concepts and challenges. Can J Psychiatry 49:551-556, 2004
76) Miller NS, Millman RB, Gold MS: Amphetamines: pharmacology, abuse and addiction. Adv Alcohol Subst Abuse 8:53-69, 1989
77) Mitchell P, Parker G, Jamieson K, et al: Are there any differences between bipolar and unipolar melancholia? J Affect Disord 25:97-105, 1992
78) Mitchell PB, Wilhelm K, Parker G, et al: The clinical features of bipolar depression: a comparison with matched major depressive disorder patients. J Clin Psychiatry 62:212-216, 2001
79) Moller HJ, Grunze H: Have some guidelines for the treatment of acute bipolar depression gone too far in the restriction of antidepressants? Eur Arch Psychiatry Clin Neurosci 250:57-68, 2000
80) Murray ML, Wong IC, Thompson M: Do selective serotonin reuptake inhibitors cause suicide? Antidepressant prescribing to children and adolescents by GPs has fallen since CSM advice. BMJ 330:1151, 2005
81) Nierenberg AA, Miyahara S, Spencer T, et al: Clinical and diagnostic implications of lifetime attention-deficit/hyperactivity disorder comorbidity in adults with bipolar disorder: data from the first 1,000 STEP-BD participants. Biol Psychiatry 57:1467-1473, 2005
82) Paris J: Borderline or bipolar? Distinguishing borderline personality disorder from bipolar spectrum disorders. Harv Rev Psychiatry 12:140-145, 2004
83) Parker G, Roy K, Wilhelm K, et al: The nature of bipolar depression: implications for the definition of melancholia. J Affect Disord 59:217-224, 2000
84) Perlis RH, Fraguas R, Fava M, et al: The prevalence and clinical correlates of anger attacks during depressive episodes in bipolar disorder. J Affect Disord 79:291-295, 2004

85) Perlis RH, Fraguas R, Fava M, et al: Prevalence and clinical correlates of irritability in major depressive disorder: a preliminary report from the Sequenced Treatment Alternatives to Relieve Depression study. J Clin Psychiatry 66:159–166; quiz 147, 273–274, 2005
86) Perris C: A study of bipolar (manic-depressive) and unipolar recurrent depressive psychoses. Acta Psychiatr Scand Suppl 194:15–152, 1966
87) Perugi G, Akiskal HS: The soft bipolar spectrum redefined: focus on the cyclothymic, anxious-sensitive, impulse-dyscontrol, and binge-eating connection in bipolar II and related conditions. Psychiatr Clin North Am 25:713–737, 2002
88) Perugi G, Akiskal HS, Micheli C, et al: Clinical subtypes of bipolar mixed states: validating a broader European definition in 143 cases. J Affect Disord 43:169–180, 1997
89) Perugi G, Toni C, Akiskal HS: Anxious-bipolar comorbidity. Diagnostic and treatment challenges. Psychiatr Clin North Am 22:565–583, viii, 1999
90) Perugi G, Maremmani I, Toni C, et al: The contrasting influence of depressive and hyperthymic temperaments on psychometrically derived manic subtypes. Psychiatry Res 101:249–258, 2001
91) Preston GA, Marchant BK, Reimherr FW, et al: Borderline personality disorder in patients with bipolar disorder and response to lamotrigine. J Affect Disord 79:297–303, 2004
92) Prien RF, Kupfer DJ, Mansky PA, et al: Drug therapy in the prevention of recurrences in unipolar and bipolar affective disorders. Report of the NIMH Collaborative Study Group comparing lithium carbonate, imipramine, and a lithium carbonate-imipramine combination. Arch Gen Psychiatry 41:1096–1104, 1984
93) Rihmer Z, Kiss GH, Kecskes I, et al: SSRI supplementation of antimanic medication in dysphoric mania. Pharmacopsychiatry 31:30–31, 1998
94) Robins E, Guze SB: Establishment of diagnostic validity in psychiatric illness: its application to schizophrenia. Am J Psychiatry 126:983–987, 1970
95) Sachs GS: Bipolar mood disorder: practical strategies for acute and maintenance phase treatment. J Clin Psychopharmacol 16:32S–47S, 1996
96) Sachs GS, Grossman F, Ghaemi SN, et al: Combination of a mood stabilizer with risperidone or haloperidol for treatment of acute mania: a double-blind, placebo-controlled comparison of efficacy and safety. Am J Psychiatry 159:1146–1154, 2002
97) Sato T, Bottlender R, Schroter A, et al: Frequency of manic symptoms during a depressive episode and unipolar 'depressive mixed state' as bipolar spectrum. Acta Psychiatr Scand 107:268–274, 2003
98) Schatzberg AF, Rothschild AJ: Psychotic (delusional) major depression: should it be included as a distinct syndrome in DSM-IV? Am J Psychiatry 149:733–745, 1992
99) Sharma V, Khan M, Smith A: A closer look at treatment resistant depression: is it due to a bipolar diathesis? J Affect Disord 84:251–257, 2005
100) Smith DJ, Muir WJ, Blackwood DH: Is borderline personality disorder part of the bipolar spectrum? Harv Rev Psychiatry 12:133–139, 2004

101) Smith DJ, Harrison N, Muir W, et al: The high prevalence of bipolar spectrum disorders in young adults with recurrent depression: toward an innovative diagnostic framework. J Affect Disord 84:167–178, 2005
102) Sprock J: Classification of schizoaffective disorder. Compr Psychiatry 29:55–71, 1988
103) Stephens JH, McHugh PR: Characteristics and long-term follow-up of patients hospitalized for mood disorders in the Phipps Clinic, 1913–1940. J Nerv Ment Disord 179:64–73, 1991
104) Tohen M, Waternaux CM, Tsuang M: Outcome in mania: a 4-year prospective follow-up of 75 patients utilizing survival analysis. Arch Gen Psychiatry 47:1106–1111, 1990
105) Tohen M, Vieta E, Calabrese J, et al: Efficacy of olanzapine and olanzapine-fluoxetine combination in the treatment of bipolar I depression. Arch Gen Psychiatry 60:1079–1088, 2003
106) Trede K, Salvatore P, Baethge C, et al: Manic-depressive illness: evolution in Kraepelin's Textbook, 1883–1926. Harv Rev Psychiatry 13:155–178, 2005
107) van Praag HM: Why has the antidepressant era not shown a significant drop in suicide rates? Crisis 23:77–82, 2002
108) Volkow ND, Insel TR: What are the long-term effects of methylphenidate treatment? Biol Psychiatry 54:1307–1309, 2003
109) Weiss G, Hechtman L, Milroy T: Psychiatric status of hyperactives as adults: a controlled prospective 15-year follow-up of 63 hyperactive children. J Am Acad Child Psychiatry 24:211–220, 1985
110) Westen D, Shedler J: A prototype matching approach to diagnosing personality disorders: toward DSM-V. J Personal Disord 14:109–126, 2000
111) Wilens TE, Faraone SV, Biederman J: Attention-deficit/hyperactivity disorder in adults. JAMA 292:619–623, 2004
112) Wolpert EA, Goldberg JF, Harrow M: Rapid cycling in unipolar and bipolar affective disorders. Am J Psychiatry 147:725–728, 1990
113) Wozniak J, Biederman J, Kiely K, et al: Mania-like symptoms suggestive of childhood-onset bipolar disorder in clinically referred children. J Am Acad Child Adolesc Psychiatry 34:867–876, 1995

第2章

1) Abrams R, Taylor MA: A comparison of unipolar and bipolar depressive illness. Am J Psychiatry 137:1084–1087, 1980
2) Adler LE, Gerhardt GA, Franks R, et al: Sensory physiology and catecholamines in schizophrenia and mania. Psychiatry Res 31:297–309, 1990
3) Akiskal HS, Maser JD, Zeller PJ, et al: Switching from 'unipolar' to bipolar II. An 11-year prospective study of clinical and temperamental predictors in 559 patients. Arch Gen Psychiatry 52:114–123, 1994
4) Akyol O, Zoroglu SS, Armutcu F, et al: Nitric oxide as a physiopathological factor in neuropsychiatric disorders. In Vivo 18:377–390, 2004

5) Ali SO, Denicoff KD, Altshuler LL, et al: A preliminary study of the relation of neuropsychological performance to neuroanatomic structures in bipolar disorder. Neuropsychiatry Neuropsychol Behav Neurol 13:20-28, 2000
6) Anand A, Verhoeff P, Seneca N, et al: Brain SPECT imaging of amphetamine-induced dopamine release in euthymic bipolar disorder patients. Am J Psychiatry 157:1108-1114, 2000
7) Angst J, Gamma A, Sellaro R, et al: Recurrence of bipolar disorders and major depression. A life-long perspective. Eur Arch Psychiatry Clin Neurosci 253:236-240, 2003
8) Antelman SM, Caggiula AR, Kucinski BJ, et al: The effects of lithium on a potential cycling model of bipolar disorder. Prog Neuropsychopharmacol Biol Psychiatry 22:495-510, 1998
9) Arias B, Collier DA, Gasto C, et al: Genetic variation in the 5-HT5A receptor gene in patients with bipolar disorder and major depression. Neurosci Lett 303:111-114, 2001
10) Åsberg M: Neurotransmitters and suicidal behavior: the evidence from cerebrospinal fluid studies. Ann NY Acad Sci 836:158-181, 1997
11) Austin J, Hoogendoorn B, Buckland P, et al: Association analysis of the pro-neurotensin gene and bipolar disorder. Psychiatr Genet 10:51-54, 2000
12) Baumann B, Bogerts B: Neuroanatomical studies on bipolar disorder. Br J Psychiatry 41(suppl):s142-s147, 2001
13) Benazzi F: Bipolar versus unipolar psychotic outpatient depression. J Affect Disord 55:63-66, 1999
14) Benazzi F: Depressive mixed state: testing different definitions. Psychiatry Clin Neurosci 55:647-652, 2001
15) Benazzi F: Highly recurrent unipolar may be related to bipolar II. Compr Psychiatry 43:263-268, 2002
16) Benazzi F: Depressive mixed state: dimensional versus categorical definitions. Prog Neuropsychopharmacol Biol Psychiatry 27:129-134, 2003a
17) Benazzi F: Is there a link between atypical and early onset "unipolar" depression and bipolar II disorder? Compr Psychiatry 44:102-109, 2003b
18) Benazzi F: Bipolar II disorder family history using the family history screen: findings and clinical implications. Compr Psychiatry 45:77-82, 2004
19) Benazzi F, Koukopoulos A, Akiskal HS: Toward a validation of a new definition of agitated depression as a bipolar mixed state (mixed depression). Eur Psychiatry 19:85-90, 2004
20) Benedetti F, Serretti A, Colombo C, et al: Influence of CLOCK gene polymorphism on circadian mood fluctuation and illness recurrence in bipolar depression. Am J Med Genet 123B:23-26, 2003
21) Benedetti F, Serretti A, Colombo C, et al: A glycogen synthase kinase 3-beta promoter gene single nucleotide polymorphism is associated with age at onset and response to total sleep deprivation in bipolar depression. Neurosci Lett 368:123-126, 2004
22) Berrettini WH, Nurnberger JI, Hare T, et al: Plasma and CSF GABA in affective illness. Br J Psychiatry 141:483-487, 1982

文献（第2章） 223

23) Berrettini WH, Nurnberger JI, Hare TA, et al: CSF GABA in euthymic manic-depressive patients and controls. Biol Psychiatry 21:842–844, 1986
24) Blackwood DH, Muir WJ: Clinical phenotypes associated with DISC1, a candidate gene for schizophrenia. Neurotox Res 6:35–41, 2004
25) Blackwood DH, Fordyce A, Walker MT, et al: Schizophrenia and affective disorders—cosegregation with a translocation at chromosome 1q42 that directly disrupts brain-expressed genes: clinical and P300 findings in a family. Am J Hum Genet 69:428–433, 2001
26) Blumberg HP, Leung HC, Skudlarski P, et al: A functional magnetic resonance imaging study of bipolar disorder: state- and trait-related dysfunction in ventral prefrontal cortices. Arch Gen Psychiatry 60:601–609, 2003
27) Bowley MP, Drevets WC, Ongur D, et al: Low glial numbers in the amygdala in major depressive disorder. Biol Psychiatry 52:404–412, 2002
28) Brambilla P, Perez J, Barale F, et al: GABAergic dysfunction in mood disorders. Mol Psychiatry 8:721–737, 715, 2003
29) Brambilla P, Nicoletti M, Sassi RB, et al: Corpus callosum signal intensity in patients with bipolar and unipolar disorder. J Neurol Neurosurg Psychiatry 75:221–225, 2004
30) Brauch RA, El-Masri MA, Parker JC Jr, et al: Glial cell number and neuron/glial cell ratios in post mortem brains of bipolar individuals. J Affect Disord, in press
31) Brocke B, Beauducel A, John R, et al: Sensation seeking and affective disorders: characteristics in the intensity dependence of acoustic evoked potentials. Neuropsychobiology 41:24–30, 2000
32) Brown FW, Lewine RJ, Hudgins PA, et al: White matter hyperintensity signals in psychiatric and nonpsychiatric subjects. Am J Psychiatry 149:620–625, 1992
33) Bruder GE, Stewart JW, Towey JP, et al: Abnormal cerebral laterality in bipolar depression: convergence of behavioral and brain event-related potential findings. Biol Psychiatry 32:33–47, 1992
34) Buchsbaum MS, Haier RJ, Murphy DL: Suicide attempts, platelet monoamine oxidase and the average evoked response. Acta Psychiatr Scand 56:69–79, 1977
35) Bunney WE Jr, Goodwin FK, House KM, et al: The "switch process" in manic-depressive illness: II. Relationship to catecholamines, REM sleep, and drugs. Arch Gen Psychiatry 27:304–309, 1972
36) Caberlotto L, Hurd YL: Neuropeptide Y Y(1) and Y(2) receptor mRNA expression in the prefrontal cortex of psychiatric subjects. Relationship of Y(2) subtype to suicidal behavior. Neuropsychopharmacology 25:91–97, 2001
37) Chana G, Landan S, Beasley C, et al: Two dimensional assessment of cytoarchitecture in the anterior cingulate cortex in major depressive disorder, bipolar disorder, and scizophrenia: evidence for decreased neuronal somal size and increased neuronal density. Biol Psychiatry 53:1086–1098, 2003

38) Chang KD, Steiner H, Ketter TA: Psychiatric phenomenology of child and adolescent bipolar offspring. J Am Acad Child Adolesc Psychiatry 39:453–460, 2000
39) Chen YW, Dilsaver SC: Comorbidity for obsessive-compulsive disorder in bipolar and unipolar disorders. Psychiatry Res 59:57–64, 1995
40) Cherry L, Swann AC: Cation transport mediated by Na+,K+-adenosine triphosphatase in lymphoblastoma cells from patients with bipolar I disorder, their relatives, and unrelated control subjects. Psychiatry Res 53:111–118, 1994
41) Chiaroni P, Azorin JM, Dassa D, et al: Possible involvement of the dopamine D3 receptor locus in subtypes of bipolar affective disorder. Psychiatr Genet 10:43–49, 2000
42) Cichon S, Schmidt-Wolf G, Schumacher J, et al: A possible susceptibility locus for bipolar affective disorder in chromosomal region 10q25—q26. Mol Psychiatry 6:342–349, 2001a
43) Cichon S, Schumacher J, Muller DJ, et al: A genome screen for genes predisposing to bipolar affective disorder detects a new susceptibility locus on 8q. Hum Mol Genet 10:2933–2944, 2001b
44) Clinton SM, Meador-Woodruff JH: Abnormalities of the NMDA receptor and associated intracellular molecules in the thalamus in schizophrenia and bipolar disorder. Neuropsychopharmacology 29:1353–1362, 2004
45) Coon H, Hicks AA, Bailey ME, et al: Analysis of GABA-A receptor subunit genes in multiplex pedigrees with manic depression. Psychiatr Genet 4:185–191, 1994
46) Craddock N, Jones I: Genetics of bipolar disorder. J Med Genet 36:585–594, 1999
47) Cusin C, Serretti A, Lattuada E, et al: Influence of 5-HTTLPR and TPH variants on illness time course in mood disorders. J Psychiatr Res 35:217–223, 2001
48) Dager SR, Swann AC: Advances in brain metabolism research: toward a moving picture of neural activity. Biol Psychiatry 39:231–233, 1996
49) DelBello MP, Zimmerman ME, Mills NP, et al: Magnetic resonance imaging analysis of amygdala and other subcortical brain regions in adolescents with bipolar disorder. Bipolar Disord 6:43–52, 2004
50) Dorz S, Borgherini G, Conforti D, et al: Depression in inpatients: bipolar vs. unipolar. Psychol Reports 92:1031–1039, 2003
51) Drevets WC, Ongur D, Price JL: Neuroimaging abnormalities in the subgenual prefrontal cortex: implications for the pathophysiology of familial mood disorders. Mol Psychiatry 3:220–221, 1998
52) Dubal S, Pierson A, Jouvent R: Focused attention in anhedonia: a P3 study. Psychophysiology 37:711–714, 2000
53) Dunn RT, Kimbrell TA, Ketter TA, et al: Principal components of the Beck Depression Inventory and regional cerebral metabolism in unipolar and bipolar depression. Biol Psychiatry 51:387–399, 2002
54) Eastwood SL, Harrison PJ: Hippocampal synaptic pathology in schizophrenia, bipolar disorder and major depression: a study of complexin mRNAs. Mol Psychiatry 5:425–432, 2000

55) El-Mallakh RS, Harrison LT, Li R, et al: An animal model for mania: preliminary results. Prog Neuropsychopharmacol Biol Psychiatry 19:955-962, 1995
56) El Mallakh RS, Schurr A, Payne RS, Li R: Ouabain induction of cycling of multiple spike responses in hippocampal slices is delayed by lithium. J Psychiatr Res 34:115-120, 2000
57) El-Mallakh RS, El-Masri MA, Huff MO, et al: Intracerebroventricular administration of ouabain to rats models human mania. Bipolar Disord 5:362-365, 2003
58) First MB, Spitzer RL, Gibbon M, et al: Structured Clinical Interview for DSM-IV Axis I Disorders, Patient Edition. New York, Biometrics Research Institute, New York State Psychiatric Institute, 1996
59) Frank E, Rush AJ, Blehar M, et al. Skating to where the puck is going to be: a plan for clinical trials and translation research in mood disorders. Biol Psychiatry 52:631-654, 2002
60) Geller B, Badner JA, Tillman R, et al: Linkage disequilibrium of the brain-derived neurotrophic factor Val66Met polymorphism in children with a prepubertal and early adolescent bipolar disorder phenotype. Am J Psychiatry 161:1698-1700, 2004
61) Gershon ES: Bipolar illness and schizophrenia as oligogenic diseases: implications for the future. Biol Psychiatry 47:240-244, 2000
62) Gershon ES, Hamovit J, Guroff JJ, et al: A family study of schizoaffective, bipolar I, bipolar II, unipolar and normal control probands. Arch Gen Psychiatry 39:1157-1167, 1982
63) Geuze E, Vermetten E, Bremner JD: MR-based in vivo hippocampal volumetrics, 2: findings in neuropsychiatric disorders. Mol Psychiatry 10:160-184, 2004
64) Goldberg JF, Harrow M: Consistency of remission and outcome in bipolar and unipolar mood disorders: a 10-year prospective follow-up. J Affect Disord 81:123-131, 2004
65) Goodwin FK, Post RM: 5-hydroxytryptamine and depression: a model for the interaction of normal variance with pathology. Br J Clin Pharmacol 15:393S-405S, 1983
66) Grossman F, Potter WZ: Catecholamines in depression: a cumulative study of urinary norepinephrine and its major metabolites in unipolar and bipolar depressed patients versus healthy volunteers at the NIMH. Psychiatry Res 87:21-27, 1999
67) Hadley D, Hoff M, Holik J, et al: Manic-depression and the norepinephrine transporter gene. Hum Hered 45:165-168, 1995
68) Hall D, Dhilla A, Charalambous A, et al: Sequence variants of the brain-derived neurotrophic factor (BDNF) gene are strongly associated with obsessive-compulsive disorder. Am J Hum Genet 73:370-376, 2003
69) Harwood AJ, Agam G: Search for a common mechanism of mood stabilizers. Biochem Pharmacol 66:179-189, 2003
70) Hashimoto K, Shimizu E, Iyo M: Critical role of brain-derived neurotrophic factor in mood disorders. Brain Res Brain Res Rev 45:104-114, 2004

71) Hegerl U, Gallinat J, Juckel G: Event-related potentials. Do they reflect central serotonergic neurotransmission and do they predict clinical response to serotonin agonists? J Affect Disord 62:93–100, 2001
72) Hong CJ, Huo SJ, Yen FC, et al : Association study of a brain-derived neurotrophic-factor genetic polymorphism and mood disorders, age of onset and suicidal behavior. Neuropsychobiology 48:186–189, 2003
73) Huang YY, Oquendo MA, Friedman JM, et al: Substance abuse disorder and major depression are associated with the human 5-HT1B receptor gene (HTR1B) G861C polymorphism. Neuropsychopharmacology 28:163–169, 2003
74) Janowsky DS, El-Yousef MK, Davis JM, et al: A cholinergic-adrenergic hypothesis for mania and depression. Lancet 2:632–635, 1972
75) Kanner AM: Structural MRI changes of the brain in depression. Clin EEG Neurosci 35:46–52, 2004
76) Karkowski LM, Kendler KS: An examination of the genetic relationship between bipolar and unipolar illness in an epidemiological sample. Psychiatr Genet 7:159–163 1997
77) Katz MM, Robins E, Croughan J, et al: Behavioral measurement and drug response characteristics of unipolar and bipolar depression. Psychol Med 12:25–36, 1982
78) Kegeles LS, Malone KM, Slifstein M, et al: Response of cortical metabolic deficits to serotonergic challenge in familial mood disorders. Am J Psychiatry 160:76–82, 2003
79) Keightley ML, Seminowicz DA, Bagby RM, et al: Personality influences limbic-cortical interactions during sad mood induction. Neuroimage 20:2031–2039, 2003
80) Kessing LV: The effect of the first manic episode in affective disorder: a case register study of hospitalized episodes. J Affect Disord 53:233–239, 1999
81) Kessing LV, Andersen PK: The effect of episodes on recurrence of affective disorders: a case register study. J Affect Disord 53:225–231, 1999
82) Ketter TA, Wang PW: Predictors of treatment response in bipolar disorders: evidence from clinical and brain imaging studies. J Clin Psychiatry 63 (suppl 3):21–25, 2002
83) Ketter TA, Kimbrell TA, George MS, et al: Effects of mood and subtype on cerebral glucose metabolism in treatment-resistant bipolar disorder. Biol Psychiatry 49:97–109, 2001
84) Knott V, Waters B, Lapierre Y, et al: Neurophysiological correlates of sibling pairs discordant for bipolar affective disorder. Am J Psychiatry 142:248–250, 1985
85) Kocsis JH, Davis JM, Katz MM, et al: Depressive behavior and hyperactive adrenocortical function. Am J Psychiatry 142:1291–1298, 1985
86) Koslow SH, Maas JW, Bowden C, et al: Cerebrospinal fluid and urinary biogenic amines and metabolites in depression, mania, and healthy controls. Arch Gen Psychiatry 40:999–1010, 1983

87) Kruger S, Seminowicz D, Goldapple K, et al: State and trait influences on mood regulation in bipolar disorder: blood flow differences with an acute mood challenge. Biol Psychiatry 54:1274–1283, 2003
88) Kupfer DJ, Weiss BL, Foster G, et al: Psychomotor activity in affective states. Arch Gen Psychiatry 30:765–768, 1974
89) Kupfer DJ, Pickar D, Himmelhoch JM, et al: Are there two types of unipolar depression? Arch Gen Psychiatry 32:866–871, 1975
90) Kusumi I, Koyama T, Yamashita I: Serotonin-induced platelet intracellular calcium mobilization in depressed patients. Psychopharmacol 113:322–327, 1994
91) Lachman HM, Papolos DF: A molecular model for bipolar affective disorder. Med Hypotheses 45:255–264, 1995
92) Lawrence NS, Williams AM, Surguladze S, et al: Subcortical and ventral prefrontal cortical neural responses to facial expressions distinguish patients with bipolar disorder and major depression. Biol Psychiatry 55:578–587, 2004
93) Lenox RH, Gould TD, Manji HK: Endophenotypes in bipolar disorder. Am J Med Genet 114:391–406, 2002
94) Lerer B, Macciardi F: Pharmacogenetics of antidepressant and mood-stabilizing drugs: a review of candidate-gene studies and future research directions. Int J Neuropsychopharmacol 5:255–275, 2002
95) Lerer B, Macciardi F, Segman RH, et al: Variability of 5-HT2C receptor cys23ser polymorphism among European populations and vulnerability to affective disorder. Mol Psychiatry 6:579–585, 2001
96) Li R, El Mallakh RS: Differential response of bipolar and normal control lymphoblastoid cell sodium pump to ethacrynic acid. J Affect Disord 80:11–17, 2004
97) Li R, El Mallakh RS, Herman MM, et al: Trinucleotide repeat expansion in the beta1 subunit of the sodium pump in manic-depression illness: a negative study. J Affect Disord 60:131–136, 2000
98) Lipton SA: Failures and successes of NMDA receptor antagonists: molecular basis for the use of open-channel blockers like memantine in the treatment of acute and chronic neurologic insults. NeuroRx 1:101–110, 2004
99) Lopez-Figueroa AL, Norton CS, Lopez-Figueroa MO, et al: Serotonin 5-HT1A, 5-HT1B, and 5-HT2A receptor mRNA expression in subjects with major depression, bipolar disorder, and schizophrenia. Biol Psychiatry 55:225–233, 2004
100) Maas JW, Koslow SH, Katz MM, et al: Pretreatment neurotransmitter metabolite levels and response to tricyclic antidepressant drugs. Am J Psychiatry 141:1159–1171, 1984
101) Maas JW, Koslow SH, Davis JM, et al: Catecholamine metabolism and disposition in healthy and depressed subjects. Arch Gen Psychiatry 44:337–344, 1987

102) Maas JW, Katz MM, Frazer A, et al: Current evidence regarding biological hypotheses of depression and accompanying pathophysiological processes: a critique and synthesis of results using clinical and basic research results. Integr Psychiatry 7:155–161, 1991
103) Maas JW, Katz MM, Koslow SH, et al: Adrenomedullary function in depressed patients. J Psychiatr Res 28:357–367, 1994
104) Machado-Vieira R, Kapczinski F, Soares JC: Perspectives for the development of animal models of bipolar disorder. Prog Neuro-Psychopharmacol Biol Psychiatry 28:209–224, 2004
105) MacQueen GM, Young LT, Robb JC, et al: Effect of number of episodes on well-being and functioning of patients with bipolar disorder. Acta Psychiatr Scand 101:374–381, 2000
106) Malhi GS, Lagopoulos J, Ward PB, et al: Cognitive generation of affect in bipolar depression: an fMRI study. Eur J Neurosci 19:741–754, 2004
107) Mann JJ: Role of the serotonergic system in the pathogenesis of major depression and suicidal behavior. Neuropsychopharmacology 21:99S–105S, 1999
108) Mansour HA, Talkowski ME, Wood J, et al: Serotonin gene polymorphisms and bipolar I disorder: focus on the serotonin transporter. Ann Med 37:590–602, 2005
109) Marvel CL, Paradiso S: Cognitive and neurological impairment in mood disorders. Psychiatr Clin North Am 27:19–36, 2004
110) Massat I, Souery D, Lipp O, et al: A European multicenter association study of HTR2A receptor polymorphism in bipolar affective disorder. Am J Med Genet 96:136–140, 2000
111) McElroy SL, Keck PE Jr, Pope HG Jr, et al: Clinical and research implications of the diagnosis of dysphoric or mixed mania or hypomania. Am J Psychiatry 149:1633–1644, 1992
112) McGuffin P, Rijsdijk F, Andrew M, et al: The heritability of bipolar affective disorder and the genetic relationship to unipolar depression. Arch Gen Psychiatry 60:497–502, 2003
113) McPherson H, Walsh A, Silverstone T: Growth hormone and prolactin response to apomorphine in bipolar and unipolar depression. J Affect Disord 76:121–125, 2003
114) Meltzer HY, Uberkoman-Wiita B, Robertson A, et al: Enhanced serum cortisol response to 5-hydroxytryptophan in depression and mania. Life Sci 33:2541–2549, 1983
115) Mitchell P, Parker G, Jamieson K, et al: Are there any differences between bipolar and unipolar melancholia? J Affect Disord 25:97–105, 1992
116) Moore GJ, Galloway MP: Magnetic resonance spectroscopy: neurochemistry and treatment effects in affective disorders. Psychopharmacol Bull 36:5–23, 2002
117) Moore CM, Breeze JL, Gruber SA, et al: Choline, myo-inositol and mood in bipolar disorder: a proton magnetic resonance spectroscopic imaging study of the anterior cingulate cortex. Bipolar Disord 2:207–216, 2000

118) Mynett-Johnson L, Murphy V, McCormack J, et al: Evidence for an allelic association between bipolar disorder and a Na+,K+ adenosine triphosphatase alpha subunit gene (ATP1A3). Biol Psychiatry 44:47–51, 1998
119) Nakata K, Ujike H, Sakai A, et al: Association study of the brain-derived neurotrophic factor (BDNF) gene with bipolar disorder. Neurosci Lett 337:17–20, 2003
120) Nestler EJ, Gould E, Manji H, et al: Preclinical models: status of basic research in depression. Biol Psychiatry 52:503–528, 2002
121) Neves-Pereira M, Mundo E, Muglia P, et al: The brain-derived neurotrophic factor gene confers susceptibility to bipolar disorder: evidence from a family based association study. Am J Hum Genet 71:651–655, 2002
122) Ni X, Trakalo JM, Mundo E, et al: Family based association study of the serotonin-2A receptor gene (5-HT$_{2A}$) and bipolar disorder. Neuromolecular Med 2:251–259, 2002
123) Noble EP: Addiction and its reward process through polymorphisms of the D2 dopamine receptor gene: a review. Eur Psychiatry 15:79–89, 2000
124) O'Donnell BF, Vohs JL, Hetrick WP, et al: Auditory event-related potential abnormalities in bipolar disorder and schizophrenia. Int J Psychophysiol 53:45–55, 2004
125) Ohara K, Nagai M, Tani K, et al: Polymorphism in the promoter region of the alpha 2A adrenergic receptor gene and mood disorders. Neuroreport 9:1291–1294, 1998
126) Ongur P, Drevets WC, Price JL: Glial reduction in the subgenual prefrontal cortex in mood disorders. Proc Natl Acad Sci USA 95:13290–13295, 1998
127) Osman OT, Rudorfer MV, Potter WZ: Idazoxan: a selective α_2 antagonist and effective sustained antidepressant in two bipolar depressed patients. Arch Gen Psychiatry 46:958–959, 1989
128) Oswald P, Del Favero J, Massat I, et al: Non-replication of the brain-derived neurotrophic factor (BDNF) association in bipolar affective disorder: a Belgian patient-control study. Am J Med Genet 129B:34–35, 2004
129) Papolos DF, Veit S, Faedda GL, et al: Ultra-ultra rapid cycling bipolar disorder is associated with the low activity catecholamine-O-methyltransferase allele. Mol Psychiatry 3:346–349, 1998
130) Perry W, Minassian A, Feifel D, et al: Sensorimotor gating deficits in bipolar disorder patients with acute psychotic mania. Biol Psychiatry 50:418–424, 2001
131) Perugi G, Micheli C, Akiskal HS, et al: Polarity of the first episode, clinical characteristics, and course of manic depressive illness: a systematic retrospective investigation of 320 bipolar I patients. Compr Psychiatry 41:13–18, 2000
132) Pettigrew JD, Miller SM: A 'sticky' interhemispheric switch in bipolar disorder? Proc R Soc Lond D Biol Sci 265:2141–2148, 1998
133) Petty F, Kramer GL, Fulton M, et al: Low plasma GABA is a trait-like marker for bipolar illness. Neuropsychopharmacology 9:125–132, 1993
134) Pierson A, Jouvent R, Quintin P, et al: Information processing deficits in relatives of manic depressive patients. Psychol Med 30:545–555, 2000

135) Post RM, Rubinow DR, Ballenger JC: Conditioning and sensitization in the longitudinal course of affective illness. Br J Psychiatry 149:191–201, 1986
136) Post RM, Denicoff KD, Leverich GS, et al: Morbidity in 258 bipolar outpatients followed for 1 year with daily prospective ratings on the NIMH life chart method. J Clin Psychiatry 64:680–690, 2003
137) Prange AJ, Wilson JC, Lynn CW, et al: L-tryptophan in mania: contribution to a permissive hypothesis of affective disorders. Arch Gen Psychiatry 30:56–62, 1974
138) Price LH, Charney DS, Heninger GR: Three cases of manic symptoms following yohimbine administration. Am J Psychiatry 141:1267–1268, 1984
139) Price LH, Charney DS, Delgado PL, et al: Serotonin function and depression: neuroendocrine and mood responses to intravenous L-tryptophan in depressed patients and healthy comparison subjects. Am J Psychiatry 148:1518–1525, 1991
140) Quintin P, Benkelfat C, Launay JM, et al: Clinical and neurochemical effect of acute tryptophan depletion in unaffected relatives of patients with bipolar affective disorder. Biol Psychiatry 50:184–190, 2001
141) Quitkin FM, Rabkin JG, Prien RF: Bipolar disorder: are there manic-prone and depressive-prone forms? J Clin Psychopharmacol 6:167–172, 1986
142) Rajkowska G, Halaris A, Selemon LD: Reductions in neuronal and glial density characterize the dorsolateral prefrontal cortex in bipolar disorder. Biol Psychiatry 49:741–752, 2001
143) Rapoport SI: In vivo fatty acid incorporation into brain phosholipids in relation to plasma availability, signal transduction and membrane remodeling. J Mol Neurosci 16:243–261, 2001
144) Rice J, Reich T, Andreasen NC, et al: The familial transmission of bipolar illness. Arch Gen Psychiatry 44:441–447, 1987
145) Rose AM, Mellett BJ, Valdes R Jr, et al: Alpha2 isoform of the Na,K-ATPase is reduced in temporal cortex of bipolar individuals. Biol Psychiatry 44:892–897, 1998
146) Rudorfer MV, Ross RJ, Linnoila M, et al: Exaggerated orthostatic responsivity of plasma norepinephrine in depression. Arch Gen Psychiatry 42:1186–1192, 1985
147) Salisbury DF, Shenton ME, McCarley RW: P300 topography differs in schizophrenia and manic psychosis. Biol Psychiatry 45:98–106, 1999
148) Sassi RB, Brambilla P, Nicoletti M, et al: White matter hyperintensities in bipolar and unipolar patients with relatively mild-to-moderate illness severity. J Affect Disord 77:237–245, 2003
149) Schatzberg AF, Samson JA, Bloomingdale KL, et al: Toward a biochemical classification of depressive disorders. X. Urinary catecholamines, their metabolites, and D-type scores in subgroups of depressive disorders. Arch Gen Psychiatry 46:260–268, 1989; erratum Arch Gen Psychiatry 46:860, 1989
150) Schurr A: Energy metabolism, stress hormones and neural recovery from cerebral ischemia/hypoxia. Neurochem Int 41:1–8, 2002

151) Schurr A, Payne R, Miller J, et al: Brain lactate, not glucose, fuels the recovery of synaptic function from hypoxia upon reoxygenation: an in vitro study. Brain Res 744:105-111, 1997a
152) Schurr A, Payne R, Miller J, et al: Glia are the main source of lactate utilized by neurons for recovery of function posthypoxia. Brain Res 774:221-224, 1997b
153) Segurado R, Detera-Wadleigh SD, Levinson DF, et al: Genome scan meta-analysis of schizophrenia and bipolar disorder, part III: bipolar disorder. Am J Hum Genet 73:49-62, 2003
154) Serretti A, Macciardi F, Cusin C, et al: Dopamine receptor D4 gene is associated with delusional symptomatology in mood disorders. Psychiatry Res 80:129-136, 1998a
155) Serretti A, Macciardi F, Cusin C, et al: GABAA alpha-1 subunit gene not associated with depressive symptomatology in mood disorders. Psychiatr Genet 8:251-254, 1998b
156) Serretti A, Lilli R, Lorenzi C, et al: Tryptophan hydroxylase gene and response to lithium prophylaxis in mood disorders. J Psychiatr Res 33:371-377, 1999
157) Serretti A, Lorenzi C, Lilli R, et al: Serotonin receptor 2A, 2C, 1A genes and response to lithium prophylaxis in mood disorders. J Psychiatr Res 34:89-98, 2000
158) Serretti A, Cusin C, Rossini D, et al: Further evidence of a combined effect of SERTPR and TPH on SSRIs response in mood disorders. Am J Med Genet 129B:36-40, 2004
159) Sher L, Oquendo MA, Li S, et al: Prolactin response to fenfluramine administration in patients with unipolar and bipolar depression and healthy controls. Psychoneuroendocrinology 28:559-573, 2003
160) Sitaram N, Nurnberger JI Jr, Gershon ES, et al: Cholinergic regulation of mood and REM sleep: potential model and marker of vulnerability to affective disorder. Am J Psychiatry 139:571-576, 1982
161) Sklar P, Gabriel SB, McInnis MG, et al: Family based association study of 76 candidate genes in bipolar disorder: BDNF is a potential risk locus. Brain-derived neutrophic factor. Mol Psychiatry 7:579-593, 2002
162) Sobczak S, Honig A, van Duinen MA, et al: Serotonergic dysregulation in bipolar disorders: a literature review of serotonergic challenge studies. Bipolar Disord 4:347-356, 2002
163) Souza VB, Muir WJ, Walker MT, et al: Auditory P300 event-related potentials and neuropsychological performance in schizophrenia and bipolar affective disorder. Biol Psychiatry 37:300-310, 1995
164) Stahl WL: The Na,K-ATPase of nervous tissue. Neurochem Int 8:449-476, 1986
165) Stewart RJ, Chen B, Dowlatshahi D, et al: Abnormalities in the cAMP signaling pathway in post-mortem brain tissue from the Stanley Neuropathology Consortium. Brain Res Bull 55:625-629, 2001
166) Stokes PE, Stoll PM, Koslow SH, et al: Pretreatment DST and hypothalamic-pituitary-adrenocortical function in depressed patients and comparison groups. Arch Gen Psychiatry 41:257-267, 1984

167) Stoll AL, Renshaw PF, Yurgelun-Todd DA, et al: Neuroimaging in bipolar disorder: what have we learned? Biol Psychiatry 48:505–517, 2000
168) Strakowski SM, DelBello MP, Adler C, et al: Neuroimaging in bipolar disorder. Bipolar Disord 2:148–164, 2000
169) Strakowski SM, Adler CM, Holland SK, et al: A preliminary fMRI study of sustained attention in euthymic, unmedicated bipolar disorder. Nueropsychopharmacol 29:1734–1740, 2004
170) Strakowski SM, DelBello MP, Adler CM: The functional neuroanatomy of bipolar disorder: a review of neuroimaging findings. Mol Psychiatry 10:105–116, 2005
171) Stratakis CA, Sarlis NJ, Berrettini WH, et al: Lack of linkage between the corticotropin-releasing hormone (CRH) gene and bipolar affective disorder. Mol Psychiatry 2:483–485, 1997
172) Swann AC: Is bipolar depression a specific biological entity? In Bipolar Disorder: Biological Models and Their Clinical Applications. Edited by Young LT, Joffe RT. New York, Marcel Dekker, 1997, pp 255–285
173) Swann AC, Koslow SH, Katz MM, et al: Lithium carbonate treatment of mania. Cerebrospinal fluid and urinary monoamine metabolites and treatment outcome. Arch Gen Psychiatry 44:345–354, 1987
174) Swann AC, Secunda SK, Stokes PE, et al: Stress, depression, and mania: relationship between perceived role of stressful events and clinical and biochemical characteristics. Acta Psychiatr Scand 81:389–397, 1990
175) Swann AC, Stokes PE, Casper R, et al: Hypothalamic-pituitary-adrenocortical function in mixed and pure mania. Acta Psychiatr Scand 85:270–274, 1992
176) Swann AC, Secunda SK, Katz MM, et al: Specificity of mixed affective states: clinical comparison of mixed mania and agitated depression. J Affective Disord 28:81–89, 1993
177) Swann AC, Stokes PE, Secunda S, et al: Depressive mania vs agitated depression: biogenic amine and hypothalamic-pituitary-adrenocortical function. Biol Psychiatry 35:803–813, 1994
178) Swann AC, Katz MM, Bowden CL, et al: Psychomotor performance and monoamine function in bipolar and unipolar affective disorders. Biol Psychiatry 45:979–988, 1999
179) Syagailo YV, Stober G, Grassle M, et al: Association analysis of the functional monoamine oxidase A gene promoter polymorphism in psychiatric disorders. Am J Med Genet 105:168–171, 2001
180) Thomsen PH: Obsessive-compulsive disorder in adolescence. Differential diagnostic considerations in relation to schizophrenia and manic-depressive disorder: a comparison of phenomenology and sociodemographic characteristics. Psychopathology 25:301–310, 1992
181) Tunbridge E, Burnet PW, Sodhi MS, et al: Catechol-O-methyltransferase (COMT) and proline dehydrogenase (PRODH) mRNAs in the dorsolateral prefrontal cortex in schizophrenia, bipolar disorder, and major depression. Synapse 51:112–118, 2004

182) Van Calker D, Belmaker RH: The high affinity inositol transport system—implications for the pathophysiology and treatment of bipolar disorder. Bipolar Disord 2:102–107, 2000
183) Whybrow P, Mendels J: Toward a biology of depression: some suggestions from neurophysiology. Am J Psychiatry 125:45–54, 1969
184) Willour VL, Zandi PP, Huo Y, et al: Genome scan of the fifty-six bipolar pedigrees from the NIMH genetics initiative replication sample: chromosomes 4, 7, 9, 18, 19, 20, and 21. Am J Med Genet 121B:21–27, 2003
185) Winokur G, Wesner R. From unipolar depression to bipolar illness: 29 who changed. Acta Psychiatr Scand 76:59–63, 1987
186) Winsberg ME, Sachs N, Tate DL, et al: Decreased dorsolateral prefrontal N-acetyl aspartate in bipolar disorder. Biol Psychiatry 47:475–481, 2000
187) Wolff EAI, Putnam FW, Post RM: Motor activity and affective illness: the relationship of amplitude and temporal distribution to changes in affective state. Arch Gen Psychiatry 42:288–294, 1985
188) Wolpert EA, Goldberg JF, Harrow M: Rapid-cycling in unipolar and bipolar affective disorders. Am J Psychiatry 147:725–728, 1990
189) Wood SJ, Berger G, Velakoulis D, et al: Proton magnetic resonance spectroscopy in first episode psychosis and ultra high-risk individuals. Schizophr Bull 29:831–843, 2003
190) Yanik M, Vural H, Tutkun H, et al: The role of the arginine-nitric oxide pathway in the pathogenesis of bipolar affective disorder. Eur Arch Psychiatry Clin Neurosci 254:43–47, 2004
191) Young LT, Bezchlibnyk YB, Chen B, et al: Amygdala cyclic adenosine monophosphate response element binding protein phosphorylation in patients with mood disorders: effects of diagnosis, suicide, and drug treatment. Biol Psychiatry 55:570–577, 2004
192) Zandi PP, Willour VL, Huo Y, et al: Genome scan of a second wave of NIMH genetics initiative bipolar pedigrees: chromosomes 2, 11, 13, 14, and X. Am J Med Genet 119B:69–76, 2003

第3章

1) Abecasis GR, Cherny SS, Cookson WO, et al: Merlin-rapid analysis of dense genetic maps using sparse gene flow trees. Nat Genet 30:97–101, 2002
2) Adams LJ, Mitchell PB, Fielder SL, et al: A susceptibility locus for bipolar affective disorder on chromosome 4q35. Am J Hum Genet 62:1084–1091, 1998
3) Amberlas A: Psychologically stressful events in the precipitation of manic episodes. Br J Psychiatry 135:15–21, 1979
4) Arai M, Itokawa M, Yamada K, et al: Association of neural cell adhesion molecule 1 gene polymorphisms with bipolar affective disorder in Japanese individuals. Biol Psychiatry 55:804–810, 2004
5) Badenhop RF, Moses MJ, Scimone A, et al: A genome screen of a large bipolar affective disorder pedigree supports evidence for a susceptibility locus on chromosome 13q. Mol Psychiatry 6:396–403, 2001

6) Badenhop RF, Moses MJ, Scimone A, et al: A genome screen of 13 bipolar affective disorder pedigrees provides evidence for susceptibility loci on chromosome 3 as well as chromosomes 9, 13 and 19. Mol Psychiatry 7:851–859, 2002
7) Badenhop RF, Moses MJ, Scimone A, et al: Genetic refinement and physical mapping of a 2.3 Mb probable disease region associated with a bipolar affective disorder susceptibility locus on chromosome 4q35. Am J Med Genet 117:23–32, 2003
8) Badner JA, Gershon ES: Meta-analysis of whole genome linkage scans of bipolar disorder and schizophrenia. Mol Psychiatry 7:405–411, 2002
9) Barden N: Functional genomics of bipolar disorder. Am J Med Genet B Neuropsychiatr Genet 122:6, 2003
10) Barrett TB, Hauger RL, Kennedy JL, et al: Evidence that a single nucleotide polymorphism in the promoter of the G protein receptor kinase 3 gene is associated with bipolar disorder. Mol Psychiatry 8:546–557, 2003
11) Bebbington P, Wilkins S, Jones P: Life events and psychosis: Initial results from the Camberwell Collaborative Psychosis Study. Br J Psychiatry 162:72–79, 1993
12) Bellivier F, Leroux M, Henry C, et al: Serotonin transporter gene polymorphism influences age at onset in patients with bipolar affective disorder. Neurosci Lett 334:17–20, 2002
13) Berrettini WH: Chromosome 18p11 in bipolar disorder and schizophrenia. Am J Med Genet 122:6, 2003
14) Berrettini WH, Nurnberger JI Jr, Hare TA, et al: Plasma and CSF GABA in affective illness. Br J Psychiatry 141:483–487, 1982
15) Berrettini WH, Nurnberger JI Jr, Hare TA, et al: Reduced plasma and CSF GABA in affective illness: effect of lithium carbonate. Biol Psychiatry 18:185–194, 1983
16) Berrettini WH, Nurnberger JI Jr, Hare TA, et al: CSF GABA in euthymic manic-depressive patients and controls. Biol Psychiatry 21:844–846, 1986
17) Berrettini WH, Golden LR, Martinez MM, et al: A bipolar pedigree series for genomic mapping of disease genes: diagnostic and analytic considerations. Psychiatr Genet 2:125–160, 1991
18) Berrettini WH, Ferraro TN, Goldin LR, et al: Chromosome 18 DNA markers and manic depressive illness: evidence for a susceptibility gene. Proc Natl Acad Sci U S A 91:5918–5921, 1994
19) Bertelsen A, Harvald B, Hauge M: A Danish twin study of manic-depressive disorders. Br J Psychiatry 130:330–351, 1977
20) Biomed European Bipolar Collaborative Group: No association between bipolar disorder and alleles at a functional polymorphism in the COMT gene. Br J Psychiatry 170:526–528, 1997
21) Blackwood DH, He L, Morris SW, et al: A locus for bipolar disorder on chromosome 4p. Nat Genet 12:427–430, 1996
22) Cardno AG, Marshall EJ, Coid B, et al: Heritability estimates for psychotic disorders. Arch Gen Psychiatry 56:162–168, 1999

23) Caspi A, Sugden K, Moffitt TE, et al: Influence of life stress on depression: Moderation by a polymorphism in the 5-HTT gene. Science 301:386–389, 2003
24) Chen YS, Akula N, Detera-Wadleigh SD, et al: Findings in an independent sample support an association between bipolar affective disorder and the G72/G30 locus on chromosome 13q33. Mol Psychiatry 9:87–92, 2004
25) Cichon S, Schumacher J, Muller DJ, et al: A genome screen for genes predisposing to bipolar affective disorder detects a new susceptibility locus on 8q. Hum Mol Genet 10:2933–2944, 2001
26) Collier DA, Stober G, Heils A, et al: A novel functional polymorphism within the promoter of the serotonin transporter gene: possible role in susceptibility to affective disorders. Mol Psychiatry 1:453–460, 1996
27) Cottingham RW, Idury RM, Schaffer AA: Faster sequential genetic linkage computations. Am J Hum Genet 53:252–263, 1993
28) Craddock N, Jacobsen N, Franks E, et al: Molecular genetic investigation of bipolar disorder in the region of the Darier's disease gene (ATP2A2) on chromosome 12q23-q24.1. Mol Psychiatry 4:S71, 1999
29) Curtis D, Kalsi G, Brynjolfsson J, et al: Genome scan of pedigrees multiply affected with bipolar disorder provides further support for the presence of a susceptibility locus on chromosome 12q23-q24, and suggests the presence of additional loci on 1p and 1q. Psychiatr Genet 13:77–84, 2003
30) DePaulo JR: Genetics of bipolar disorder: where do we stand? Am J Psychiatry 161:595–597, 2004
31) Detera-Wadleigh S, Badner JA, Goldin LR, et al: Affected sib-pair analyses reveal support of prior evidence for susceptibility locus for bipolar disorder on 21q. Am J Hum Genet 58:1279–1285, 1996
32) Detera-Wadleigh SD, Badner JA, Yoshikawa T, et al: Initial genome scan of the NIMH Genetics Initiative bipolar pedigrees: Chromosomes 4, 7, 9, 18, 19, 20, and 21q. Am J Med Genet 74:254–262, 1997
33) Detera-Wadleigh SD, Badner JA, Berrettini WH, et al: A high-density genome scan detects evidence for a bipolar disorder susceptibility locus on 13q32 and other potential loci on 1q32 and 18p11.2. Proc Natl Acad Sci USA 96:5604–5609, 1999
34) Dick DM, Foroud T, Edenberg HJ, et al: Apparent replication of suggestive linkage on chromosome 16 in the NIMH Genetics Initiative bipolar pedigrees. Am J Med Genet 114:407–412, 2002
35) Dick DM, Foroud T, Flury L, et al: Genomewide linkage analyses of bipolar disorder: a new sample of 250 pedigrees from the National Institute of Mental Health Genetics Initiative. Am J Hum Genet 73:107–114, 2003
36) Dunner DL, Patrick V, Fieve RR: Life events at the onset of bipolar affective disorder. Am J Psychiatry 136:508–511, 1979
37) Einat H, Yuan P, Gould TD, et al: The role of the extracellular signal-regulated kinase signaling pathway in mood modulation. J Neurosci 23:7311–7316, 2003
38) Ekholm JM, Pekkarinen P, Pajukanta P, et al: Bipolar disorder susceptibility region on Xq24-q27.1 in Finnish families. Mol Psychiatry 7:453–459, 2002

39) Ellenbogen MA, Hodgins S, Walker C-D: High levels of cortisol among adolescent offspring of parents with bipolar disorder: a pilot study. Psychoneuroendocrinology 29:99–106, 2004
40) Ewald H, Flint T, Degn B, et al: A search for a shared segment of a chromosome 10q in patients with bipolar affective disorder from the Faroe Islands. Mol Psychiatry 4:S72, 1999
41) Ewald H, Flint TJ, Jorgensen TH, et al: Search for a shared segment on chromosome 10q26 in patients with bipolar affective disorder or schizophrenia from the Faroe Islands. Am J Med Genet 114:196–204, 2002a
42) Ewald H, Flint T, Kruse TA, et al: A genome-wide scan shows significant linkage between bipolar disorder and chromosome 12q24.3 and suggestive linkage to chromosomes 1p22–21, 4p16, 6q14–22, 10q26 and 16p13.3. Mol Psychiatry 7:734–744, 2002b
43) Eysenck HJ, Wakefield JA, Friedman AF: Diagnosis and clinical assessment: the DSM-III. Annu Rev Psychol 34:167–193, 1983
44) Faraone SV, Matise T, Svrakic D, et al: Genome scan of European American schizophrenia pedigrees: results of the NIMH Genetics Initiative and Millennium Consortium. Am J Med Genet 81:290–295, 1998
45) Faraone SV, Glatt SJ, Tsuang MT: The genetics of pediatric-onset bipolar disorder. Biol Psychiatry 53:970–977, 2003
46) Foroud T, Castelluccio PF, Koller DL, et al: Suggestive evidence of a locus on chromosome 10p using the NIMH Genetics Initiative bipolar affective disorder pedigrees. Am J Med Genet 96:18–23, 2000
47) Garner C, McInnes LA, Service SK, et al: Linkage analysis of a complex pedigree with severe bipolar disorder, using a Markov Chain Monte Carlo method. Am J Hum Genet 68:1061–1064, 2001
48) Gershon ES, Berrettini W, Nurnberger JI Jr, et al: Genetics of affective illness, in Psychopharmocology: The Third Generation of Progress. Edited by Meltzer HY. New York, Raven, 1987, pp 481–491
49) Ginns EI, Ott J, Egeland JA, et al: A genome-wide search for chromosomal loci linked to bipolar affective disorder in the Old Order Amish. Nat Genet 12:431–435, 1996
50) Gizatullin R, Zaboli G, Jonsson EG, et al: Haplotype analysis reveals tryptophan hydroxylase (TPH) 1 gene variants associated with major depression. Biol Psychiatry S9:295–300, 2006
51) Gould TD, Manji HK: The current status of endophenotypes in bipolar disorder. Am J Med Genet 122B:11, 2003
52) Greenwood TA, Alexander M, Keck PE, et al: Evidence for linkage disequilibrium between the dopamine transporter and bipolar disorder. Am J Med Genet 105:145–151, 2001
53) Hattori E, Liu C, Badner JA, et al: Polymorphisms at the G72/G30 locus, on 13q33, are associated with bipolar disorder in two independent pedigree series. Am J Hum Genet 72:1131–1140, 2003

54) Hayden EP, Hetrick WP, O'Donnell BF, et al: An examination of the convergent validity of questionnaire measures, behavioral tasks, and EEG indices of the behavioral activation system in a sample of patients with bipolar disorder. Poster presented at the 18th annual meeting of the Society for Research in Psychopathology, Toronto, ON, Canada, October 2003
55) Hiekkalinna T, Terwilliger JD, Sammalito S, et al: AUTOGSCAN: powerful tools for automated genome-wide linkage and linkage disequilibrium analysis. Twin Res Hum Genet 8:16-21, 2005
56) Hinds D, Risch N: The ASPEX package: affected sib-pair exclusion mapping. Available at http://aspex.sourceforge.net/. Accessed March 2006.
57) Itokawa M, Yamada K, Iwayama-Shigeno Y, et al: Genetic analysis of a functional GRIN2A promoter (GT)n repeat in bipolar disorder pedigrees in humans. Neurosci Lett 345:53-56, 2003
58) Jacobsen NJO, Franks EKE, Jones I, et al: Exclusion of the Darier's disease gene, ATP2A2, as a common susceptibility gene for bipolar disorder. Mol Psychiatry 6:92-97, 2001
59) Johnson SL, Sandrow D, Meyer B, et al: Increases in manic symptoms after life events involving goal attainment. J Abnorm Psychol 109:721-727, 2000
60) Jones I, Jacobsen N, Green EK, et al: Evidence for familial cosegregation of major affective disorder and genetic markers flanking the gene for Darier's disease. Mol Psychiatry 7:424-427, 2002
61) Kato T, Iwamoto K, Washizuka S, et al: No association of mutations and mRNA expression of WFS1/wolframin with bipolar disorder in humans. Neuroscience Lett 338:21-24, 2003
62) Keller MB, Lavori PW, Kane JM, et al: Subsyndromal symptoms in bipolar disorder. Arch Gen Psychiatry 49:371-376, 1992
63) Kelsoe JR, Spence MA, Loetscher E, et al: A genome survey indicates a possible susceptibility locus for bipolar disorder on chromosome 22. Proc Natl Acad Sci U S A 98:585-590, 2001
64) Kendler KS, Heath AC, Neale MC, et al: Alcoholism and major depression in women: a twin study of the causes of comorbidity. Arch Gen Psychiatry 50:690-698, 1993a
65) Kendler KS, Neale M, Kessler R, et al: A twin study of recent life events and difficulties. Arch Gen Psychiatry 50:789-796, 1993b
66) Kong A, Cox NJ: Allele-sharing models: LOD scores and accurate linkage tests Am J Hum Genet 61:1179-1188, 1997
67) Kruglyak L, Lander ES: Complete multipoint sib-pair analysis of qualitative and quantitative traits. Am J Hum Genet 57:439-454, 1995
68) Kwapil TR, Miller MB, Zinser MC, et al: A longitudinal study of high scorers on the hypomanic personality scale. J Abnorm Psychol 109:222-226, 2000
69) Lachman HM, Morrow B, Shprintzen R, et al: Association of codon 108/158 catechol-O-methyltransferase gene polymorphism with the psychiatric manifestations of velo-cardio-facial syndrome. Am J Med Genet 67:468-472, 1996

70) Lai T-J, Wu C-Y, Tsai H-W, et al. Polymorphism screening and haplotype analysis of the tryptophan hydroxylase gene (TPH1) and association with bipolar affective disorder in Taiwan. BMC Medical Genetics 6:14, 2005
71) Lander ES, Green P: Construction of multilocus genetic linkage maps in humans. Proc Natl Acad Sci 84:2363–2367, 1987
72) Lander E, Kruglyak L: Genetic dissection of complex traits: guidelines for interpreting and reporting linkage results. Nat Genet 11:241–247, 1995
73) Lathrop GM, Lalouel JM, Julier C, et al: Strategies for multilocus linkage analysis in humans. Proc Natl Acad Sci 81:3443–3446, 1984
74) Lenox RH, Gould TD, Manji HK: Endophenotypes in bipolar disorder. Am J Med Genet 114:391–406, 2002; erratum Am J Med Genet 114:592, 2002
75) Levinson DF, Levinson MD, Seguardo R, et al: Genome scan meta-analysis of schizophrenia and bipolar disorder, I: methods and power analysis. Am J Hum Genet 73:17–33, 2003
76) Liu J, Aita VM, Knowles JA, et al: Search for susceptibility loci in extended pedigrees with bipolar affective disorder. Mol Psychiatry 4:S21, 1999
77) Liu J, Juo SH, Terwilliger JD, et al: A follow-up linkage study supports evidence for a bipolar affective disorder locus on chromosome 21q22. Am J Med Genet 105:189–194, 2001
78) Liu J, Juo SH, Dewan A, et al: Evidence for a putative bipolar disorder locus on 2p13–16 and other potential loci on 4q31, 7q34, 8q13, 9q31, 10q21–24, 13q32, 14q21 and 17q11–12. Mol Psychiatry 8:333–342, 2003
79) Lozano BE, Johnson SL: Can personality traits predict increases in manic and depressive symptoms? J Affect Disord 63:103–111, 2001
80) Malkhoff-Schwartz S, Frank E, Anderson B, et al: Stressful life events and social rhythm disruption in the onset of manic and depressive bipolar episodes: a preliminary investigation. Arch Gen Psychiatry 55: 702–707, 1998
81) Massat I, Souery D, Del-Favero J, et al: Excess of allele 1 for α_3 subunit GABA receptor gene (GABRA3) in bipolar patients: a multicentric association study. Mol Psychiatry 7:201–207, 2002a
82) Massat I, Souery D, Del-Favero J, et al: Positive association of dopamine D2 receptor polymorphism with bipolar affective disorder in a European multicenter association study of affective disorders. Am J Med Genet 114:177–185, 2002b
83) McInnis MG, MacKinnon DF, McMahon FJ, et al: Evidence for a susceptibility loci for bipolar disorder on the X chromosome. Mol Psychiatry 4:S75, 1999
84) McInnis M, Dick DM, Willour VL, et al: Genome-wide scan and conditional analysis in bipolar disorder: evidence for genomic interaction in the National Institute of Mental Health Genetics Initiative bipolar pedigrees. Biol Psychiatry 54:1265–1273, 2003a
85) McInnis M, Lan T-H, Willour VL, et al: Genome-wide scan of bipolar disorder in 65 pedigrees: supportive evidence for linkage at 8q24, 18q22, 4q32, 2p12, and 13q12. Mol Psychiatry 8:288–298, 2003b
86) Meloni R, Leboyer M, Bellivier F, et al: Association of manic-depressive illness with tyrosine hydroxylase microsatellite marker. Lancet 345:932, 1995

87) Mendelwicz J, Rainer JD: Adoption study supporting genetic transmission in manic-depressive illness. Nature 368:327–329, 1977
88) Miklowitz DJ, Goldstein MJ, Nuechterlien KH, et al: Family factors and the course of bipolar affective disorder. Arch Gen Psychiatry 45: 225–231, 1988
89) Morissette J, Villeneuve A, Bordeleau L, et al: Genome-wide search for linkage of bipolar affective disorders in a very large pedigree derived from a homogeneous population in Quebec points to a locus of major effect on chromosome 12q23-q24. Am J Med Genet 88:567–587, 1999
90) Mortensen PB, Pedersen CB, Melbye M, et al: Individual and familial risk factors for bipolar affective disorders in Denmark. Arch Gen Psychiatry 60:1209–1215, 2003
91) Muglia P, Petronis A, Mundo E, et al: Dopamine D4 receptor and tyrosine hydroylase genes in bipolar disorder: evidence for a role of DRD4. Mol Psychiatry 7:860–866, 2002
92) Mundo E, Tharmalingham S, Neves-Pereira M, et al: Evidence that the N-methyl-D-aspartate subunit 1 receptor gene (GRIN1) confers susceptibility to bipolar disorder. Mol Psychiatry 8:241–245, 2003
93) Murray CJL, Lopez AD (eds): The Global Burden of Disease: A Comprehensive Assessment of Mortality and Disability From Diseases, Injuries, and Risk Factors in 1990 and Projected to 2020. Boston, MA, Harvard University Press, 1996
94) Nakata K, Ujike H, Sakai A, et al: Association study of the brain-derived neurotrophic factor (BDNF) gene with bipolar disorder. Neurosci Lett 337:17–20, 2003
95) Nanko S, Yokoyama H, Hoshino Y, et al: Organic mood syndrome in two siblings with Wolfram syndrome. Br J Psychiatry 161:282, 1992
96) Neves-Pereira M, Mundo E, Muglia P, et al: The brain-derived neurotrophic factor gene confers susceptibility to bipolar disorder: evidence from a family based association study. Am J Hum Genet 71:651–655, 2002
97) Nurnberger JI Jr, Adkins S, Lahiri DK, et al: Melatonin suppression by light in euthymic bipolar and unipolar patients. Arch Gen Psychiatry 57:572–579, 2000
98) Nurnberger JI Jr, Foroud T, Flury L, et al: Evidence for a locus on chromosome 1 that influences vulnerability to alcoholism and affective disorder. Am J Psychiatry 158:718–724, 2001
99) O'Connell JR, Weeks DE: The VITESSE algorithm for rapid exact multilocus linkage analysis via genotype set-recoding and fuzzy inheritance. Nat Genet 11:402–408, 1995
100) Ohtsuki T, Ishiguro H, Detera-Wadleigh SD, et al: Association between serotonin 4 receptor gene polymorphisms and bipolar disorder in Japanese case-control samples and the NIMH genetics initiative bipolar pedigrees. Mol Psychiatry 7:954–961, 2002
101) Papadimitriou GN, Dikeos DG, Karadima G, et al. Association between the GABA-A receptor α_5 subunit gene locus (GABRA5) and bipolar affective disorder. Am J Med Genet 81:73–80, 1998

102) Pekkarinen P, Terwilliger J, Bredbacka PE, et al: Evidence of a predisposing locus to bipolar disorder on Xq24-q27.1 in an extended Finnish pedigree. Genome Res 5:105–115, 1995
103) Poltorak M, Khoja I, Hemperly JJ, et al: Disturbances in cell recognition molecules (N-CAM and L1 antigen) in the CSF of patients with schizophrenia. Exp Neurol 131:266–272, 1995
104) Potash JB, Zandi PP, Willour VL, et al: Suggestive linkage to chromosomal regions 13q31 and 22q12 in families with psychotic bipolar disorder. Am J Psychiatry 160:680–686, 2003
105) Ranade SS, Mansour H, Wood J, et al: Linkage and association between serotonin 2A receptor gene polymorphisms and bipolar I disorder. Am J Med Genet 121:28–34, 2003
106) Rice JP, Goate A, Williams JT, et al: Initial genome scan of the NIMH Genetics Initiative bipolar pedigrees: chromosomes 1, 6, 8, 10, and 12. Am J Med Genet 74:247–253, 1997
107) Rotondo A, Mazzanti C, Dell'Osso L, et al: Catechol O-methyltransferase, serotonin transporter, and tryptophan hydroxylase gene polymorphisms in bipolar disorder patients with and without comorbid panic disorder. Am J Psychiatry 159:23–29, 2002
108) Schumacher J, Abon Jamra R, Freudenberg J, et al: Examination of G72 and D-amino-acid oxidase as genetic risk factors for schizophrenia and bipolar affective disorder. Mol Psychiatry 9:203–207, 2004
109) Schwab SG, Hallmayer J, Albus M, et al: Further evidence for a susceptibility locus on chromosome 10p14-p11 in 72 families with schizophrenia by nonparametric linkage analysis. Am J Med Genet 81:302–307, 1998
110) Segurado R, Detera-Wadleigh SD, Levinson DF, et al: Genome scan meta-analysis of schizophrenia and bipolar disorder, III: bipolar disorder. Am J Hum Genet 73:49–62, 2003
111) Sham PC, Curtis D: An extended transmission/disequilibrium test (TDT) for multi-allele marker loci. Ann Hum Genet 59:97–105, 1995
112) Sklar P, Gabriel SB, McInnis MG, et al: Family based association study of 76 candidate genes in bipolar disorder: BDNF is a potential risk locus. Mol Psychiatry 7:579–593, 2002
113) Spitzer R, Endicott J, Robins E: Research diagnostic criteria: rationale and reliability. Arch Gen Psychiatry 35:773–782, 1978
114) Stine OC, McMahon FJ, Chen L, et al: Initial genome screen for bipolar disorder in the NIMH Genetics Initiative pedigrees: chromosomes 2, 11, 13, 14, and X. Am J Med Genet 74:263–269, 1997
115) Straub RE, Lehner T, Luo Y, et al: A possible vulnerability locus for bipolar affective disorder on chromosome 21q22.3. Nat Genet 8:291–296, 1994
116) Toyota T, Watanabe A, Shibuya H, et al: Association study on the DUSP6 gene, an affective disorder candidate gene on 12q23, performed by using flourescence resosnance energy transfer-based melting curve analysis on the LightCycler. Mol Psychiatry 5:489–494, 2000

117) Toyota T, Hattori E, Meerabux J, et al: Molecular analysis, mutation screening, and association study of adenylate cyclase type 9 gene (ADCY9) in mood disorders. Am J Med Genet 114:84–92, 2002a
118) Toyota T, Yamada K, Saito K, et al: Association analysis of adenylate cyclase type 9 gene using pedigree disequilibrium test in bipolar disorder. Mol Psychiatry 7:450–452, 2002b
119) Turecki G, Alda M, Grof P, et al: No association between chromosome-18 markers and lithium-responsive affective disorders. Psychiatry Res 63:17–23, 1996
120) Turecki G, Grof P, Grof E, et al: Mapping susceptibility genes for bipolar disorder: a pharmacogenetic approach based on excellent response to lithium. Mol Psychiatry 6:570–578, 2001
121) Wender PH, Kety SS, Rosenthal D, et al: Psychiatric disorders in the biological and adoptive families of adopted individuals with affective disorders. Arch Gen Psychiatry 43:923–929, 1986
122) Willour VL, Zandi PP, Huo Y, et al: Genome scan of the fifty-six bipolar pedigrees from the NIMH Genetics Initiative replication sample: Chromosomes 4, 7, 9, 18, 20, and 21. Am J Med Genet 121:21–27, 2003
123) Willner P, Muscat R, Phillips G: The role of dopamine in rewarded behavior: ability, insight, drive or incentive? Pol J Pharmacol Pharm 43:291–300, 1991
124) Willner P, Muscat R, Papp M: An animal model of anhedonia. Clin Neuropharmacol 15a:550–551, 1992
125) Winokur G, Cadoret R, Dorzab J, et al: Depressive disease: a genetic study. Arch Gen Psychiatry 24:135–144, 1971
126) Wyatt RJ, Henter I: An economic evaluation of manic-depressive illness: 1991. Social Psychiatry Psychiatr Epidemiol 30:213–219, 1995
127) Zandi PP, Willour VL, Huo Y, et al: Genome scan of a second wave of NIMH Genetics Initiative bipolar pedigrees: chromosomes 2, 11, 13, 14, and X. Am J Med Genet 119:69–76, 2003
128) Zill P, Malitas PN, Bondy B, et al: Analysis of polymorphisms in the alpha-subunit of the olfactory G-protein Golf in lithium-treated bipolar patients. Psychiatric Genet 13:65–69, 2003

第4章

1) Angold A: Childhood and adolescent depression. I. Epidemiological and aetiological aspects. Br J Psychiatry 152:601–611, 1988a
2) Angold A: Childhood and adolescent depression. II: Research in clinical populations. Br J Psychiatry 153:476–492, 1988b
3) Benazzi F: Bipolar II versus unipolar chronic depression: a 312-case study. Compr Psychiatry 40:418–421, 1999a
4) Benazzi F: Chronic atypical major depressive episode in private practice: unipolar and bipolar II. Acta Psychiatr Scand 100:418–423, 1999b

5) Biederman J, Faraone SV, Milberger S, et al: Predictors of persistence and remission of ADHD: results from a four-year prospective follow-up study of ADHD children. J Am Acad Child Adolesc Psychiatry 35:343–351, 1996
6) Biederman J, Mick E, Spencer TJ, et al: Therapeutic dilemmas in the pharmacotherapy of bipolar depression in the young. J Child Adolesc Psychiatry 10:185–192, 2000
7) Botteron KN, Geller B: Pharmacologic treatment of childhood and adolescent mania. Child Adolesc Psychiatr Clin N Am 4:283–304, 1995
8) Brent DA, Perper JA, Goldstein CE, et al: Risk factors for adolescent suicide. A comparison of adolescent suicide victims with suicidal inpatients. Arch Gen Psychiatry 45:581–588, 1988
9) Brent DA, Perper JA, Moritz G, et al: Psychiatric risk factors for adolescent suicide: a case-control study. J Am Acad Child Adolesc Psychiatry 32:521–529, 1993
10) Butler SF, Arredondo DE, McCloskey V: Affective comorbidity in children and adolescents with attention deficit hyperactivity disorder. Ann Clin Psychiatry 7:51–55, 1995
11) Calabrese JR, Rapport DJ, Kimmel SE, et al: Controlled trials in bipolar I depression: focus on switch rates and efficacy. Eur Neuropsychopharmacol 9 (suppl 4):S109–S112, 1999
12) Carlson GA: Classification issues of bipolar disorders in childhood. Psychiatr Rev 2:273–285, 1984
13) Cicero D, El-Mallakh RS, Holman J, et al: Antidepressant exposure in children diagnosed with bipolar disorder. Psychiatry 66:317–322, 2003
14) DelBello MP, Soutullo CA, Hendricks W, et al: Prior stimulant treatment in adolescents with bipolar disorder: association with age at onset. Bipolar Disord 3:53–57, 2001
15) DeLong GR, Aldershof AL: Long-term experience with lithium treatment in childhood: correlation with clinical diagnosis. J Am Acad Child Adolesc Psychiatry 26:389–394, 1987
16) Egeland JA, Hostetter AM, Pauls DL, et al: Prodromal symptoms before onset of manic-depressive disorder suggested by first hospital admission histories. J Am Acad Child Adolesc Psychiatry 39:1245–1252, 2000
17) El-Mallakh RS, Karippot A: Use of antidepressants to treat depression in bipolar disorder. Psychiatric Serv 53:580–584, 2002
18) El-Mallakh RS, Barrett JL, Wyatt RJ: The Na,K-ATPase hypothesis for bipolar disorder: implications of normal development. J Child Adolesc Psychopharmacol 3:37–52, 1993
19) Fatemi SH, Rapport DJ, Calabrese JR, et al: Lamotrigine in rapid-cycling bipolar disorder. J Clin Psychiatry 58:522–527, 1997
20) Ferro T, Carlson GA, Grayson P, et al: Depressive disorders: distinctions in Children. J Am Acad Child Adolesc Psychiatry 33:664–670, 1994
21) Fetner HH, Geller B: Lithium and tricyclic antidepressants. Psychiatr Clin North Am 15:223–224, 1992

22) Fleming JE, Offord DR: Epidemiology of childhood depressive disorders: a critical review. J Am Acad Child Adolesc Psychiatry 29:571-580, 1990
23) Fristad MA, Goldberg-Arnold JS, Gavazzi SM: Multifamily psychoeducation groups (MFPG) for families of children with bipolar disorder. Bipolar Disord 4:254-262, 2002
24) Geller B, Luby J: Child and adolescent bipolar disorder: a review of the past 10 years. J Am Acad Child Adolesc Psychiatry 36:1168-1176, 1997
25) Geller B, Fox LW, Clark KA: Rate and predictors of prepubertal bipolarity during follow-up of 6- to 12-year-old depressed children. J Am Acad Child Adolesc Psychiatry 33:461-468, 1994
26) Geller B, Sun K, Zimerman B, et al: Complex and rapid cycling in bipolar children and adolescents: a preliminary study. J Affect Disord 34:259-268, 1995
27) Geller B, Craney JL, Bolhofner K, et al: One-year recovery and relapse rates of children with a prepubertal and early adolescent bipolar disorder phenotype. Am J Psychiatry 158:303-305, 2001a
28) Geller B, Zimerman B, Williams M, et al: Bipolar disorder at prospective follow-up of adults who had prepubertal major depressive disorder. Am J Psychiatry 158:125-127, 2001b
29) Hirschfeld RM, Calabrese JR, Weissman MM, et al: Screening for bipolar disorder in the community. J Clin Psychiatry 64:53-59, 2003
30) Hsu LK: Lithium-resistant adolescent mania. J Am Acad Child Adolesc Psychiatry 25:280-283, 1986
31) Kafantaris V: Treatment of bipolar disorder in children and adolescents. J Am Acad Child Adolesc Psychiatry 34:732-741, 1995
32) Kowatch RA, Suppes T, Carmody TJ, et al: Effect size of lithium, divalproex sodium, and carbamazepine in children and adolescents with bipolar disorder. J Am Acad Child Adolesc Psychiatry 39:713-720, 2000
33) Kovacs M: Presentation and course of major depressive disorder during childhood and later years of the life span. J Am Acad Child Adolesc Psychiatry 35:705-715, 1996
34) Kovacs M, Gatsonis C: Secular trends in age at onset of major depressive disorder in a clinical sample of children. J Psychiatr Res 28:319-329, 1994
35) Kuhs H, Reschke D: Psychomotor activity in unipolar and bipolar depressive patients. Psychopathology 25:109-116, 1992
36) Lewinsohn PM, Hops H, Roberts RE, et al: Adolescent psychopathology: I. prevalence and incidence of depression and other DSM-III-R disorders in high school students. J Abnorm Psychol 102:133-144, 1993; erratum 102:517, 1993
37) Lewinsohn PM, Klein DN, Seeley JR: Bipolar disorders in a community sample of older adolescents: prevalence, phenomenology, comorbidity, and course. J Am Acad Child Adolesc Psychiatry 34:151-163, 1995
38) Lish JD, Dime-Meenan S, Whybrow PC, et al: The national depressive and manic-depressive association (DMDA) survey of bipolar members. J Affect Disord 31:281-294, 1994

39) Luby JL, Mrakotsky C: Depressed preschoolers with bipolar family history: a group at high risk for later switching to mania? J Child Adolesc Psychiatry 13:187–197, 2003
40) McElroy SL, Keck PE Jr, Pope HG Jr, et al: Clinical and research implications of the diagnosis of dysphoric or mixed mania or hypomania. Am J Psychiatry 149:1633–1644, 1992
41) McGlashan TH: Adolescent versus adult onset of mania. Am J Psychiatry 145:221–223, 1988
42) Pavuluri MN, Henry DB, Devineni B, et al : Child Mania Rating Scale (CMRS): development, reliability and validity. Biol Psychiatry 55:S84, 2004a
43) Pavuluri MN, Henry DB, Devineni B, et al : A pharmacotherapy algorithm for stabilization and maintenance of pediatric bipolar disorder. J Am Acad Child Adolesc Psychiatry 43:859–867, 2004b
44) Rao U, Ryan ND, Birmaher B, et al: Unipolar depression in adolescents: clinical outcome in adulthood. J Am Acad Child Adolesc Psychiatry 34:566–578, 1995
45) Raskin A, Boothe H, Reatig N, et al: Initial response to drugs in depressive illness and psychiatric and community adjustment a year later. Psychol Med 8:71–79, 1978
46) Sanchez L, Hagino O, Weller E, et al: Bipolarity in children. Psychiatr Clin North Am 22:629–648, 1999
47) Schou M: Lithium in psychiatric therapy and prophylaxis. J Psychiatr Res 6:67–95, 1968
48) Strober M, Carlson G: Predictors of bipolar illness in adolescents with major depression: a follow-up investigation. Adolesc Psychiatry 10:299–319, 1982
49) Strober M, Morrell W, Lampert C, et al: Relapse following discontinuation of lithium maintenance therapy in adolescents with bipolar I illness: a naturalistic study. Am J Psychiatry 147:457–461, 1990
50) Strober M, Lampert C, Schmidt S, et al: The course of major depressive disorder in adolescents: I. Recovery and risk of manic switching in a follow-up of psychotic and non-psychotic subtypes. J Am Acad Child Adolesc Psychiatry 32:34–42, 1993
51) Strober M, Schmidt-Lackner S, Freeman R, et al: Recovery and relapse in adolescents with bipolar affective illness: a five-year naturalistic, prospective follow-up. J Am Acad Child Adolesc Psychiatry 34:724–731, 1995
52) Weissman MM, Warner V, John K, et al: Delusional depression and bipolar spectrum: evidence for a possible association from a family study of children. Neuropsychopharmacology 1:257–264, 1988
53) Weller EB, Weller RA: Assessing depression in prepubertal children. Hillside J Clin Psychiatry 8:193–201, 1986a
54) Weller EB, Weller RA: Clinical aspects of childhood depression. Pediatr Ann 15:843–847, 1986b
55) Weller EB, Weller RA, Fristad MA: Lithium dosage guide for prepubertal children: a preliminary report. J Am Acad Child Psychiatry 25:92–95, 1986

56) West SA, Strakowski SM, Sax KW, et al: The comorbidity of attention-deficit hyperactivity disorder in adolescent mania: potential diagnostic and treatment implications. Psychopharmacol Bull 31:347-351, 1995
57) Woolston JL: Case study: carbamazepine treatment of juvenile-onset bipolar disorder. J Am Acad Child Adolesc Psychiatry 38:335-338, 1999
58) Wozniak J, Biederman J, Kiely K, et al: Mania-like symptoms suggestive of childhood-onset bipolar disorder in clinically referred children. J Am Acad Child Adolesc Psychiatry 34:867-976, 1995
59) Wozniak J, Biederman J, Faraone SV, et al: Heterogeneity of childhood conduct disorder: further evidence of a subtype of conduct disorder linked to bipolar disorder. J Affect Disord 64:121-131, 2001
60) Wozniak J, Biederman J, Monuteaux MC, et al: Parsing the comorbidity between bipolar disorder and anxiety disorders: a familial risk analysis. J Child Adolesc Psychopharmacol 12:101-111, 2002
61) Wozniak J, Spencer T, Biederman J, et al: The clinical characteristics of unipolar vs. bipolar major depression in ADHD youth. J Affect Disord 82 (suppl 1):S59-S69, 2004
62) Youngerman J, Canino IA: Lithium carbonate use in children and adolescents: a survey of the literature. Arch Gen Psychiatry 35:216-224, 1978

第5章

1) Ahrens B, Linden M: Is there a suicidality syndrome independent of specific major psychiatric disorder? Results of a split half multiple regression analysis. Acta Psychiatr Scand 94:79-86, 1996
2) Altshuler L, Suppes T, Black D, et al: Impact of antidepressant discontinuation after acute bipolar depression remission on rates of depressive relapse at 1-year follow-up. Am J Psychiatry 160:1252-1262, 2003
3) Angst J, Preisig M: Outcome of a clinical cohort of unipolar, bipolar and schizoaffective patients. Results of a prospective study from 1959 to 1985. Schweiz Arch Neurol Psychiatr 146:17-23, 1995
4) Angst J, Gerber-Werder R, Zuberbuhler HU, et al: Is bipolar I disorder heterogeneous? Eur Arch Psychiatry Clin Neurosci 254:82-91, 2004
5) Baethge C, Gruschka P, Smolka MN, et al: Effectiveness and outcome predictors of long-term lithium prophylaxis in unipolar major depressive disorder. J Psychiatry Neurosci 28:355-361, 2003
6) Baker RW, Brown E, Akiskal HS, et al: Efficacy of olanzapine combined with valproate or lithium in the treatment of dysphoric mania. Br J Psychiatry 185:472-478, 2004
7) Baldessarini RJ, Tondo L, Hennen J: Effects of lithium treatment and its discontinuation on suicide behavior in bipolar manic-depressive disorders. J Clin Psychiatry 60 (suppl 2):77-84, 1999
8) Baldessarini RJ, Tondo L, Hennen J: Treating the suicidal patient with bipolar disorder. Reducing suicide risk with lithium. Ann NY Acad Sci 932:24-38, 2001

9) Beck AT, Steer RA, Brown G: Dysfunctional attitudes and suicidal ideation in psychiatric outpatients. Suicide Life Threat Behav 23:11–20, 1993
10) Berglund M, Nilsson K: Mortality in severe depression. A prospective study including 103 suicides. Acta Psychiatr Scand 76:372–380, 1987
11) Blair-West GW, Mellsop GW, Eyeson-Annan ML: Down-rating lifetime suicide risk in major depression. Acta Psychiatr Scand 95:259–263, 1997
12) Bocchetta A, Chillotti C, Carboni G, et al: Association of personal and familial suicide risk with low serum cholesterol concentration in male lithium patients. Acta Psychiatr Scand 104:37–41, 2001
13) Bonnier B, Gorwood P, Hamon M, et al: Association of 5-HT$_{(2A)}$ receptor gene polymorphism with major affective disorders: the case of a subgroup of bipolar disorder with low suicide risk. Biol Psychiatry 51:762–765, 2002
14) Bostwick JM, Pankratz VS: Affective disorders and suicide risk: a reexamination. Am J Psychiatry 157:1925–1932, 2000
15) Brieger P, Ehrt U, Marneros A: Frequency of comorbid personality disorders in bipolar and unipolar affective disorders. Compr Psychiatry 44:28–34, 2003
16) Brodersen A, Licht RW, Vestergaard P, et al: Sixteen-year mortality in patients with affective disorder commenced on lithium. Br J Psychiatry 176:429–433, 2000
17) Brodsky BS, Malone KM, Ellis SP, et al: Characteristics of borderline personality disorder associated with suicidal behavior. Am J Psychiatry 154:1715–1719, 1997
18) Brown GK, Beck AT, Steer RA, et al: Risk factors for suicide in psychiatric outpatients: a 20-year prospective study. J Consult Clin Psychol 68:371–377, 2000
19) Carter TD, Mundo E, Parikh SV, et al: Early age at onset as a risk factor for poor outcome of bipolar disorder. J Psychiatr Res 37:297–303, 2003
20) Cassidy F, Carroll BJ: Frequencies of signs and symptoms in mixed and pure episodes of mania: implications for the study of manic episodes. Prog Neuropsychopharmacol Biol Psychiatry 25:659–665, 2001
21) Chen YW, Dilsaver SC: Lifetime rates of suicide attempts among subjects with bipolar and unipolar disorders relative to subjects with other Axis I disorders. Biol Psychiatry 39:896–899, 1996
22) Coppen A, Farmer R: Suicide mortality in patients on lithium maintenance therapy. J Affect Disord 50:261–267, 1998
23) Coppen A, Standish-Barry H, Bailey J, et al: Does lithium reduce the mortality of recurrent mood disorders? J Affect Disord 23:1–7, 1991
24) Corcos M, Taieb O, Benoit-Lamy S, et al: Suicide attempts in women with bulimia nervosa: frequency and characteristics. Acta Psychiatr Scand 106:381–386, 2002
25) Coryell W, Solomon D, Turvey C, et al: The long-term course of rapid-cycling bipolar disorder. Arch Gen Psychiatry 60:914–920, 2003
26) Dalton EJ, Cate-Carter TD, Mundo E, et al: Suicide risk in bipolar patients: the role of co-morbid substance use disorders. Bipolar Disord 5:58–61, 2003

27) Dilsaver SC, Chen YW, Swann AC, et al: Suicidality in patients with pure and depressive mania. Am J Psychiatry 151:1312–1315, 1994
28) Fagiolini A, Kupfer DJ, Rucci P, et al: Suicide attempts and ideation in patients with bipolar I disorder. J Clin Psychiatry 65:509–514, 2004
29) Feinman JA, Dunner DL: The effect of alcohol and substance abuse on the course of bipolar affective disorder. J Affect Disord 37:43–49, 1996
30) Frank E, Cyranowski JM, Rucci P, et al: Clinical significance of lifetime panic spectrum symptoms in the treatment of patients with bipolar I disorder. Arch Gen Psychiatry 59:905–911, 2002
31) Ghaemi SN, Rosenquist KJ, Ko JY, et al: Antidepressant treatment in bipolar versus unipolar depression. Am J Psychiatry 161:163–165, 2004
32) Goodwin FK, Jamison KR: Manic Depressive Illness. New York, Oxford University Press, 1990
33) Goodwin FK, Fireman B, Simon GE, et al: Suicide risk in bipolar disorder during treatment with lithium and divalproex. JAMA 290:1467–1473, 2003
34) Goodwin GM, Bowden CL, Calabrese JR, et al: A pooled analysis of 2 placebo-controlled 18-month trials of lamotrigine and lithium maintenance in bipolar I disorder. J Clin Psychiatry 65:432–441, 2004
35) Gray SM, Otto MW: Psychosocial approaches to suicide prevention: applications to patients with bipolar disorder. J Clin Psychiatry 62 (suppl 25):56–64, 2001
36) Greil W, Ludwig-Mayerhofer W, Erazo N, et al: Lithium versus carbamazepine in the maintenance treatment of bipolar disorders—a randomised study. J Affect Disord 43:151–161, 1997
37) Grunebaum MF, Oquendo MA, Harkavy-Friedman JM, et al: Delusions and suicidality. Am J Psychiatry 158:742–747, 2001
38) Guze SB, Robins E: Suicide and primary affective disorders. Br J Psychiatry 117:437–438, 1970
39) Gyulai L, Bowden CL, McElroy SL, et al: Maintenance efficacy of divalproex in the prevention of bipolar depression. Neuropsychopharmacology 28:1374–1382, 2003
40) Henry C, Van den Bulke D, Bellivier F, et al: Anxiety disorders in 318 bipolar patients: prevalence and impact on illness severity and response to mood stabilizer. J Clin Psychiatry 64:331–335, 2003
41) Hoyer EH, Olesen AV, Mortensen PB. Suicide risk in patients hospitalised because of an affective disorder: a follow-up study, 1973–1993. J Affect Disord 78:209–217, 2004
42) Inskip HM, Harris EC, Barraclough B: Lifetime risk of suicide for affective disorder, alcoholism, and schizophrenia. Br J Psychiatry 172:35–37, 1998
43) Isometsa ET, Henriksson MM, Aro HM, et al: Suicide in bipolar disorder in Finland. Am J Psychiatry 151:1020–1024, 1994
44) Jick H, Kaye JA, Jick SS: Antidepressants and the risk of suicidal behaviors. JAMA 292:338–343, 2004

45) Judd LL, Akiskal HS, Schettler PJ, et al: The long-term natural history of the weekly symptomatic status of bipolar I disorder. Arch Gen Psychiatry 59:530–537, 2002
46) Judd LL, Akiskal HS, Schettler PJ, et al: A prospective investigation of the natural history of the long-term weekly symptomatic status of bipolar II disorder. Arch Gen Psychiatry 60:261–269, 2003
47) Kelly TM, Cornelius JR, Lynch KG: Psychiatric and substance use disorders as risk factors for attempted suicide among adolescents: a case control study. Suicide Life Threat Behav 32:301–312, 2002
48) Kessler RC, McGonagle KA, Zao S, et al: Lifetime and 12-month prevalence of DSM-III-R psychiatric disorders in the United States. Results from the National Comorbidity Survey. Arch Gen Psychiatry 51:8–19, 1994
49) Kessler RC, Chiu WT, Demler O, et al: Prevalence, severity, and comorbidity of 12-month DSM-IV disorders in the National Comorbidity Survey Replication. Arch Gen Psychiatry 62:617–627, 2005; erratum 62:709, 2005
50) Kleindienst N, Greil W: Differential efficacy of lithium and carbamazepine in the prophylaxis of bipolar disorder: results of the MAP study. Neuropsychobiology 42 (suppl 1):2–10, 2000
51) Krishnan KR: Psychiatric and medical comorbidities of bipolar disorder. Psychosom Med 67:1–8, 2005
52) Leverich GS, Altshuler LL, Frye MA, et al: Factors associated with suicide attempts in 648 patients with bipolar disorder in the Stanley Foundation Bipolar Network. J Clin Psychiatry 64:506–515, 2003
53) Levine J, Chengappa KN, Brar JS, et al: Illness characteristics and their association with prescription patterns for bipolar I disorder. Bipolar Disord 3:41–49, 2001
54) MacKinnon DF, Zandi PP, Gershon E, et al: Rapid switching of mood in families with multiple cases of bipolar disorder. Arch Gen Psychiatry 60:921–928, 2003
55) Malone KM, Waternaux C, Haas GL, et al: Cigarette smoking, suicidal behavior, and serotonin function in major psychiatric disorders. Am J Psychiatry 160:773–779, 2003
56) Mann JJ, Oquendo M, Underwood MD, et al: The neurobiology of suicide risk: a review for the clinician. J Clin Psychiatry 60 (suppl 2):7–11; 1999; discussion 60 (suppl 2):18–20, 113–116, 1999a
57) Mann JJ, Waternaux C, Haas GL, et al: Toward a clinical model of suicidal behavior in psychiatric patients. Am J Psychiatry 156:181–189, 1999b
58) Massat I, Souery D, Lipp O, et al: A European multicenter association study of 5-HTR2A receptor polymorphism in bipolar affective disorder. Am J Med Genet 96:136–140, 2000
59) McElroy SL, Altshuler LL, Suppes T, et al: Axis I psychiatric comorbidity and its relationship to historical illness variables in 288 patients with bipolar disorder. Am J Psychiatry 158:420–426, 2001

60) Meltzer HY, Alphs L, Green AI, et al: Clozapine treatment for suicidality in schizophrenia: International Suicide Prevention Trial (InterSePT). Arch Gen Psychiatry 60:82–91, 2003; erratum 60:735, 2003
61) Minkoff K, Bergman E, Beck AT, et al: Hopelessness, depression, and attempted suicide. Am J Psychiatry 130:455–459, 1973
62) Modestin J, Schwarzenbach F: Effect of psychopharmacotherapy on suicide risk in discharged psychiatric inpatients. Acta Psychiatr Scand 85:173–175, 1992
63) Moffitt TE, Brammer GL, Caspi A, et al: Whole blood serotonin relates to violence in an epidemiological study. Biol Psychiatry 43:446–457, 1998
64) Morgan OW, Griffiths C, Majeed A: Association between mortality from suicide in England and antidepressant prescribing: an ecological study. BMC Public Health 4:63, 2004
65) Morrison JR: Bipolar affective disorder and alcoholism. Am J Psychiatry 131:1130–1133, 1974
66) Muller-Oerlinghausen B, Berghofer A: Antidepressants and suicidal risk. J Clin Psychiatry 60 (suppl 2):94–99, 1999; discussion 60 (suppl 2):111–116, 1999
67) Muller-Oerlinghausen B, Ahrens B, Grof E, et al: The effect of long-term lithium treatment on the mortality of patients with manic-depressive and schizoaffective illness. Acta Psychiatr Scand 86:218–222, 1992
68) Muller-Oerlinghausen B, Wolf T, Ahrens B, et al: Mortality of patients who dropped out from regular lithium prophylaxis: a collaborative study by the International Group for the Study of Lithium-treated patients (IGSLI). Acta Psychiatr Scand 94:344–347, 1996
69) Nemeroff CB, Evans DL, Gyulai L, et al: Double-blind, placebo-controlled comparison of imipramine and paroxetine in the treatment of bipolar depression. Am J Psychiatry 158:906–912, 2001
70) Ni X, Trakalo JM, Mundo E, et al: Family based association study of the serotonin-2A receptor gene (5 HT_{2A}) and bipolar disorder. Neuromolecular Med 2:251–259, 2002
71) Oquendo MA, Mann JJ: Identifying and managing suicide risk in bipolar patients. J Clin Psychiatry 62 (suppl 25):31–34, 2001
72) Oquendo MA, Placidi GP, Malone KM, et al: Positron emission tomography of regional brain metabolic responses to a serotonergic challenge and lethality of suicide attempts in major depression. Arch Gen Psychiatry 60:14–22, 2003
73) Oquendo MA, Galfalvy H, Russo S, et al: Prospective study of clinical predictors of suicidal acts after a major depressive episode in patients with major depressive disorder or bipolar disorder. Am J Psychiatry 161:1433–1441, 2004
74) Perlis RH, Miyahara S, Marangell LB, et al: Long-term implications of early onset in bipolar disorder: data from the first 1000 participants in the systematic treatment enhancement program for bipolar disorder (STEP-BD). Biol Psychiatry 55:875–881, 2004

75) Post RM, Leverich GS, Altshuler L, et al: Lithium-discontinuation-induced refractoriness: preliminary observations. Am J Psychiatry 149:1727–1729, 1992
76) Raja M, Azzoni A: Suicide attempts: differences between unipolar and bipolar patients and among groups with different lethality risk. J Affect Disord 82:437–442, 2004
77) Regier DA, Farmer ME, Rae DS, et al: Comorbidity of mental disorders with alcohol and other drug abuse: results from the Epidemiologic Catchment Area (ECA) Study. JAMA 264:2511–2518, 1990
78) Roy-Byrne PP, Post RM, Hambrick DD, et al: Suicide and course of illness in major affective disorder. J Affect Disord 15:1–8, 1988
79) Rucci P, Frank E, Kostelnik B, et al: Suicide attempts in patients with bipolar I disorder during acute and maintenance phases of intensive treatment with pharmacotherapy and adjunctive psychotherapy. Am J Psychiatry 159:1160–1164, 2002
80) Sachs GS, Yan LJ, Swann AC, et al: Integration of suicide prevention into outpatient management of bipolar disorder. J Clin Psychiatry 62 (suppl 25):3–11, 2001
81) Simon NM, Otto MW, Weiss RD, et al: Pharmacotherapy for bipolar disorder and comorbid conditions: baseline data from STEP-BD. J Clin Psychopharmacol 24:512–520, 2004
82) Simpson SG, Jamison KR: The risk of suicide in patients with bipolar disorders. J Clin Psychiatry 60 (suppl 2):53–56, 1999
83) Slama F, Bellivier F, Henry C, et al: Bipolar patients with suicidal behavior: toward the identification of a clinical subgroup. J Clin Psychiatry 65:1035–1039, 2004
84) Stein D, Lilenfeld LR, Wildman PC, et al: Attempted suicide and self-injury in patients diagnosed with eating disorders. Compr Psychiatry 45:447–451, 2004
85) Strakowski SM, Tohen M, Stoll AL, et al: Comorbidity in mania at first hospitalization. Am J Psychiatry 149:554–556, 1992
86) Strakowski SM, McElroy SL, Keck PE Jr, et al: Suicidality among patients with mixed and manic bipolar disorder. Am J Psychiatry 153:674–676, 1996
87) Tondo L, Baldessarini RJ: Reduced suicide risk during lithium maintenance treatment. J Clin Psychiatry 61 (suppl 9):97–104, 2000
88) Tondo L, Baldessarini RJ, Hennen J, et al: Suicide attempts in major affective disorder patients with comorbid substance use disorders. J Clin Psychiatry 60 (suppl 2):63–69, 1999; discussion 60 (suppl 2):75–76, 113–116, 1999
89) Tondo L, Ghiani C, Albert M: Pharmacologic interventions in suicide prevention. J Clin Psychiatry 62 (suppl 25):51–55, 2001a
90) Tondo L, Hennen J, Baldessarini RJ: Lower suicide risk with long-term lithium treatment in major affective illness: a meta-analysis. Acta Psychiatr Scand 104:163–172, 2001b
91) Tsai SY, Kuo CJ, Chen CC, et al: Risk factors for completed suicide in bipolar disorder. J Clin Psychiatry 63:469–476, 2002

92) Tut TG, Wang JL, Lim CC: Negative association between T102C polymorphism at the 5-HT2A receptor gene and bipolar affective disorders in Singaporean Chinese. J Affect Disord 58:211–214, 2000
93) Vieta E, Colom F, Martinez-Aran A, et al: Bipolar II disorder and comorbidity. Compr Psychiatry 41:339–343, 2000
94) Wu LH, Dunner DL: Suicide attempts in rapid cycling bipolar disorder patients. J Affect Disord 29:57–61, 1993
95) Zureik M, Courbon D, Ducimetière P: Serum cholesterol concentration and death from suicide in men: Paris prospective study I. Br Med J 313:649–651, 1996

第6章

1) Altshuler LL, Keck PE Jr, McElroy SL, et al: Gabapentin in the acute treatment of refractory bipolar disorder. Bipolar Disord 1:61–65, 1999
2) American Psychiatric Association: Practice guideline for the treatment of patients with bipolar disorder (revision). Work Group on Bipolar Disorder. Am J Psychiatry 159(suppl):1–50, 2002
3) Arroyo S, Anhut H, Kugler AR, et al: Pregabalin add-on treatment: a randomized, double-blind, placebo-controlled, dose-response study in adults with partial seizures. Epilepsia 45:20–27, 2004
4) Baker RW, Brown E, Akiskal HS, et al: Efficacy of olanzapine combined with valproate or lithium in treatment of dysphoric mania. Br J Psychiatry 185:472–478, 2004
5) Ballenger JC, Post RM: Carbamazepine in manic-depressive illness: a new treatment. Am J Psychiatry 137:782–790, 1980
6) Barbosa L, Berk M, Vorster M: A double-blind, randomized, placebo-controlled trial of augmentation with lamotrigine or placebo in patients concomitantly treated with fluoxetine for resistant major depressive episodes. J Clin Psychiatry 64:403–407, 2003
7) Barros HM, Leite JR: The effects of carbamazepine on two animal models of depression. Psychopharmacology (Berl) 92:340–342, 1987
8) Beijamini V, Skalisz LL, Joca SR, et al: The effect of oxcarbazepine on behavioural despair and learned helplessness. Eur J Pharmacol 347:23–27, 1998
9) Bisulli F, Baruzzi A, Rosati A, et al: Efficacy of lamotrigine add-on therapy in severe partial epilepsy in adults with drop seizures and secondary bilateral synchrony on EEG. Epileptic Disord 3:151–156, 2001
10) Blackwell B, Shepherd M: Prophylactic lithium: another therapeutic myth? An examination of the evidence to date. Lancet 1:968–971, 1968
11) Bowden CL, Brugger AM, Swann AC, et al: Efficacy of divalproex vs. lithium and placebo in the treatment of mania. The Depakote Mania Study Group. J Am Med Assoc 271:918–924, 1994

12) Bowden CL, Calabrese JR, McElroy SL, et al: A randomized, placebo-controlled 12-month trial of divalproex and lithium in the treatment of outpatients with bipolar I disorder. Divalproex Maintenance Study Group. Arch Gen Psychiatry 57:481–489, 2000
13) Bowden CL, Calabrese JR, Sachs G, et al: A placebo-controlled 18-month trial of lamotrigine and lithium maintenance treatment in recently manic or hypomanic patients with bipolar I disorder. Arch Gen Psychiatry 60:392–400, 2003
14) Bowden CL, Collins MA, McElroy SL, et al: Relationship of mania symptomatology to maintenance treatment response with divalproex, lithium, or placebo. Neuropsychopharmacol 30:1932–1939, 2005
15) Bray GA, Hollander P, Klein S, et al: A 6-month randomized, placebo-controlled, dose-ranging trial of topiramate for weight loss in obesity. Obes Res 11:722–733, 2003
16) Brodie MJ, Chadwick DW, Anhut H, et al: Gabapentin versus lamotrigine monotherapy: a double-blind comparison in newly diagnosed epilepsy. Epilepsia 43:993–1000, 2002
17) Cabras PL, Hardoy MJ, Hardoy MC, et al: Clinical experience with gabapentin in patients with bipolar or schizoaffective disorder: results of an open-label study. J Clin Psychiatry 60:245–248, 1999
18) Calabrese JR, Delucchi GA: Spectrum of efficacy of valproate in 55 patients with rapid-cycling bipolar disorder. Am J Psychiatry 147:431–434, 1990
19) Calabrese JR, Markovitz PJ, Kimmel SE, et al: Spectrum of efficacy of valproate in 78 rapid-cycling bipolar patients. J Clin Psychopharmacol 12 (suppl 1):53S–56S, 1992
20) Calabrese JR, Bowden CL, McElroy SL, et al: Spectrum of activity of lamotrigine in treatment-refractory bipolar disorder. Am J Psychiatry 156:1019–1023, 1999a
21) Calabrese JR, Bowden CL, Sachs GS, et al: A double-blind placebo-controlled study of lamotrigine monotherapy in outpatients with bipolar I depression. Lamictal 602 Study Group. J Clin Psychiatry 60:79–88, 1999b
22) Calabrese JR, Shelton MD, Bowden CL, et al: Bipolar rapid cycling: focus on depression as its hallmark. J Clin Psychiatry 62 (suppl 14):34–41, 2001
23) Calabrese JR, Bowden CL, Sachs GS, et al: A placebo-controlled 18-month trial of lamotrigine and lithium maintenance treatment in recently depressed patients with bipolar I disorder. J Clin Psychiatry 64:1013–1024, 2003
24) Calabrese JR, Vieta E, El-Mallakh, RS, et al: Mood state at study entry as predictor of relapse risk and efficacy spectrum. Biol Psychiatry 56:957–963, 2004
25) Carta MG, Hardoy MC, Hardoy MJ, et al: The clinical use of gabapentin in bipolar spectrum disorders. J Affect Disord 75:83–91, 2003
26) Centorrino F, Albert MJ, Berry JM, et al: Oxcarbazepine: clinical experience with hospitalized psychiatric patients. Bipolar Disord 5:370–374, 2003
27) Cereghino JJ, Biton V, Abou-Khalil B, et al: Levetiracetam for partial seizures: results of a double-blind, randomized clinical trial. Neurology 55:236–242, 2000

28) Denicoff KD, Meglathery SB, Post RM, et al: Efficacy of carbamazepine compared with other agents: a clinical practice survey. J Clin Psychiatry 55:70–76, 1994
29) Denicoff KD, Smith-Jackson EE, Disney ER, et al: Comparative prophylactic efficacy of lithium, carbamazepine, and the combination in bipolar disorder. J Clin Psychiatry 58:470–478, 1997
30) Dietrich DE, Emrich HM: The use of anticonvulsants to augment antidepressant medication. J Clin Psychiatry 59 (suppl 5):51–58, 1998
31) Dilsaver SC, Swann SC, Chen YW, et al: Treatment of bipolar depression with carbamazepine: results of an open study. Biol Psychiatry 40:935–937, 1996
32) El-Mallakh RS: Lithium: Actions and Mechanisms. Washington, DC, American Psychiatric Press, 1996
33) Feltner DE, Crockatt JG, Dubovsky SJ, et al: A randomized, double blind, placebo-controlled, fixed-dose, multicenter study of pregabalin in patients with generalized anxiety disorder. J Clin Psychopharmacol 23:240–249, 2003
34) Frankenburg FR, Zanarini MC: Divalproex sodium treatment of women with borderline personality disorder and bipolar II disorder: a double-blind, placebo-controlled pilot study. J Clin Psychiatry 63:442–446, 2002
35) Frye MA, Ketter TA, Kimbrell TA, et al: A placebo-controlled study of lamotrigine and gabapentin monotherapy in refractory mood disorders. J Clin Psychopharmacol 20:607–614, 2000
36) Gelenberg AJ, Kane JM, Keller MB, et al: Comparison of standard and low serum levels of lithium for maintenance treatment of bipolar disorder. N Engl J Med 321:1489–1493, 1989
37) Ghaemi SN, Goodwin FK: Gabapentin treatment of the non-refractory bipolar spectrum: an open case series. J Affect Disord 65:167–171, 2001
38) Goodwin FK, Murphy DL, Dunner DL, et al: Lithium response in unipolar vs. bipolar depression. Am J Psychiatry 129:44–47, 1972
39) Goodwin GM, Bowden CL, Calbrese JR, et al: A pooled analysis of 2 placebo-controlled 18-month trials of lamotrigine and lithium maintenance in bipolar I disorder. J Clin Psychiatry 65:432–441, 2004
40) Gyulai L, Bowden CL, McElroy SL, et al: Maintenance efficacy of divalproex in the prevention of bipolar depression. Neuropsychopharmacol 28:1374–1382, 2003
41) Hayes SG: Long-term use of valproate in primary psychiatric disorders. J Clin Psychiatry 50(suppl):35–39, 1989
42) Hedges DW, Reimherr FW, Hoopes SP, et al: Treatment of bulimia nervosa with topiramate in a randomized, double-blind, placebo-controlled trial, part 2: improvement in psychiatric measures. J Clin Psychiatry 64:1449–1454, 2003
43) Hoopes SP, Reimherr FW, Hedges DW, et al: Treatment of bulimia nervosa with topiramate in a randomized, double-blind, placebo-controlled trial, part 1: improvement in binge and purge measures. J Clin Psychiatry 64:1335–1341, 2003
44) Hussain MZ, Chaudhry ZA, Hussain S: Topiramate in treatment of refractory bipolar depression (poster abstract). Bipolar Disord 3:43, 2001

45) Johnson BA, Ait-Daoud N, Bowden CL, et al: Oral topiramate in the treatment of alcohol dependence: a randomised controlled trial. Lancet 361: 1677–1685, 2003
46) Keller MB, Lavori PW, Kane JM, et al: Subsyndromal symptoms in bipolar disorder: a comparison of standard and low serum levels of lithium. Arch Gen Psychiatry 49:371–376, 1992
47) Kishimoto A, Ogura C, Hazama H, et al: Long-term prophylactic effects of carbamazepine in affective disorder. Br J Psychiatry 143:327–331, 1983
48) Kleindienst N, Greil W: Differential efficacy of lithium and carbamazepine in the prophylaxis of bipolar disorder: results of the MAP study. Neuropsychobiology 42(suppl):2–10, 2000
49) Kudoh A, Ishihara H, Matsuki A: Effect of carbamazepine on pain scores of unipolar depressed patients with chronic pain: a trial of off-on-off design. Clin J Pain 14:61–65, 1998
50) Kusumaker V, Yatham LN: An open study of lamotrigine in refractory bipolar depression. Psychiatry Res 72:145–148, 1997
51) Marangell LB, Martinez JM, Ketter TA, et al: Lamotrigine treatment of bipolar disorder: data from the first 500 patients in STEP-BD. Bipolar Disord 6:139–143, 2004
52) McElroy SL, Arnold LM, Shapira NA, et al: Topiramate in the treatment of binge eating disorder associated with obesity: a randomized, placebo-controlled trial. Am J Psychiatry 160:255–261, 2003; erratum 160:612, 2003
53) McElroy SL, Kotwal R, Malhotra S, et al: Are mood disorders and obesity related? A review for the mental health professional. J Clin Psychiatry 65:634–651, 2004
54) McIntyre RS, Mancini DA, McCann S, et al: Topiramate versus bupropion SR when added to mood stabilizer therapy for the depressive phase of bipolar disorder: a preliminary single blind study. Bipolar Disord 4:207–213, 2002
55) Mendels J: Lithium in the acute treatment of depressive states, in Lithium Research and Therapy. Edited by Johnson FN. London, Academic Press, 1975, pp 43–62
56) Montanes Rada F, de Lucas Taracena MT: Efficacy of gabapentin in a sample of bipolar patients [in Spanish]. Acta Esp Psiquiatr 29:386–389, 2001
57) Nemeroff CB, Evans DL, Gyulai L, et al: A double-blind, placebo-controlled comparison of imipramine and paroxetine in the treatment of bipolar depression. Am J Psychiatry 158:906–912, 2001
58) Obrocea GV, Dunn RM, Frye MA, et al: Clinical predictors of response to lamotrigine and gabapentin monotherapy in refractory affective disorders. Biol Psychiatry 51:253–260, 2002
59) Pande AC, Davidson JR, Jefferson JW, et al: Treatment of social phobia with gabapentin: a placebo-controlled study. J Clin Psychopharmacol 19:341–348, 1999
60) Pande AC, Crockatt JG, Janney CA, et al: Gabapentin in bipolar disorder: a placebo-controlled trial of adjunctive therapy. Gabapentin Bipolar Disorder Study Group. Bipolar Disord 2:249–255, 2000a

61) Pande AC, Pollack MH, Crockatt J, et al: Placebo-controlled study of gabapentin treatment of panic disorder. J Clin Psychopharmacol 20:467–471, 2000b
62) Pande AC, Crockatt JG, Feltner DE, et al: Pregabalin in generalized anxiety disorder: a placebo-controlled trial. Am J Psychiatry 160:533–540, 2003
63) Pande AC, Feltner DE, Jefferson JW, et al: Efficacy of the novel anxiolytic pregabalin in social anxiety disorder: a placebo-controlled, multicenter study. J Clin Psychopharmacol 24:141–149, 2004
64) Pary R: High dose pregabalin is effective for the treatment of generalised anxiety disorder. Evid Based Ment Health 7:17, 2004
65) Perugi G, Toni C, Ruffalo G, et al: Clinical experience using adjunctive gabapentin in treatment-resistant bipolar mixed states. Pharmacopsychiatry 32:136–141, 1999
66) Perugi G, Toni C, Frare F, et al: Effectiveness of adjunctive gabapentin in resistant bipolar disorder: is it due to anxious-alcohol abuse comorbidity? Clin Psychopharmacol 22:584–591, 2002
67) Placidi GF, Lenzi A, Lazzerini F, et al: The comparative efficacy and safety of carbamazepine versus lithium: a randomized, double-blind 3-year trial in 83 patients. J Clin Psychiatry 47:490–494, 1986
68) Post RM, Uhde TW, Ballenger JC, et al: Carbamazepine and its -10,11-epoxide metabolite in plasma and CSF. Relationship to antidepressant response. Arch Gen Psychiatry 40:673–676, 1983
69) Post RM, Uhde TW, Roy-Byrne PP, et al: Antidepressant effects of carbamazepine. Am J Psychiatry 143:29–34, 1986
70) Post RM, Leverich GS, Rosoff AS, et al: Carbamazepine prophylaxis in refractory affective disorders: focus on long-term follow-up. J Clin Psychopharmacol 10:318–327, 1990
71) Post RM, Ketter TA, Denicoff K, et al: The place of anticonvulsant therapy in bipolar illness. Psychopharmacol (Berl) 128:115–129, 1996
72) Post RM, Altshuler LL, Frye MA, et al: Preliminary observations on the effectiveness of levetiracetam in the open adjunctive treatment of refractory bipolar disorder. J Clin Psychiatry 66:370–374, 2005
73) Sachdeo RC, Leroy RF, Krauss GL, et al: Tiagabine therapy for complex partial seizures. A dose-frequency study. The Tiagabine Study Group. Arch Neurol 54:595–601, 1997
74) Sachs GS, Printz DJ, Kahn DA, et al: The expert consensus guidelines series: medication treatment of bipolar disorder 2000. Postgrad Med Spec No:1–104, 2000
75) Schaffer CB, Schaffer LC: Open maintenance treatment of bipolar disorder spectrum patients who responded to gabapentin augmentation in the acute phase of treatment. J Affect Disord 55:237–240, 1999
76) Schaffer LC, Schaffer CB, Howe J: An open case series on the utility of tiagabine as an augmentation in refractory bipolar outpatients. J Affect Disord 71:259–263, 2002
77) Schou M: Lithium treatment at 52. J Affect Disord 67:21–32, 2001

78) Sokolski KN, Green C, Maris DE, et al: Gabapentin as an adjunct to standard mood stabilizers in outpatients with mixed bipolar symptomatology. Ann Clin Psychiatry 11:217–222, 1999
79) Solomon DA, Ryan CE, Keitner GI, et al: A pilot study of lithium carbonate plus divalproex sodium for continuation and maintenance treatment of patients with bipolar disorder. J Clin Psychiatry 58:95–99, 1997
80) Stark P, Hardison CD: A review of multicenter controlled studies of fluoxetine vs. imipramine and placebo in outpatients with major depressive disorder. J Clin Psychiatry 46:53–58, 1985
81) Stein DJ, Simeon D, Frenkel M, et al: An open trial of valproate in borderline personality disorder. J Clin Psychiatry 56:506–510, 1995
82) Steinacher L, Vandel P, Zullino DF, et al: Carbamazepine augmentation in depressive patients non-responding to citalopram: a pharmacokinetic and clinical pilot study. Eur Neuropsychopharmacol 12:255–260, 2002
83) Suppes T, Brown ES, McElroy SL, et al: Lamotrigine for the treatment of bipolar disorder: a clinical case series. J Affect Disord 53:95–98, 1999
84) Suppes T, Chisholm KA, Dhavale D, et al: Tiagabine in treatment refractory bipolar disorder: a clinical series. Bipolar Disord 4:283–289, 2002
85) Swann AC, Bowden CC, Morris D, et al: Depression during mania. Treatment response to lithium or divalproex. Arch Gen Psychiatry 54:37–42, 1997
86) Tohen M, Castillo J, Pope HG Jr, et al: Concomitant use of valproate and carbamazepine in bipolar and schizoaffective disorders. J Clin Psychopharmacol 14:67–70, 1994
87) Tohen M, Chengappa K, Suppes T, et al: Efficacy of olanzapine in combination with valproate or lithium in the treatment of mania in patients partially nonresponsive to valproate or lithium monotherapy. Arch Gen Psychiatry 59:62–69, 2002
88) Tohen M, Ketter TA, Zarate CA, et al: Olanzapine versus divalproex sodium for the treatment of acute mania and maintenance of remission: a 47-week study. Am J Psychiatry 160:1263–1271, 2003
89) Tohen M, Chengappa KN, Suppes T, et al: Relapse prevention in bipolar I disorder: 18-month comparison of olanzapine plus mood stabiliser v. mood stabiliser alone. Br J Psychiatry 184:337–345, 2004
90) Vieta E, Martinez-Aran A, Nieto E, et al: Adjunctive gabapentin treatment of bipolar disorder. Eur Psychiatry 15:433–437, 2000
91) Vieta E, Goikolea M, Benabarre A, et al: Treatment of bipolar II disorder with lamotrigine [in Spanish]. Acta Exp Psiquiatr 31:65–68, 2003
92) Wang PW, Santosa C, Schumacher M, et al: Gabapentin augmentation therapy in bipolar depression. Bipolar Disord 4:296–301, 2002
93) Weisler RH, Kalali AH, Ketter TA, et al: A multicenter, randomized, double-blind, placebo-controlled trial of extended-release carbamazepine capsules as monotherapy for bipolar disorder patients with manic or mixed episodes. J Clin Psychiatry 65:478–484, 2004

94) Weisler RH, Keck PE, Jr, Swann AC, et al: Extended-release carbamazepine capsules as monotherapy for acute mania in bipolar disorder: a multi-center, randomized, double-blind, placebo-controlled trial. J Clin Psychiatry 66:323–330, 2005
95) Wilding J, Van Gaal L, Rissanen A, et al: A randomized double-blind placebo-controlled study of the long term efficacy and safety of topiramate in the treatment of obese subjects. Int J Obes Relat Metab Disord 28:1399–1410, 2004
96) Wilkes JJ, Nelson E, Osborne M, et al: Topiramate is an insulin-sensitizing compound in vivo with direct effects on adipocytes in female ZDF rats. Am J Physiol Endocrinol Metab 288:E617–E624, 2005a
97) Wilkes JJ, Nguyen MT, Bandyopadhyay GK, et al. Topiramate treatment causes skeletal muscle insulin sensitization and increased Acrp30 secretion in high-fat-fed male Wistar rats. Am J Physiol Endocrin Metab 289:E1015–E1022, 2005b
98) Winsberg ME, DeGolia SG, Strong CM, et al: Divalproex therapy in medication-naive and mood-stabilizer-naive bipolar II depression. J Affect Disord 67:207–212, 2001
99) Yen DJ, Yu HY, Guo YC, et al: A double-blind, placebo-controlled study of topiramate in adult patients with refractory partial epilepsy. Epilepsia 41:1162–1166, 2000
100) Young LT, Robb JC, Hasey GM, et al: Gabapentin as an adjunctive treatment in bipolar disorder. J Affect Disord 55:73–77, 1999
101) Young LT, Joffe RT, Robb JC, et al: Double-blind comparison of addition of a second mood stabilizer versus an antidepressant to an initial mood stabilizer for treatment of patients with bipolar depression. Am J Psychiatry 157:124–126, 2000

第7章

1) Akiskal HS, Djenderedjian AT, Rosenthal RH, et al: Cyclothymic disorder: validating criteria for inclusion in the bipolar affective group. Am J Psychiatry 134.1227–1233, 1977
2) Akiskal HS, Mallya G: Criteria for the "soft" bipolar spectrum: treatment implications. Psychopharmacol Bull 23:68–73, 1987
3) Altshuler LL, Post RM, Leverich GS, et al: Antidepressant-induced mania and cycle acceleration: a controversy revisited. Am J Psychiatry 152:1130–1138, 1995
4) Amsterdam J: Efficacy and safety of venlafaxine in treatment of bipolar II major depressive episode. J Clin Psychopharmacol 18:414–417, 1998
5) Amsterdam JD, Garcia-Espana F: Venlafaxine monotherapy in women with bipolar II and unipolar major depression. J Affect Disord 59:225–229, 2000
6) Amsterdam JD, Shults J: Flouxetine monotherapy of bipolar type II and bipolar NOS major depression: a double-blind, placebo-substitution, continuation study. Int Clin Psychopharmacol 20:257–264, 2005

7) Amsterdam JD, Garcia-Espana F, Fawcett J, et al: Efficacy and safety of fluoxetine in treating bipolar II major depressive episode. J Clin Psychopharmacol 18:435–440, 1998
8) Amsterdam JD, Shults J, Brunswick DJ, Hundert M: Short-term fluoxetine monotherapy for bipolar type II or bipolar NOS major depression—low manic switch rate. Bipolar Disord 6:75–81, 2004
9) Biederman J, Mick E, Spencer TJ, et al.: Therapeutic dilemmas in the pharmacotherapy of bipolar depression in the young. J Child Adolesc Psychopharmacol 10:185–192, 2000
10) Cohn JB, Collins G, Ashbrook E, et al: A comparison of fluoxetine, imipramine and placebo in patients with bipolar depressive disorder. Int Clin Psychopharmacol 4:313–322, 1989
11) Colditz GA, Burdick E, Mosteller F: Heterogeneity in meta-analysis of data from epidemiologic studies: a commentary: Am J Epidemiol 142:371–382, 1995
12) Dilsaver S, Chen Y, Swann A, et al: Suicidality in patients with pure and depressive mania. Am J Psychiatry 151: 1312–1315, 1994
13) El-Mallakh RS: Lithium: Actions and Mechanisms. Washington, DC, American Psychiatric Press, 1994
14) El-Mallakh RS: Bupropion manic induction during euthymia but not during depression. Bipolar Disord 3:159–160, 2001
15) El-Mallakh RS, Karippot A: Antidepressant-associated chronic irritable dysphoria (ACID) in bipolar disorder. J Affect Disord 84:267–272, 2005
16) Geller B, Zimerman B, Williams M, et al: Bipolar disorder at prospective follow-up of adults who had prepubertal major depressive disorder. Am J Psychiatry 158: 125–127, 2001
17) Ghaemi SN (ed): Polypharmacy in Psychiatry. New York, Marcel Dekker, 2002
18) Ghaemi SN, Goodwin FK: Antidepressants for bipolar depression. Am J Psychiatry 162:1545–1546, 2005
19) Ghaemi SN, Boiman EE, Goodwin FK: Diagnosing bipolar disorder and the effect of antidepressants: a naturalistic study. J Clin Psychiatry 61:804–808, 2000
20) Ghaemi SN, Lenox MS, Baldessarini RJ: Effectiveness and safety of long-term antidepressant treatment in bipolar disorder. J Clin Psychiatry 62:565–569, 2001
21) Ghaemi SN, Hsu DJ, Soldani F, et al: Antidepressants in bipolar disorder: the case for caution. Bipolar Disord 5:421–433, 2003
22) Ghaemi SN, Rosenquist KJ, Ko JY, et al: Antidepressant treatment in bipolar versus unipolar depression. Am J Psychiatry 161:163–165, 2004
23) Ghaemi SN, El-Mallakh RS, Baldassano CF, et al: A randomized clinical trial of efficacy and safety of long-term antidepressant use in bipolar disorder (abstract). Bipolar Disord 7 (suppl 2):59, 2005
24) Gijsman HJ, Geddes JR, Rendell JM, et al: Antidepressants for bipolar depression: a systematic review of randomized, controlled trials. Am J Psychiatry 161:1537–1547, 2004

25) Goldberg J, Whiteside J: The association between substance abuse and antidepressant-induced mania in bipolar disorder: a preliminary study. J Clin Psychiatry 63:791-795, 2002
26) Goldberg JF, Truman CJ: Antidepressant-induced mania: an overview of current controversies. Bipolar Disord 5:407-420, 2003
27) Goodwin F, Jamison K: Manic Depressive Illness. New York, Oxford University Press, 1990
28) Henry C, Sorbara F, Lacoste J, et al: Antidepressant-induced mania in bipolar patients: identification of risk factors: J Clin Psychiatry 62:249-255, 2001
29) Himmelhoch JM, Fuchs CZ, Symons BJ: A double-blind study of tranylcypromine treatment of major anergic depression. J Nerv Mental Disease 170:628-634, 1982
30) Himmelhoch JM, Thase ME, Mallinger AG, et al: Tranylcypromine versus imipramine in anergic bipolar depression. Am J Psychiatry 148:910-916, 1991
31) Hirschfeld RM, Lewis L, Vornik LA: Perceptions and impact of bipolar disorder: how far have we really come? Results of the national depressive and manic-depressive association 2000 survey of individuals with bipolar disorder. J Clin Psychiatry 64:161-174, 2003
32) Judd LL, Akiskal HS, Schettler PJ, et al: The long-term natural history of the weekly symptomatic status of bipolar I disorder. Arch Gen Psychiatry 59:530-537, 2002
33) Judd LL, Akiskal HS, Schettler PJ, et al: A prospective investigation of the natural history of the long-term weekly symptomatic status of bipolar II disorder. Arch Gen Psychiatry 60:261-269, 2003
34) Kukopulos A, Caliari B, Tundi A, et al: Rapid cyclers, temperament, and antidepressants. Comprehen Psychiatry 24:249-258, 1983
35) Manwani S, Pardo TB, Albanese M, et al: Bipolar disorder, substance abuse, and antidepressant induced mania (abstract). Bipolar Disord 7 (suppl 2):75, 2005
36) Nemeroff CB, Evans DL, Gyulai L, et al: A double-blind, placebo-controlled comparison of imipramine and paroxetine in the treatment of bipolar depression. Am J Psychiatry 158:906-912, 2001
37) Post RM, Denicoff KD, Leverich GS, et al: Morbidity in 258 bipolar outpatients followed for 1 year with daily prospective ratings on the NIMH life chart method. J Clin Psychiatry 64:680-690, 2003a
38) Post R, Altshuler L, Leverich G, et al: Randomized comparison of bupropion, sertraline, and venlafaxine as adjunctive treatment in acute bipolar depression, in New Research and Abstracts, 157th Annual Meeting of the American Psychiatric Association. New York, May 1-6, 2004. Washington DC, American Psychiatric Association, 2004, pp 259-265
39) Quitkin FM, Kane J, Rifkin A, et al: Prophylactic lithium carbonate with and without imipramine for bipolar I patients: a double-blind study. Arch Gen Psychiatry 38:902-907, 1981
40) Quitkin FM, Rabkin JG, Stewart JW, et al: Study duration in antidepressant research: advantages of a 12-week trial. J Psychiatr Res 20:211-216, 1986

41) Sachs GS, Printz DJ, Kahn DA, et al: The Expert Consensus Guidelines Series: medication treatment of bipolar disorder 2000. Postgrad Med April:1–104, 2000
42) Simpson SG, DePaulo JR: Fluoxetine treatment for bipolar II depression. J Clin Psychopharmacol 11:52–54, 1991
43) Stark P, Hardison CD: A review of multicenter controlled studies of fluoxetine vs imipramine and placebo in outpatients with major depressive disorder. J Clin Psychiatry 46:53–58, 1985
44) Stoll AL, Mayer PB, Kolbrener M, et al: Antidepressant-associated mania: a controlled comparison with spontaneous mania. Am J Psychiatry 151:1642–1645, 1994
45) Thase ME, Mallinger AG, McKnight D, et al: Treatment of imipramine-resistant recurrent depression. III: efficacy of monamine oxidase inhibitors. J Clin Psychiatry 53:5–11, 1992
46) Tohen M, Vieta E, Ketter T, et al: Efficacy of olanzapine and olanzapine-fluoxetine combination in the treatment of bipolar I depression. Arch Gen Psychiatry 60:1079–1088, 2003; erratum 61:176, 2004
47) Wehr T, Goodwin F: Rapid cycling in manic-depressives induced by tricyclic antidepressants. Arch Gen Psychiatry 36:555–559, 1979
48) Wehr TA, Sack DA, Rosenthal NE, et al: Rapid cycling affective disorder: contributing factors and treatment response in 51 patients. Am J Psychiatry 145:179–184, 1988

第8章

1) Ahlfors UG, Baastrup PC, Dencker SJ, et al: Flupenthixol decanoate in recurrent manic depressive illness. A comparison with lithium. Acta Psychiatr Scand 64:226–237, 1981
2) Calabrese J, Keck PE Jr, Macfadden W, et al: A randomized, double-blind, placebo-controlled trial of quetiapine in the treatment of bipolar I or II depression. Am J Psychiatry 162:1351–1360, 2005
3) Gruber AJ, Cole JO: Antidepressant effects of flupenthixol. Pharmacotherapy 11:450–459, 1991
4) Keck PE Jr, McElroy SL, Strakowski SM, et al: Factors associated with maintenance antipsychotic treatment in patients with bipolar disorder. J Clin Psychiatry 57:147–151, 1996
5) Keck PE Jr, Marcus R, Tourkodimitris S, et al: A placebo-controlled, double-blind study of the efficacy and safety of aripiprazole in patients with acute bipolar mania. Am J Psychiatry 160:1651–1658, 2003a
6) Keck PE Jr, Versiani M, Potkin S, et al: Ziprasidone in the treatment of acute bipolar mania: a three-week, placebo-controled, double-blind, randomized trial. Am J Psychiatry 160:741–748, 2003b
7) Littlejohn R, Leslie F, Cookson J: Depot antipsychotics in the prophylaxis of bipolar affective disorder. Br J Psychiatry 165:827–829, 1994

8) Ozerdem A, Tunca Z, Kaya N: The relatively good prognosis of bipolar disorders in a Turkish bipolar clinic. J Affect Disord 64:27–34, 2001
9) Poldinger W, Sieberns S: Depression-inducing and antidepressive effects of neuroleptics. Experiences with flupenthixol and flupenthixol decanote. Neuropsychobiology 10:131–136, 1983
10) Sachs GS, Grossman F, Ghaemi SN, et al: Combination of a mood stabilizer with risperidone or haloperidol for treatment of acute mania: a double-blind, placebo-controlled comparison of efficacy and safety. Am J Psychiatry 159:1146–1154, 2002
11) Stark P, Hardison CD: A review of multicenter controlled studies of fluoxetine vs imipramine and placebo in outpatients with major depressive disorder. J Clin Psychiatry 46:53–58, 1985
12) Tohen M, Sanger TM, McElroy SL, et al: Olanzapine versus placebo in the treatment of acute mania. Am J Psychiatry 156:702–709, 1999
13) Tohen M, Jacobs TG, Grundy SL, et al: Efficacy of olanzapine in acute bipolar mania: a double-blind, placebo-controlled study. The Olanzapine HGGW Study Group. Arch Gen Psychiatry 57:841–849, 2000
14) Tohen M, Zhang F, Taylor CC, et al: A meta-analysis of the use of typical antipsychotic agents in bipolar disorder. J Affect Disord 65:85–93, 2001
15) Tohen M, Vieta E, Ketter T, et al: Efficacy of olanzapine and olanzapine-fluoxetine combination in the treatment of bipolar I depression. Arch Gen Psychiatry 60:1079–1088, 2003; erratum 61:176, 2004
16) Tohen M, Chengappa KN, Suppes T, et al: Relapse prevention in bipolar I disorder: 18-month comparison of olanzapine plus mood stabiliser v. mood stabiliser alone. Br J Psychiatry 184:337–345, 2004
17) Verdoux H, Gonzales B, Takei N, et al: A survey of prescribing practice of antipsychotic maintenance treatment for manic-depressive outpatients. J Affect Disord 38:81–87, 1996
18) Vieta E, Gastó C, Colom F, et al: Role of risperidone in bipolar II: an open 6-month study. J Affect Disord 67:213–219, 2001
19) White E, Cheung P, Silverstone T: Depot antipsychotics in bipolar affective disorder. Int Clin Psychopharmacol 8:119–122, 1993
20) Zarate CA Jr, Tohen M: Double-blind comparison of the continued use of antipsychotic treatment versus its discontinuation in remitted manic patients. Am J Psychiatry 161:169–171, 2004

第9章

1) Altamura AC, Salvadori D, Madaro D, et al: Efficacy and tolerability of quetiapine in the treatment of bipolar disorder: preliminary evidence from a 12-month open-label study. J Affect Disord 76:267–271, 2003
2) Ames A 3rd: CNS energy metabolism as related to function. Brain Res Brain Res Rev 34:42–68, 2000

3) Antelman SM, Caggiula AR, Kucinski BJ, et al: The effects of lithium on a potential cycling model of bipolar disorder. Prog Neuropsychopharmacol Biol Psychiatry 22:495–510, 1998
4) Antelman SM, Levine J, Gershon S, et al: Is inositol likely to be effective in treating bipolar disorder? A prediction from a cycling model of the illness, in Basic Mechanisms and Therapeutic Implications of Bipolar Disorder. Edited by Soares JC, Gershon S. New York, Marcel Dekker, 2000, pp 49–58
5) Baker RW, Tohen M, Fawcett J, et al: Acute dysphoric mania: treatment response to olanzapine versus placebo. Clin Psychopharmacol 23:132–137, 2003
6) Baraban JM, Worley PF, Snyder SH: Second messenger systems and psychoactive drug action: focus on the phosphoinositide system and lithium. Am J Psychiatry 146:1251–1260, 1989
7) Barbee JG, Conrad EJ, Jamhour NJ: The effectiveness of olanzapine, risperidone, quetiapine, and ziprasidone as augmentation agents in treatment-resistant major depressive disorder. J Clin Psychiatry 65:975–981, 2004
8) Barsa JA, Kline NS: Depression treated with chlorpromazine and promethazine. Am J Psychiatry 113:744–745, 1957
9) Baxter LR Jr, Phelps ME, Mazziotta JC, et al: Cerebral metabolic rates for glucose in mood disorders. Studies with positron emission tomography and fluorodeoxyglucose F 18. Arch Gen Psychiatry 42:441–447, 1985
10) Belmaker RH, Fleischmann A: Transcranial magnetic stimulation: a potential new frontier in psychiatry. Biol Psychiatry 38:419–421, 1995
11) Berridge MJ, Downes CP, Hanley MR: Neural and developmental actions of lithium: a unifying hypothesis. Cell 59:411–419, 1989
12) Berry-Kravis E, Booth G, Taylor A, et al: Bruising and the ketogenic diet: evidence for diet-induced changes in platelet function. Ann Neurol 49:98–103, 2001
13) Calabrese JR, Keck PE Jr, Macfadden W, et al: A randomized, double-blind, placebo-controlled trial of quetiapine in the treatment of bipolar I or II depression. Am J Psychiatry 162:1351–1360, 2005
14) Chae JH, Nahas Z, Lomarev M, et al: A review of functional neuroimaging studies of vagus nerve stimulation (VNS). J Psychiatr Res 37:433–455, 2003
15) Chengappa KN, Levine J, Gershon S, et al: Inositol as an add-on treatment for bipolar depression. Bipolar Disord 2:47–55, 2000
16) Chiu CC, Huang SY, Su KP, et al: Polyunsaturated fatty acid deficit in patients with bipolar mania. Eur Neuropsychopharmacol 13:99–103, 2003
17) Ciapparelli A, Dell'Osso L, Tundo A, et al: Electroconvulsive therapy in medication-nonresponsive patients with mixed mania and bipolar depression. J Clin Psychiatry 62:552–555, 2001
18) Dager SR, Friedman SD, Parow A, et al: Brain metabolic alterations in medication-free patients with bipolar disorder. Arch Gen Psychiatry 61:450–458, 2004
19) Dolberg OT, Schreiber S, Grunhaus L: Transcranial magnetic stimulation-induced switch into mania: a report of two cases. Biol Psychiatry 49:468–470, 2001

20) Dolberg OT, Dannon PN, Schreiber S, et al: Transcranial magnetic stimulation in patients with bipolar depression: a double blind, controlled study. Bipolar Disord 4 (suppl 1):94–95, 2002
21) Drevets WC, Price JL, Simpson JR Jr, et al: Subgenual prefrontal cortex abnormalities in mood disorders. Nature 386:824–827, 1997
22) El-Mallakh RS, Paskitti ME: The ketogenic diet may have mood-stabilizing properties. Med Hypotheses 57:724–726, 2001
23) Evins EA, Nierenberg AA, Eisner L, et al: Inositol augmentation of mood stabilizers for bipolar depression. Paper presented at the Fifth International Conference for Bipolar Disorder, Pittsburgh, PA, June 12–14, 2003
24) Frangou S, Lewis M: The Maudsley bipolar disorder project: a double-blind, randomized, placebo-controlled study of ethyl-epa as an adjunct treatment of depression in bipolar disorder. Bipolar Disord 4:123, 2002
25) Garcia-Toro M: Acute manic symptomatology during repetitive transcranial magnetic stimulation in a patient with bipolar depression. Br J Psychiatry 175:491, 1999
26) George MS, Wassermann EM, Williams WA, et al: Changes in mood and hormone levels after rapid-rate transcranial magnetic stimulation (rTMS) of the prefrontal cortex. J Neuropsychiatry Clin Neurosci 8:172–180, 1996
27) George MS, Rush AJ, Marangell LB, et al: A one-year comparison of vagus nerve stimulation with treatment as usual for treatment-resistant depression. Biol Psychiatry 58:364–373, 2005
28) Goldberg JF, Burdick KE, Endick CJ: Preliminary randomized, double-blind, placebo-controlled trial of pramipexole added to mood stabilizers for treatment-resistant bipolar depression. Am J Psychiatry 161:564–566, 2004
29) Grisaru N, Yaroslavsky Y, Abarbanes J, et al: Transcranial magnetic stimulation in depression and schizophrenia. Eur Neuropsychopharmacol 4:287–288, 1994
30) Grunhaus L, Schreiber S, Dolberg OT, et al: Response to ECT in major depression: are there differences between unipolar and bipolar depression? Bipolar Disord 4 (suppl 1):91–93, 2002
31) Hallett M, Cohen LG: Magnetism: a new method for stimulation of nerve and brain. JAMA 262:538–541, 1989
32) Hamakawa H, Murashita J, Yamada N, et al: Reduced intracellular pH in the basal ganglia and whole brain measured by 31P-MRS in bipolar disorder. Psychiatry Clin Neurosci 58:82–88, 2004
33) Himmelhoch JM: Relationship of bipolar depression to involuntary motor disorders, in Basic Mechanisms and Therapeutic Implications. Edited by Soares JC, Gershon S. New York, Marcel Dekker, 2000, pp 317–342
34) Kane JM: The role of neuroleptics in manic-depressive illness. J Clin Psychiatry 49(suppl):12–14, 1988
35) Kato T, Takahashi S, Shioiri T, et al: Brain phosphate metabolism in patients with manic-depressive psychosis [in Japanese]. Seishin Shinkeigaku Zasshi 94:972–976, 1992

36) Kato T, Takahashi S, Shioiri T, et al: Reduction of brain phosphocreatine in bipolar II disorder detected by phosphorus-31 magnetic resonance spectroscopy. J Affect Disord 31:125–133, 1994
37) Kato T, Shioiri, T, Murashita J: Lateralized abnormality of high energy phosphate metabolism in the frontal lobes of patients with bipolar disorder detected by phase-encoded ^{31}P-MRS. Psychol Med 25:557–566, 1995
38) Kato T, Murashita J, Kamiya A, et al: Decreased brain intracellular pH measured by ^{31}P-MRS in bipolar disorder: a confirmation in drug-free patients and correlation with white matter hyperintensity. Eur Arch Psychiatry Clin Neurosci 248:301–306, 1998
39) Keck PE Jr, McElroy SL, Strakowski SM: Anticonvulsants and antipsychotics in the treatment of bipolar disorder. J Clin Psychiatry 59 (suppl 6):74–81, (discussion 82), 1998
40) Kennedy SH, Lam RW: Enhancing outcomes in the management of treatment resistant depression: a focus on atypical antipsychotics. Bipolar Disord 5 (suppl 2):36–47, 2003
41) Ketter TA, Kimbrell TA, George MS, et al: Effects of mood and subtype on cerebral glucose metabolism in treatment-resistant bipolar disorder. Biol Psychiatry 49:97–109, 2001
42) Kinrys G: Hypomania associated with omega3 fatty acids. Arch Gen Psychiatry 57:715–716, 2000
43) Klein JP, Jean-Baptiste M, Thompson JL, et al: A case report of hypomania following vagus nerve stimulation for refractory epilepsy. J Clin Psychiatry 64:485, 2003
44) Kukopulos A, Reginaldi D, Laddomada P, et al: Course of the manic-depressive cycle and changes caused by treatment. Pharmakopsychiatr Neuropsychopharmakol 13:156–167, 1980
45) Kupfer DJ, Frank E, Grochocinski VJ, et al: Demographic and clinical characteristics of individuals in a bipolar disorder case registry. J Clin Psychiatry 63:120–125, 2002; comment 63:1045–1046; author reply 63:1046, 2002
46) Levine J, Barak Y, Gonzalves M, et al: Double-blind, controlled trial of inositol treatment of depression. Am J Psychiatry 152:792–794, 1995
47) Levine J, Chengappa KN, Brar JS, et al: Psychotropic drug prescription patterns among patients with bipolar I disorder. Bipolar Disord 2:120–130, 2000
48) Levy R, Cooper P: Ketogenic diet for epilepsy. Cochrane Database Syst Rev CD001903, 2003
49) Masan PS: Atypical antipsychotics in the treatment of affective symptoms: a review. Ann Clin Psychiatry 16:3–13, 2004
50) McElroy SL, Dessain EC, Pope HG Jr, et al: Clozapine in the treatment of psychotic mood disorders, schizoaffective disorder, and schizophrenia. J Clin Psychiatry 52:411–414, 1991
51) McIntre R, Mancini DA, McCann SM, et al: Antidepressant efficacy and tolerability of risperidone and olanzapine in bipolar disorder. Presented at the XXIII Congress of the Collegium Internationale Neuro-Psychopharmalogicium, Montreal, Canada, MONTH 2002

52) McIntyre R, Katzman M: The role of atypical antipsychotics in bipolar depression and anxiety disorders. Bipolar Disord 5 (suppl 2):20–35, 2003
53) Mirnikjoo B, Brown SE, Kim HF, et al: Protein kinase inhibition by omega-3 fatty acids. J Biol Chem 276:10888–10896, 2001
54) Moore CM, Christensen JD, Lafer B, et al: Lower levels of nucleoside triphosphate in the basal ganglia of depressed subjects: a phosphorous-31 magnetic resonance spectroscopy study. Am J Psychiatry 154:116–118, 1997
55) Nahas Z, Kozel FA, Li X, et al: Left prefrontal transcranial magnetic stimulation (TMS) treatment of depression in bipolar affective disorder: a pilot study of acute safety and efficacy. Bipolar Disord 5:40–47, 2003
56) Noaghiul S, Hibbeln JR: Cross-national comparisons of seafood consumption and rates of bipolar disorders. Am J Psychiatry 160:2222–2227, 2003
57) Osher Y, Bersudsky Y, Belmaker RH: Omega-3 eicosapentaenoic acid in bipolar depression: report of a small open-label study. J Clin Psychiatry 66:726–729, 2005
58) Papakostas GI, Petersen TJ, Nierenberg AA, et al: Ziprasidone augmentation of selective serotonin reuptake inhibitors (SSRIs) for SSRI-resistant major depressive disorder. J Clin Psychiatry 65:217–221, 2004
59) Pascual-Leone A, Gates JR, Dhuna A: Induction of speech arrest and counting errors with rapid-rate transcranial magnetic stimulation. Neurology 41:697–702, 1991
60) Pascual-Leone A, Rubio B, Pallardo F, et al: Rapid-rate transcranial magnetic stimulation of left dorsolateral prefrontal cortex in drug-resistant depression. Lancet 348:233–237, 1996
61) Perris C, d'Elia G: A study of bipolar (manic-depressive) and unipolar recurrent depressive psychoses. IX: therapy and prognosis. Acta Psychiatr Scand Suppl 194:153–171, 1966
62) Post RM, Denicoff KD, Leverich GS, et al: Morbidity in 258 bipolar outpatients followed for 1 year with daily prospective ratings on the NIMH life chart method. J Clin Psychiatry 64:680–690, 2003
63) Rush AJ, George MS, Sackeim HA, et al: Vagus nerve stimulation (VNS) for treatment-resistant depressions: a multicenter study. Biol Psychiatry 47:276–286, 2000
64) Rush AJ, Marangell LB, Sackeim HA, et al: Vagus nerve stimulation for treatment-resistant depression: a randomized, controlled acute phase trial. Biol Psychiatry 58:347–354, 2005a
65) Rush AJ, Sackeim HA, Sackeim HA, et al: Effects of 12 months of vagus nerve stimulation in treatment-resistant depression: a naturalistic study. Biol Psychiatry 58:355–363, 2005b
66) Sackeim HA, Rush AJ, George MS, et al: Vagus nerve stimulation (VNS) for treatment-resistant depression: efficacy, side effects, and predictors of outcome. Neuropsychopharmacology 25:713–728, 2001
67) Sajatovic M, Brescan DW, Perez DE, et al: Quetiapine alone and added to a mood stabilizer for serious mood disorders. J Clin Psychiatry 62:728–732, 2001

68) Sakkas P, Mihalopoulou P, Mourtzouhou P, et al: Induction of mania by rTMS: report of two cases. Eur Psychiatry 18:196–198, 2003
69) Sanger TM, Grundy SL, Gibson PJ, et al: Long-term olanzapine therapy in the treatment of bipolar I disorder: an open-label continuation phase study. J Clin Psychiatry 62:273–281, 2001
70) Schmidt AW, Lebel LA, Howard HR Jr, et al: Ziprasidone: a novel antipsychotic agent with a unique human receptor binding profile. Eur J Pharmacol 425:197–201, 2001
71) Schwartzkroin PA: Mechanisms underlying the anti-epileptic efficacy of the ketogenic diet. Epilepsy Res 37:171–180, 1999
72) Shi L, Namjoshi MA, Swindle R, et al: Effects of olanzapine alone and olanzapine/fluoxetine combination on health-related quality of life in patients with bipolar depression: secondary analyses of a double-blind, placebo-controlled, randomized clinical trial. Clin Ther 26:125–134, 2004
73) Sokolski KN, Denson TF: Adjunctive quetiapine in bipolar patients partially responsive to lithium or valproate. Prog Neuropsychopharmacol Biol Psychiatry 27:863–866, 2003
74) Srisurapanont M, Yatham LN, Zis AP: Treatment of acute bipolar depression: a review of the literature. Can J Psychiatry 40:533–544, 1995
75) Stoll AL, Severus WE, Freeman MP: Omega 3 fatty acids in bipolar disorder: a preliminary double-blind, placebo-controlled trial. Arch Gen Psychiatry 56:407–412, 1999
76) Strakowski SM, DelBello MP, Adler C, et al: Neuroimaging in bipolar disorder. Bipolar Disord 2:148–164, 2000
77) Su KP, Huang SY, Chiu CC, et al: Omega-3 fatty acids in major depressive disorder: a preliminary double-blind, placebo-controlled trial. Eur Neuropsychopharmacol 13(4):267–271, 2003
78) Suppes T, McElroy SL, Gilbert J, et al: Clozapine in the treatment of dysphoric mania. Biol Psychiatry 32:270–280, 1992
79) Tamas RL, Menkes D, El-Mallakh RS: Stimulating research: a prospective, randomized, double-blind, sham controlled study of slow transcranial magnetic stimulation in depressed bipolar patients. J Neuropsychiatry Clin Neurosci (in press)
80) Thiele EA: Assessing the efficacy of antiepileptic treatments: the ketogenic diet. Epilepsia 44 (suppl 7):26–29, 2003
81) Tohen M, Chengappa KN, Suppes T, et al: Efficacy of olanzapine in combination with valproate or lithium in the treatment of mania in patients partially nonresponsive to valproate or lithium monotherapy. Arch Gen Psychiatry 59:62–69, 2002
82) Tohen M, Vieta E, Calabrese J, et al: Efficacy of olanzapine and olanzapine-fluoxetine combination in the treatment of bipolar I depression. Arch Gen Psychiatry 60:1079–1088, 2003
83) Vieta E, Gasto C, Colom F, et al: Treatment of refractory rapid cycling bipolar disorder with risperidone. J Clin Psychopharmacol 18(2):172–174, 1998

84) Vieta E, Gasto C, Colom F, et al: Role of risperidone in bipolar II: an open 6-month study. J Affect Disord 67:213–219, 2001a
85) Vieta E, Goikolea JM, Corbella B, et al: Risperidone safety and efficacy in the treatment of bipolar and schizoaffective disorders: results from a 6-month, multicenter, open study. J Clin Psychiatry 62:818–825, 2001b
86) Vieta E, Reinares M, Corbella B, et al: Olanzapine as long-term adjunctive therapy in treatment-resistant bipolar disorder. J Clin Psychopharmacol 21:469–473, 2001c
87) Volz HP, Rzanny R, Riehemann S, et al: ^{31}P magnetic resonance spectroscopy in the frontal lobe of major depressed patients. Eur Arch Psychiatry Clin Neurosci 248:289–295, 1998
88) Williams RS, Cheng L, Mudge AW, et al: A common mechanism of action for three mood-stabilizing drugs. Nature 417:292–295, 2002
89) Yaroslavsky Y, Stahl Z, Belmaker RH: Ketogenic diet in bipolar illness. Bipolar Disord 4:75, 2002
90) Yatham LN, Binder C, Riccardelli R, et al: Risperidone in acute and continuation treatment of mania. Int Clin Psychopharmacol 18:227–235, 2003
91) Yildiz A, Sachs GS, Dorer DJ, et al: ^{31}P Nuclear magnetic resonance spectroscopy findings in bipolar illness: a meta-analysis. Psychiatry Res 106:181–191, 2001
92) Zarate CA, Jr, Payne JL, Singh J, et al: Pramipexole for bipolar II depression: a placebo-controlled proof of concept study. Biol Psychiatry 56:54–60, 2004
93) Zhao Q, Stafstrom CE, Fu DD, et al: Detrimental effects of the ketogenic diet on cognitive function in rats. Pediatr Res 55:498–506, 2004
94) Zornberg GL, Pope HG Jr: Treatment of depression in bipolar disorder: new directions for research. J Clin Psychopharmacol 13:397–408, 1993
95) Zullino D, Baumann P: Olanzapine for mixed episodes of bipolar disorder. J Psychopharmacol 13:198, 1999

第10章

1) American Psychiatric Association Steering Committee on Practice Guidelines: Treatment guidelines for bipolar disorder. Am J Psychiatry 159 (suppl 4):1–50, 2002
2) Blairy S, Linotte S, Souery D, et al: Social adjustment and self-esteem of bipolar patients: a multicentric study. J Affect Disord 79:97–103, 2004
3) Bowden CL, Krishnan AA: Pharmacotherapy for bipolar depression: an economic assessment. Expert Opin Pharmacother 5:1101–1107, 2004
4) Calabrese JR, Kasper S, Johnson G, et al: International consensus group on bipolar I depression treatment guidelines. J Clin Psychiatry 65:569–579, 2004
5) Colom F, Vieta E: Non-adherence in psychiatric disorders: misbehavior or clinical feature? Acta Psychiatr Scand 105:161–163, 2002a
6) Colom F, Vieta E: Treatment adherence in bipolar disorders. Clin Approaches Bipolar Disord 1:49–56, 2002b

7) Colom F, Vieta E, Martínez-Arán A, et al: A randomized trial on the efficacy of group psychoeducation in the prophylaxis of recurrences in bipolar patients whose disease is in remission. Arch Gen Psychiatry 60:402–407, 2003a
8) Colom F, Vieta E, Reinares M, et al: Psychoeducation efficacy in bipolar disorders beyond compliance enhancement. J Clin Psychiatry 4:1101–1105, 2003b
9) Dashevsky BA, Kramer M: Behavioral treatment of chronic insomnia in psychiatrically ill patients. J Clin Psychiatry 59:693–699, 1998
10) Elkin I, Shea MT, Watkins JT, et al: National Institute of Mental Health Treatment of Depression Collaborative Research Program: general effectiveness of treatments. Arch Gen Psychiatry 46:971–982, 1989
11) Elkin I, Gibbons R, Shea MT, et al: Initial severity and differential treatment outcome in the National Institute of Mental Health Ttreatment of Depression Collaborative Research Program. J Consult Clin Psychol 63:841–847, 1995
12) Frances AJ, Kahn DA, Carpenter D, et al: The expert consensus guidelines for treating depression in bipolar disorder. J Clin Psychiatry 59 (suppl 4):73–79, 1998
13) Frank E: Interpersonal and social rhythm therapy prevents depressive symptomatology in bipolar I patients. Bipolar Disord 1(suppl):13, 1999
14) Frank E, Kupfer DJ, Perel JM, et al: Three-year outcome for maintenance therapies in recurrent depression. Arch Gen Psychiatry 47:1093–1099, 1990
15) Frank E, Kupfer DJ, Wagner EF, et al: Efficacy of interpersonal psychotherapy as a maintenance treatment of recurrent depression: contributing factors. Arch Gen Psychiatry 48:1053–1059, 1991
16) Frank E, Swartz HA, Malinger AG, et al: Adjunctive psychotherapy for bipolar disorder: effects of changing treatment modality. J Abnor Psychol 108:579–587, 1999
17) Ghaemi SN, Hsu DJ, Soldani F, et al: Antidepressants in bipolar disorder: the case for caution. Bipolar Disord 5:421–433, 2003
18) Ghaemi SN, Rosenquist KJ, Ko JY, et al: Antidepressant treatment in bipolar versus unipolar depression. Am J Psychiatry 161:163–165, 2004
19) Giedke H, Schwarzler F: Therapeutic use of sleep deprivation in depression. Sleep Med Rev 6:361–377, 2002
20) Goodwin FK, Jamison KR: Manic-Depressive Illness. New York, Oxford University Press, 1990
21) Goodwin GM, Consensus Group of the British Association for Psychopharmacology: Evidence-based guidelines for treating recommendations from British Association for Psychopharmacology. J Psychopharmacol 17:149–173, 2003
22) Harrow M, Goldberg J, Grossman L, et al: Outcome in manic disorders: a naturalistic follow-up study. Arch Gen Psychiatry 47:665–671, 1990
23) Heim M: Effectiveness of bright light therapy in cyclothymic axis syndromes—a cross-over study in comparison with partial sleep deprivation. Psychiatr Neurol Med Psychol (Leipz) 40:269–277, 1988

24) Hirschfeld RM: Bipolar depression: the real challenge. Eur Neuropsychopharmacol 14 (suppl 2):83–88, 2004
25) Jacobs LI: Cognitive therapy of postmanic and postdepressive dysphoria in bipolar illness. Am J Psychother 36:450–458, 1982
26) Keller MB, McCullough JP, Klein DN, et al: A comparison of nefazodone, the cognitive behavioral-analysis system of psychotherapy, and their combination for the treatment of chronic depression. N Engl J Med 342:1462–1470, 2000
27) Klerman GL, Weissman MM, Rounsaville BJ, et al: Interpersonal Psychotherapy of Depression. New York, Basic Books, 1984
28) Lam DH, Watkins ER, Hayward P, et al: A randomized controlled study of cognitive therapy for relapse prevention for bipolar affective disorder. Outcome of the first year. Arch Gen Psychiatry 60:145–152, 2003
29) Lam D, Wright K, Smith N: Dysfunctional assumptions in bipolar disorder. J Affect Disord 79:193–199, 2004
30) Leahy RL, Beck AT: Cognitive therapy of depression and mania, in Depression and Mania. Edited by Gorgotas A, Cancro R. New York, Elsevier, 1988
31) Miklowitz DJ, Simoneau TL, George EL, et al: Family-focused treatment of bipolar disorder: 1-year effects of a psychoeducational program in conjunction with pharmacotherapy. Biol Psychiatry 48:582–592, 2000
32) Miklowitz DJ, George EL, Richards JA, et al: A randomized study of family focused psychoeducation and pharmacotherapy in the outpatient management of bipolar disorder. Arch Gen Psychiatry 60:904–912, 2003
33) Palmer A, Williams H, Adams M: CBT in a group format for bipolar affective disorder. Beh Cogn Psychother 23:153–168, 1995
34) Patelis-Siotis I, Young LT, Robb JC, et al: Group cognitive behavioral therapy for bipolar disorder: a feasibility and effectiveness study. J Affect Disord 65:145–153, 2001
35) Perry A, Tarrier N, Morris R, et al: Randomised controlled trial of efficacy of teaching patients with bipolar disorder to identify early symptoms of relapse and obtain treatment. Br Med J 318:149–153, 1999
36) Post RM, Leverich GS, Nolen WA, et al: A re-evaluation of the role of antidepressants in the treatment of bipolar depression: data from the Stanley Foundation Bipolar Network. Bipolar Disord 5:396–406, 2003
37) Rucci P, Frank E, Kostelnik B, et al: Suicide attempts in patients with bipolar I disorder during acute and maintenance phases of intensive treatment with pharmacotherapy and adjunctive psychotherapy. Am J Psychiatry 159:1160–1164, 2002
38) Schilgen B, Tolle R: Partial sleep deprivation as therapy for depression. Arch Gen Psychiatry 37:267–271, 1980
39) Scott J, Teasdale JD, Paykel ES, et al: Effects of cognitive therapy on psychological symptoms and social functioning in residual depression. Br J Psychiatry 177:440–446, 2000
40) Scott J, Garland A, Moorhead S: A pilot study of cognitive therapy in bipolar disorders. Psychol Med 31:459–467, 2001

41) Sharma V, Mazmanian DS, Persad E, et al: Treatment of bipolar depression: a survey of Canadian psychiatrists. Can J Psychiatry 42:298–302, 1997
42) Targum SD, Dibble ED, Davenport YB, et al: The Family Attitudes Questionnaire: Patients' and spouses' views of bipolar illness. Arch Gen Psychiatry 38:562–568, 1981
43) Vieta E: Case for caution, case for action. Bipolar Disord 5:434–435, 2003
44) Ward E, King M, Lloyd M, et al: Randomised controlled trial of non-directive counselling, cognitive-behaviour therapy, and usual general practitioner care for patients with depression. I: clinical effectiveness. Br Med J 321:1383–1388, 2000
45) Wehr TA: Can antidepressants induce rapid cycling? Arch Gen Psychiatry 50:495–496, 1993
46) Zaretsky A, Segal Z, Gemar M: Cognitive therapy for bipolar depression: a pilot study. Can J Psychiatry 44:491–494, 1999

第11章

1) Altshuler LL: Bipolar disorder: are repeated episodes associated with neuroanatomic and cognitive changes? Biol Psychiatry 33:563–565, 1993
2) Altshuler LL, Gitlin MJ, Mintz J, et al: Subsyndromal depression is associated with functional impairment in patients with bipolar disorder. J Clin Psychiatry 63:807–811, 2002
3) Altshuler L, Suppes T, Black D, et al: Impact of antidepressant discontinuation after acute bipolar depression remission on rates of depressive relapse at 1-year follow-up. Am J Psychiatry 160:1252–1262, 2003
4) Anthony JC, Folstein M, Romanoski AJ: Comparison of lay DIS and a standardized psychiatric diagnosis. Arch Gen Psychiatry 42:667–675, 1985
5) Baer L: Behavior therapy: endogenous serotonin therapy? J Clin Psychiatry 57 (suppl 6):33–35, 1996
6) Calabrese J, Bowden C, Sachs G, et al: A placebo-controlled 18-month trial of lamotrigine and lithium maintenance treatment in recently depressed patients with bipolar I disorder. J Clin Psychiatry 64:1013–1024, 2003
7) Calabrese JR, Keck PE Jr, MacFadden W, et al: A randomized, double-blind, placebo-controlled trial of quetiapine in the treatment of bipolar I or II depression. Am J Psychiatry 162:1351–1360, 2005
8) Cipriani A, Barbui C, Geddes JR: Suicide, depression, and antidepressants. Br Med J 330:373–374, 2005
9) Colom F, Vieta E, Martinez-Aran A, et al: A randomized trial on the efficacy of group psychoeducation in the prophylaxis of recurrences in bipolar patients whose disease is in remission. Arch Gen Psychiatry 60:402–407, 2003
10) Das AK, Olfson M, Gameroff MJ, et al: Screening for bipolar disorder in a primary care practice. J Am Med Assoc 293:956–963, 2005
11) Elkin I, Shea MT, Watkins JT, et al: National Institute of Mental Health Treatment of Depression Collaborative Research Program: general effectiveness of treatments. Arch Gen Psychiatry 46:971–982, 1989

12) Fanelli RJ, McNamara JO: Effects of age on kindling and kindled seizure-induced increase of benzodiazepine receptor binding. Brain Res 362:17–22, 1986
13) Frank E, Kupfer DJ, Perel JM, et al: Three-year outcomes for maintenance therapies in recurrent depression. Arch Gen Psychiatry 47:1093–1099, 1990
14) Ghaemi SN, Rosenquist KJ: Is insight in mania state-dependent? A meta-analysis. J Nerv Ment Dis 192:771–775, 2004
15) Ghaemi SN, Boiman EE, Goodwin FK: Diagnosing bipolar disorder and the effect of antidepressants: a naturalistic study. J Clin Psychiatry 61:804–808, 2000
16) Ghaemi SN, Lenox MS, Baldessarini RJ: Effectiveness and safety of long-term antidepressant treatment in bipolar disorder. J Clin Psychiatry 62:565–569, 2001
17) Ghaemi SN, Hsu DJ, Soldani F, et al: Antidepressants in bipolar disorder: the case for caution. Bipolar Disord 5:421–433, 2003
18) Ghaemi SN, El-Mallakh RS, Baldassano CF, et al: A randomized clinical trial of efficacy and safety of long-term antidepressant use in bipolar disorder (abstract). Bipolar Disord 7 (suppl 2): 59, 2005
19) Gijsman HJ, Geddes JR, Rendell JM, et al: Antidepressants for bipolar depression: a systematic review of randomized, controlled trials. Am J Psychiatry 161:1537–1547, 2004
20) Goldapple K, Segal Z, Garson C, et al: Modulation of cortical-limbic pathways in major depression: treatment-specific effects of cognitive behavior therapy. Arch Gen Psychiatry 61:34–41, 2004
21) Goodwin FK, Jamison KR: Manic Depressive Illness. New York, Oxford University Press, 1990
22) Gynther BD, Calford MB, Sah P: Neuroplasticity and psychiatry. Aust N Z J Psychiatry 32:119–128, 1998
23) Hirschfeld RM, Williams JB, Spitzer RL, et al: Development and validation of a screening instrument for bipolar spectrum disorder: the Mood Disorder Questionnaire. Am J Psychiatry 157:1873–1875, 2000
24) Hirschfeld, RM, Calabrese JR, Weissman MM, et al: Screening for bipolar disorder in the community. J Clin Psychiatry 64:53–59, 2003
25) Kandel ER: Biology and the future of psychoanalysis: a new intellectual framework for psychiatry revisited. Am J Psychiatry 156:505–524, 1999
26) Kendler KS, Neale MC, Kessler RC, et al: Childhood parental loss and adult psychopathology in women. A twin study perspective. Arch Gen Psychiatry 49:109–116, 1992
27) Kendler KS, McGuire M, Gruenberg AM: The Roscommon family study, I: methods, diagnosis of probands, and risk of schizophrenia in relatives. Arch Gen Psychiatry 50:527–540, 1993a
28) Kendler KS, Walters EE, Neale MC: The structure of the genetic and environmental risk factors for six major psychiatric disorders in women. Arch Gen Psychiatry 52:374–383, 1993b

29) Kendler KS, Gallagher TJ, Abelson JM, et al: Lifetime prevalence, demographic risk factors, and diagnostic validity of nonaffective psychosis as assessed in a US community sample: the national comorbidity survey. Arch Gen Psychiatry 53:1022–1031, 1996
30) Kessler RC, McGonagle KA, Zhao S: Lifetime and 12-month prevalence of DSM-III-R psychiatric disorders in the United States. Arch Gen Psychiatry 51:8–19, 1994
31) Lampe IK, Hulshoff Pol HE, Janssen J, et al: Association of depression duration with reduction of global cerebral gray matter volume in female patients with recurrent major depressive disorder. Am J Psychiatry 160:2052–2054, 2003
32) Manji HK: G proteins: implications for psychiatry. Am J Psychiatry 149:746–760, 1992
33) Martinez-Aran A, Vieta E, Colom F, et al: Cognitive impairment in euthymic bipolar patients: implications for clinical and functional outcome. Bipolar Disord 6:224–232, 2004
34) Mayberg HS: Positron emission tomography imaging in depression: a neural systems perspective. Neuroimaging Clin N Am 13:805–815, 2003
35) Mayberg HS, Lozano AM, Voon V, et al: Deep brain stimulation for treatment-resistant depression. Neuron 45:651–660, 2005
36) Miklowitz D, Craighead W: Bipolar affective disorder: does psychosocial treatment add to the efficacy of drug therapy? Economics of Neuroscience 3:58–64, 2001
37) Nemeroff CB, Evans DL, Gyulai L, et al: Double-blind, placebo-controlled comparison of imipramine and paroxetine in the treatment of bipolar depression. Am J Psychiatry 158:906–912, 2001
38) Papolos DF, Veit S, Faedda GL, et al: Ultra-ultra rapid cycling bipolar disorder is associated with the low activity catecholamine-O-methyltransferase allele. Mol Psychiatry 3:346–349, 1998
39) Post RM: The transduction of psychosocial stress into the neurobiology of recurrent affective illness. Am J Psychiatry 149:999–1010, 1992
40) Post R, Altshuler L, Leverich G, et al: Randomized comparison of bupropion, sertraline, and venlafaxine as adjunctive treatment in acute bipolar depression, in Program and Abstracts, American Psychiatric Association 157th Annual Meeting, New York, May 1–6, 2004. Washington, DC, American Psychiatric Association, 2004, pp 259–265
41) Rousseva A, Henry C, van den Bulke D, et al: Antidepressant-induced mania, rapid cycling and the serotonin transporter gene polymorphism. Pharmacogenomics J 3:101–104, 2003
42) Thase ME: The clinical, psychosocial, and pharmacoeconomic ramifications of remission. Am J Manag Care 7:S377–S385, 2001
43) Thase ME, Sloan DM, Kornstein SG: Remission as the critical outcome of depression treatment. Psychopharmacol Bull 36:12–25, 2002

44) Tohen M, Hennen J, Zarate CJ, et al: The McLean first episode project: two-year syndromal and functional recovery in 219 cases of major affective disorders with psychotic features. Am J Psychiatry 157:220–228, 2000
45) Tohen M, Vieta E, Calabrese J, et al: Efficacy of olanzapine and olanzapine-fluoxetine combination in the treatment of bipolar I depression. Arch Gen Psychiatry 60:1079–1088, 2003
46) van Gorp WG, Altshuler L, Theberge DC, et al: Cognitive impairment in euthymic bipolar patients with and without prior alcohol dependence. A preliminary study. Arch Gen Psychiatry 55:41–46, 1998
47) Wehr TA, Goodwin FK: Biological rhythms in manic-depressive illness, in Circadian Rhythms in Psychiatry. Edited by Wehr TA, Goodwin FK. Pacific Grove, CA, Boxwood Press, 1983, pp 129–184

訳者あとがき

　本書は最近我が国でも注目されている米国の若手の精神科医であるナシア・ガミーの編集による"*Comprehensive Guide of Bipolar Depression*"の翻訳です。邦訳のタイトルとしては現在一般的に用いられている双極性うつ病ではなく，双極うつ病とさせていただきました。本文中では双極性障害，双極うつ病が混在しているので不統一な面もありますが，双極うつ病という視点には，従来の双極性障害の概念を越えたパラダイムシフトとでもいうべき側面がありますので，あえて用いることをご容赦願います。

　我が国でも欧米に10年近く遅れて双極性障害ブームとでも呼ぶべき状況が起こっています。その背景にはうつ病診断の増加と新規抗うつ薬の処方の急激な増加があります。欧米では，様々な抗うつ薬を投与しても回復に至らない患者をどのようにとらえるかが大きな課題となっていました。こうした難治の慢性化した患者には，うつ状態の後に軽い気分の高揚や軽躁状態を呈して，それを繰り返す例も多い。このような症例を患者の示す気分のスイッチや反復性などの縦断的経過の特徴とともに，遺伝負因や気質などの素因，横断病像の特徴という視点から，広い意味での双極性障害ととらえたガミーの双極スペクトラム障害の概念は我が国でも広く知られており，臨床的にも有用です。欧米ではかなり前から，うつ病ブームが終わって双極性障害ブームが起こっており，種々の国際学会でも双極性障害関連のセッションが満員で入りきれないような状況が続いていました。この1，2年で我が国でもラモトリギンの登場やアリピプラゾール，オランザピンなどの非定型抗精神病薬の双極性障害に対する適応拡大に伴い，双極性障害に対する注目は急激に高まっています。

　こうした双極性障害概念の拡大に伴い，それを推進するガミーら米国の研究者と伝統的な精神医学の視点が残る欧州の精神科医との間で，「大西洋を挟んだ差」とでも呼ぶべき論争が行われたのは周知のことです。すなわち双極性障害に対する抗うつ薬の使用の是非，学齢前までに遡る小児期

の双極性障害の診断の問題，双極性障害の治療薬としてのリチウムの位置付けの問題です。すなわち双極スペクトラムの患者にSSRIなどの新規抗うつ薬を投与すると，不安定化や，賦活症候群，自殺念慮，自殺行動の惹起のリスクが高い，逆にいえば背景にある双極性の見逃しが，こうした副作用出現の要因であるというのがガミーらの主張です。小児期の双極性障害の診断に関しては欧州の精神科医は懐疑的でした。米国でも過剰診断が指摘され，特に研究の中心にいたハーバード大学のビーダーマン教授のスキャンダルも起こったため，見直しが進められています。とはいえ米国と欧州の成人の双極性障害患者の発病時期を比較した研究では，回顧的な調査とはいえ，明らかに外国の患者の発症年齢がかなり早いことが示されています。一方双極性障害の治療においては気分の安定化と再発予防が治療の中核であり，長年リチウムがその役割を担っていました。しかしうつ病エピソードを中心にした双極うつ病の時代においては，リチウム単独ではこうしたゴールを達成することが困難なことも事実です。新たなエビデンスの登場により，我が国では未承認のクエチアピンや，すでに承認されたバルプロ酸，オランザピン，アリピプラゾール，ラモトリギンなどの薬剤をどのように用いるべきかは臨床家にとって大きな課題です。更に長年双極性障害治療のゴールドスタンダードであるリチウムをどのように位置付けるかが大きな議論の的となっていますが，最近の研究の動向をみますと再評価の方向に向かっています。

　本書では我が国の臨床家にとっても切実な問題であるこうした論点が，それぞれ最適の研究者によりバランスよく紹介されています。最近では当事者向けの双極性障害の本もたくさん出版されていますが，本書では双極うつ病という視点から，診断，疫学，遺伝研究，薬物療法，心理社会的な治療アプローチ，今後の課題まで臨床家が知りたい情報がコンパクトにまとめられています。米国精神医学会に参加した際に本書に出会ってから，出版までに予想外に時間がかかってしまったため，臨床的に重要と思われるその後の研究成果については訳注として追加しました。編者のガミー教授はイラン出身で，公衆衛生学と哲学を学び，米国の若手の精神科医には珍しくヤスパースなどのドイツ精神病理学にも造詣の深い気鋭の研究者であり，その主張には我が国の精神科医にも同調者が多いと思います。訳者

がこの本を我が国の臨床家に是非とも紹介したいと思ったのは，現在世界の主流となりつつある彼らの主張に納得する点が多いからです。その一方でうつ病ブームのあとに続く双極性障害ブームが，ディジーズ・モンガリング（病気を売る，病気作り）という批判を，国際的に受けているのも事実です。かなりにおいて本書の主張に同調する訳者も，臨床の現場で最も多いソフト双極II型の患者の本態をどのように考えるか，また長期の薬物療法をどのように考えるべきかということに関しては，双極性障害ブームを批判する書物として有名な，畏友ヒーリー教授の"*Mania*"の主張に賛成するところが多いのも事実です。

　いずれにしても10年，20年と治らないうつ病患者が急激に増加した今日，いわゆる新型うつ病を巡る議論とは異なり，医学モデルでの対応が中心となる双極うつ病の理解は，第一線で苦労する臨床家にとって，有用な一冊と考えています。本書は横書きですが読みやすさを考えて人名をあえてカタカナ表記としました。表記の不正確な点はご容赦願います。共訳者の佐藤氏，本書の出版を快諾していただいた星和書店の石澤雄司社長，遅れがちな翻訳作業を助けていただいた編集部の桜岡さおり氏に心より感謝いたします。この本が一人でも多くのうつ病患者の回復の助けになることを願います。

　　　　　　　　　　　　　　　平成24年9月　残暑の八王子にて
　　　　　　　　　　　　　　　　　　　　訳者を代表して
　　　　　　　　　　　　　　　　　　　　　　　　田島　治

索 引

欧 語

0.8mEq/L 以上の治療レベル　207
1 番染色体　64
2p13-16　65
2 つの症候群におけるオーバーラップの存在　28
2 番染色体　65
3q25　66
Ⅲ型　18
3 番染色体　65
4p16-p14 の連鎖　57
4p16 に対する連鎖所見　58
4q32 上の *D4S1629* マーカー　57
Ⅳ型　18
4 つの妥当性確認手段　5
4 つのモデル　33
4 番染色体　57
5-HT$_{2A}$ 受容体遺伝子における多型　107
5-HT$_{2C}$ 型の受容体の発現率　49
5-HT4 受容体遺伝子（*HTR4*）多型　66
5 つの妥当性確認手段　3
5 番染色体　66
6 番染色体　67
7q への連鎖　67
7 番染色体　67
8 番染色体　67
9 番染色体　68
10q との連鎖　69

10 番染色体　69
11 番染色体　58
12q23-24 部位周辺の無名の遺伝子　61
12 番染色体　60
13q33 上の G72/G30 遺伝子座と双極性障害の関係　70
13 番染色体　70
13 番染色体における連鎖　70
14 番染色体　71
15q14　71
15 番染色体　71
16 番染色体　61
17 番染色体　72
18p11-q12.3　62
18pter-p11　62
18 番染色体　62
18 番染色体のセントロメア周辺部位との示唆的で有意な連鎖　62
20 番染色体　72
21 番染色体　73
22 番染色体　62
ADHD 過剰診断の根拠　26
BCT「行動認知療法」　191
BDNF　73
BDNF 遺伝子　50
BDNF のアミノ酸 66 のバリン対立遺伝子の過剰伝達　60
BMI により測定した肥満　106
BSD　18
BSD の発見的定義　18
B 群パーソナリティ障害　106
CHMP1.5　62

COMT 73
COMT Met158 対立遺伝子の頻度 63
CREB 遺伝子 50
D12S1639 61
D13S153 70
D16S749 61
D17S921 72
D_2 ドーパミン受容体遺伝子 49
D3S1265 マーカー 66
DIGFAST 7
DISC-1 遺伝子 50
DRD4 の 4-反復対立遺伝子の過剰な伝達 59
DSM-Ⅳ-TR 83
DSM-Ⅳ-TR に基づく双極うつ病診断の標準的なアプローチ 5
DXS1047 マーカー 64
D スコア 37
ECT により躁病が誘発 171
fMRI 45
G72/*G30* コンプレックス 73
GABA-A 受容体 49
GABA-A 受容体の α5 サブユニット遺伝子（*GABRA5*）の対立遺伝子と双極性障害との関連 71
GABA 系活動の機能不全 64
G-olf 62
GRIN2A プロモーター遺伝子 61
GSK-3-β の多型 50
G プロテイン受容体キナーゼ 3 遺伝子（*GRK3*）の役割 63
HPA の異常 38
IPSRT は，双極性障害患者の自殺のリスクを低下 194
MDQ 20
Mood Disorder Questionnaire 20
MRI での白質高信号 78

MRS（磁気共鳴スペクトロスコピー）45, 184
Na^+/K^+-ATP アーゼのサブユニットの遺伝子に関する研究 42
Na^+/K^+-ATP アーゼポンプの α2 サブユニット 43
NIMH 遺伝学新規戦略構想の家系 63
NMDAR のサブユニットをコード化する遺伝子 68
NMDA 受容体（NMDAR）サブユニット 1 68
OFC の効果 206
OFC の長期投与の研究 162
P300 の振幅の低下や潜時の遅れ 41
PET（陽電子放射断層撮影）を用いた研究 184
PET を用いたブドウ糖代謝の研究 44
rTMS による治療後に出現した躁病エピソード 173
SPECT（単一光子放射断層撮影）184
val66met 対立遺伝子 50
WFS1/wolframin 58
WFS1 の突然変異 58
Xp22.1 への連鎖 63
X 染色体 63
X 染色体と双極性障害の関係 64
γ-アミノ酪酸（GABA）の伝達 61

日本語

あ 行

アーミッシュ 58
アカシジア 115
亜硝酸塩 39
アセチルコリンに対する感受性の亢進 38

索引

アトモキセチン 27
アラキドン酸 178
アラキドン酸カスケード 39
アルコールや物質を乱用する患者における自殺のリスク 104
アルコール乱用が共存する双極性障害 77
アンフェタミン 27
アンフェタミンが乱用される理由 28
アンヘドニア 42, 45
イオン分布の調節異常 42
いかなる理由による死亡 110
怒り発作 8, 12
易刺激性 12
異種性を調和させる研究デザイン 75
異常な気分や不安定な気分を示す患者 28
著しい落ち着きのなさと運動性の亢奮 86
遺伝子座と双極性障害の間の真の関係 75
遺伝子の一塩基多型（SNP）のジェノタイピング 59
イノシトール 39
イノシトール代謝の研究 46
イノシトールによる治療 180
イノシトールの枯渇 180
イミプラミン 142
イントロン7における多型 59
インビボ・スペクトロスコピー 45
ウォルフラム遺伝子 58
ウォルフラム病 58
うつ病患者のエネルギーを増大させる 115
うつ病性混合エピソードに対する抗うつ薬の使用 30
うつ病性混合状態 10, 29

うつ病相の罹患率 141
うつ病相予防に対するリチウムの効果 124
うつ病に対する介入 127
うつ病に伴う易刺激性の罹患率 12
うつ病の現象学的表現に違い 9
うつ病の現象学の評価 9
うつ病の精神生物学の臨床共同研究 48
うつ病の早期発症 141
運動性の制止とエネルギー欠乏 35
エイコサペンタエン酸（EPA） 178
疫学的キャッチメントエリア研究（Epidemiological Catchment Area：ECA） 200
疫学的サンプルを用いた研究 48
エキスパート・コンセンサスガイドライン 123
エピソードの予防 126
エビデンスに基づいたアプローチの使用 188
オクスカルバゼピン 134
大人のADHD 27
大人のADHDという概念の妥当性 27
大人のADHDという診断の妥当性 27
大人のADHDの診断 27
オメガ-3脂肪酸 177
オメガ-3脂肪酸の双極性障害再発予防 178
親のオリジン効果 59
オランザピン 115, 131, 162, 167
オランザピンとフルオキセチンの合剤（OFC） 162
オランザピン-フルオキセチン合剤 168
オリゴジェニック（少数遺伝子）障害のモデル 51

か　行

海産物の消費が多いことと双極性障害の罹患率が低いこと　178
概日サイクルの異常　203
概日リズムに関する研究　203
概日リズムの乱れ　78
ガイドラインによる処方の変化　212
回復期の最中の特性マーカー　202
科学的な根拠のある治療　118
隠れた自殺傾向　107
過剰診断と過小診断の両方の証拠　23
家族が報告する患者の躁病の頻度　6
家族から最も一般的に報告された前駆症状　86
家族研究　48
家族に焦点を当てた介入　187
家族フォーカス療法（family-focused treatment：FFT）　117
活力欠如型のうつ病　11
カテコール O-メチル基転移酵素の低活性　205
カテコール O-メチルトランスフェラーゼ（COMT）　49
カテコール O-メチルトランスフェラーゼ（$COMT$）の遺伝子変異の対立遺伝子と，急速交代型の双極性障害の関連　63
カテコールアミンの受容体や代謝酵素の多型　49
ガバペンチン　136
カルバマゼピン　92,114,123,132
カルバマゼピンに対する双極うつ病の反応率　133
カルバマゼピンの気分安定特性　113
カルバマゼピンの効果　134
カルバマゼピンの予防効果　133

寛解という目標　211
観察的研究文献　154
感作モデル　47
患者の日課の行動修正　193
感情障害に対する遺伝的脆弱性　202
感情障害の患者の家系を調査　56
感情的ラベリングや苦悩に耐えるスキル　116
感情表出　76
完遂自殺率　98
鑑別診断　90
鑑別診断が困難　90
鑑別診断上の重要な検証因子　12
危険要因　95
気質　78
偽単極うつ病　19
偽単極性自然経過　19
喫煙　105
機能障害の持続　210
機能的イメージング　44
気分安定薬と抗うつ薬の併用　148
気分安定薬を用いない抗うつ薬単独による治療　152
気分エピソードの反復　13
気分障害質問表（Mood Disorder Questionnaire：MDQ）　20,201
気分障害の 2 つの最も基本的な特徴　202
気分障害の遺伝的，環境的感受性の研究　205
気分に一致する精神病症状が自殺企図のリスクの低下　102
気分の安定化　107
気分の不安定化　149
気分の誘発研究　44
逆転した自律神経症状　10
急性期躁病と混合性躁病のうつ病症状に

対するバルプロ酸の効用　128
急性期における躁転の性質と頻度　207
急性期の抗うつ薬の有効性　146
急性期の双極うつ病　124
急性の躁病を誘発するリスク　152
急速交代型　14, 101, 149
急速交代型と自殺企図　102
急速交代型の双極性障害患者　148
急速交代型の操作的定義と測定方法　102
急速交代型の有病率　154
境界性パーソナリティ障害　20
共存症と自殺　102
共存症を標的とする介入の効果　119
共存するAUDに伴う自殺のリスク　104
共存するSUDに伴う自殺のリスク　104
共存するアルコール使用障害（AUD）　104
共存する身体疾患　106
共存する精神疾患，物質使用障害　102
共存する不安や不安障害　103
強力なドーパミンD_2受容体阻害能　161
極度の抗うつ薬抵抗性を示す患者　175
キンドリング　204
キンドリング（燃え上がり）仮説　123
キンドリング（燃え上がり）現象　203
キンドリング（燃え上がり）現象モデル　47
クエチアピン　162, 169
薬とプラセボの差　212
グリアの異常　42
グリアのサイズ　43
グリア密度が著しく低下　42
グルタミン酸系の神経伝達が過剰　62

グルタミン酸のクリアランス　42
クレアチンキナーゼ／クレアチンリン酸塩システム　184
クレペリンの診断カテゴリー　5
クロザピン　115, 166
黒枠警告　94
軽躁病と躁病の区別　8
経頭蓋磁気刺激法（TMS）　172
血漿アルギナーゼ　39
ケトン食療法（KD）　175
ケトン食療法と双極性障害　176
ケトン食療法の副作用　177
ゲノム研究　51
研究用診断基準（The Research Diagnostic Criteria：RDC）　57
現在のDSMのシステム　200
現在または過去の物質乱用　152
現在用いている分類図式の診断的妥当性　200
現実あるいは抽象的な対象喪失　195
減弱　134
顕著な易刺激性と攻撃性を伴った躁病エピソード　26
顕著な焦燥成分　151
顕著なセロトニン5-HT_{2A}受容体阻害作用　161
抗うつ薬　145
抗うつ薬投与に伴う慢性易刺激性不快気分症（antidepressant associated chronic irritable dysphoria：ACID）　155, 156
抗うつ薬と急速交代型の間の因果関係　153
抗うつ薬に誘発される躁病　15
抗うつ薬によって転帰が悪化　153
抗うつ薬による双極性障害の予防　147
抗うつ薬による躁病の誘発　93

抗うつ薬の効果の消失の可能性　115
抗うつ薬の作用のターゲット　62
抗うつ薬の使用　119
抗うつ薬の使用による自殺のリスク　94
抗うつ薬の処方の増加　116
抗うつ薬の長期的リスク　207
抗うつ薬の投与期間　155
抗うつ薬の投与に伴う躁病や病相の頻回化を同定　154
抗うつ薬反応性の神経解剖学的メカニズム　203
抗うつ薬誘発性急性躁病　149
抗うつ薬誘発性躁病　15, 150
抗うつ薬誘発性躁病の予測因子　14
抗うつ薬誘発性躁病のリスク要因　150
抗うつ薬誘発性の気分不安定化と急速交代型　152
抗うつ薬誘発性の急性躁病のリスク要因　151
抗うつ薬誘発性の急速交代型や気分不安定化　154
抗うつ薬誘発性の躁病の症状　16
抗うつ薬誘発性の躁病の頻度　151
抗うつ薬誘発性の慢性症状の概念　155
抗うつ薬を継続投与　148
抗うつ薬を投与されたときの個々の気分状態　152
公共政策と倫理　211
高照度光線療法　193
抗精神病薬とバルプロ酸の併用　129
構造的MRIの結果　44
構造的イメージング　44
抗躁薬　199
後続のエピソードの極性を予測　130
行動活性化　193
「行動」重視の立場　191
行動の活性化と日々の行動の再構築　195
抗不安効果　136
興奮毒性　42
候補遺伝子　73
候補遺伝子研究　48
コカインを投与することで誘発された周期的なモノアミン放出　182
国際自殺予防試験（interSePT）　115
誤診　19, 33
誤診の重要な理由　21
誤診率　20
子どものADHDの診断と治療　26
子どもの双極うつ病の診断という問題　24
子どもの双極性障害の問題　24
子どもや青年期の若者の双極性障害　84
この障害の正確な分子レベルでの基盤　56
この障害をもつ成人のアメリカ人にかかる年間のコスト　55
コルチコトロピン放出ホルモン合成　49
コルチゾール　78
混合状態　16
混合状態と自殺　29
混合状態の患者　99
混合性うつ病　35
混合性うつ病の発見　35
混合性エピソード　8
混合性躁病　35
今後の双極性障害の遺伝学研究　76
コンプレキシン　50

さ　行

最近のエピソードがうつ病だった患者に対する有用性　127
最近のエピソードの極性　130
再発性の疾患　200

再発メカニズム　47
再発率　47
細胞内シグナル伝達システム　39
三環系抗うつ薬　150, 151
産後のうつ病エピソード　14
死後脳　50
自己評価の低下　195
自殺　89
自殺企図の既往　106
自殺企図の既往がない双極性被験者　107
自殺企図の要因　100
自殺企図のリスク　103
自殺傾向が高いこと　89
自殺傾向に対する予防法　109
自殺傾向への脆弱性　101
自殺傾向を上昇させる要因　118
自殺傾向を高める重要な成分　151
自殺傾向を有する双極性障害患者　117
自殺研究における不一致　102
自殺行動に対するリチウムの効果　112
自殺行動の増加　103
自殺行動の予防法　112
自殺行動のリスク　115
自殺に対する脆弱性　107
自殺に対する予防的効果　111
自殺による死亡　33
自殺による死亡の可能性　110
自殺念慮　99
自殺念慮の強力な予測因子　99
自殺の減少効果　117
自殺の潜在的リスクが増大　29
自殺のハイリスク　103
自殺の予測　117
自殺のリスク　99, 102
自殺のリスク要因　98
自殺や攻撃性　106

自殺予防　108
自殺予防のモデル　118
自殺リスクの査定　119
自殺リスクの増大と関連　106
自殺率が過大評価　97
自殺率の減少　116
自殺率の低下　111
思春期の双極うつ病　89
思春期の双極性患者の縦断的なケースコントロール研究　104
思春期の臨床像　88
思春期前うつ病　88
思春期前の子ども　86
視床下部にある視交叉上核（SCN）　203
自傷行為の可能性　110
視床のグルタミン酸作動性システム　50
自傷や暴力と関連がある潜在的セロトニン欠乏　113
自然経過を追った研究　98
ジバルプロエクス製剤　128
指標となるエピソードの極性　125
ジプラシドン　170
死亡の強力なリスク要因　112
「社会的リズム」を乱す出来事　76
社会リズム療法　116
重症かつ慢性の疾患の診断を受けた際の一般的な反応　194
集中的な臨床管理　116
重要な候補遺伝子　57
「純粋な」双極性障害　72
「純粋な」双極性障害の診断　111
症状志向の診断アプローチ　4
状態と特性の区別　202
衝動性　29, 38
情動の不安定性というボーダーラインの特質　29

情動負荷ストループテスト　45
小児うつ病　83
小児期の親の喪失と双極性障害の間の関連　76
小児期の早期に発症する大うつ病　84
小児期の双極性障害の診断基準　24
小児期発症の気分障害のリスク　50
小児のうつ病性障害で躁転率の増加　86
小児の双極うつ病治療の標準化された科学的研究データ　92
小児の双極うつ病の診断基準と症状プロフィール　85
小脳虫部の活動亢進　44
小脳の大きさが縮小　44
将来の自殺企図　105
処方パターン　165
新クレペリン主義の理論的枠組み　4
神経細胞接着分子1（*NCAM1*）の遺伝子多型　60
診断基準を満たさないうつ症状または不快気分　161
診断基準を満たさない軽躁病状態を誘発　16
診断サブタイプによる自殺率の違い　98
診断妥当性に関する研究　200
診断の妥当性確認手段　3
診断の変更　84
診断の変更を予測する因子　84
診断面接スケジュール（Diagnostic Interview Schedule：DIS）　200
シンビアックス　162
心理教育　187
心理社会的介入　91
睡眠と食欲の改善　162
睡眠の中断と精神刺激薬に対する反応性　78
スクリーニングの手段　201

スタンリー財団双極性障害ネットワークによる研究　165
スティーブンス・ジョンソン症候群　93
スティーブンス・ジョンソン症候群のリスク　206
ストラテラ　27
ストレスの多い生活上の出来事　76
正確な自殺予測　118
生活の質と機能障害　210
正常気分という指標　211
正常な気分の状態の双極性障害患者に認められる機能障害　210
精神医学的診断の古典的妥当性確認手段　3
精神病性のうつ病　10
精神病理学の次元モデル　75
成人用に作られたDSM-Ⅳ-TRの躁病の診断基準　24
青年期の患者　86
青斑核ノルアドレナリンニューロン数　38
生物学的素因の特性マーカー　202
摂食障害　105
狭い疾患モデル　62
狭いモデル　68
セロトニン（5-HT$_{2A}$）受容体　107
セロトニン系機能の特性依存的な異常　39
セロトニン系とドーパミン系に関与する遺伝子　73
セロトニン系の機能　38
セロトニン再取り込み阻害薬（SRI）　147
セロトニン再取り込み阻害薬（SRI）誘発性の躁病　25
セロトニン再取り込み阻害薬による躁転率　151

索引　287

セロトニン受容体誘発性の分裂促進因子活性化タンパク質キナーゼ（MAPK）の活性化　177
セロトニントランスポーター（5-HTT）の短い対立遺伝子と，双極うつ病および単極うつ病との関連　72
セロトニントランスポーターの遺伝子多型　205
セロトニントランスポーターの型　49
前駆症状同定の訓練　187
全ゲノムスクリーニング　65
全ゲノム調査　65
潜在的脆弱性遺伝子座　65
潜在的な自殺傾向　38
染色体 4p との有意な連鎖　57
染色体 4q35　57
染色体 8q（8q24.21-qter）　68
染色体 9p-q　68
染色体 9q34.3（GRIN1）上の遺伝子　68
染色体 10p12 のマーカー D10S1423　69
染色体 11p13-15 上にある脳由来神経栄養因子（BDNF）の SNP　59
染色体 12q23-q24 への連鎖　60
染色体 13q32 への連鎖　70
全体的な機能を改善　211
選択的セロトニン再取り込み阻害薬（SSRI）　93, 115
選択的セロトニン再取り込み阻害薬（SSRI）に対する反応性　49
前頭前野灰白質の容積が減少　44
前頭前野の活動低下　44
前頭葉のリン脂質代謝の異常　46
前頭連合野による皮質下と側頭葉の情報伝達の調節の失敗　46
前部帯状皮質（ACC）　42
全米共存症調査研究　201

躁うつ病をもつ被験者の全死亡原因　96
早期の発症　100
双極Ⅰ型障害急性期に対する有効性　142
双極Ⅰ型障害とⅡ型障害の現在の定義　200
双極Ⅰ型障害の有病率　84
双極Ⅱ型うつ病　10
双極Ⅱ型うつ病に対するプラミペキソールの効果　182
双極Ⅱ型疾患に特有の何らかの遺伝的影響　56
双極Ⅱ型障害　56
双極Ⅱ型障害急性期に対する有効性　144
双極Ⅱ型障害と境界性パーソナリティ障害　131
双極うつ病患者におけるラモトリギンの単剤治療の有効性　125
双極うつ病患者に対する抗うつ効果　132
双極うつ病患者を対象としたトピラマートの研究　135
双極うつ病と単極うつ病を鑑別する方法　16
双極うつ病における抗うつ薬による長期の不安定化　207
双極うつ病における抗うつ薬の安全性　149
双極うつ病における伝達物質関連の所見　38
双極うつ病における脳エネルギー代謝　183
双極うつ病に対する ECT 治療　171
双極うつ病に対するイノシトールの有効性　181
双極うつ病に対するオランザピンとフル

オキセチン併用の有効性　143
双極うつ病に対するカルバマゼピンの作用メカニズム　133
双極うつ病に対するクエチアピンの有用性　207
双極うつ病に対する抗うつ薬　142
双極うつ病に対する抗うつ薬の有効性　142
双極うつ病に対する治療としてのBCTの可能性　192
双極うつ病に対する認知行動療法　190
双極うつ病に対するバルプロ酸の有用性　128
双極うつ病に対するラモトリギンの潜在的有用性　93
双極うつ病の現象学　5
双極うつ病の症状　9
双極うつ病の生物学　33
双極うつ病の中核症状　195
双極うつ病の治療としてのBCT　192
双極うつ病の治療と予防　141
双極うつ病の治療における有用性　115
双極うつ病の治療に用いられる薬剤　141
双極うつ病の治療の第一選択肢　188
双極スペクトラム　16, 84
双極スペクトラム障害　18
双極スペクトラム障害の基準　18
双極スペクトラムという考え方　16
双極スペクトラムの概念　17
双極スペクトラムの患者を対象にして断眠研究　193
双極スペクトラムの特定の部分に対するリチウムの効果　111
双極スペクトラムの分類　17
双極性　17
双極性感情障害の抑うつ症状の治療におけるTMSの安全性と実用可能性および有効性　172
双極性疾患の維持治療におけるバルプロ酸の長期使用　130
双極性疾患の可能性の評価　9
双極性疾患の周期性発症のモデル　182
双極性障害患者におけるパニックスペクトラムの症状　103
双極性障害患者の前頭葉における高エネルギーリン酸代謝の左右側性化の異常　185
双極性障害患者の認知機能障害　211
双極性障害系統的治療強化計画（STEP-BD）研究　156
双極性障害全体の生涯有病率　96
双極性障害とアルコール依存の共存の一因　78
双極性障害とセロトニンタイプ2A受容体遺伝子多型との間の連鎖　71
双極性障害におけるACCのニューロン密度の増加　42
双極性障害における*BDNF*の役割　60
双極性障害における急速交代型の有病率　101
双極性障害における自殺のストレス脆弱性モデル　118
双極性障害における自殺防止作用を有する可能性　115
双極性障害における自殺予防薬としてのリチウム　108
双極性障害における自殺率　96
双極性障害における生涯自殺企図率　96
双極性障害における生涯自殺率　95
双極性障害におけるハプロタイプシェアリングの増大　69
双極性障害における予防効果　147
双極性障害におけるリン脂質と高エネル

ギーリン酸塩の変化　185
双極性障害における連鎖不均衡　68
双極性障害に対するBCTに関する研究　191
双極性障害に対するPUFAの使用　179
双極性障害に対する遺伝と環境の影響　76
双極性障害に対する脆弱性　68
双極性障害の維持治療　127
双極性障害の遺伝的基盤　56
双極性障害の遺伝パターン　75
双極性障害のうつ病エピソードの生物学　33
双極性障害の過小診断　22
双極性障害の過剰診断の可能性　22
双極性障害の家族歴　85
双極性障害の家族歴をもつうつ病患者　15
双極性障害の患者の自殺による死亡の生涯リスク　96
双極性障害の危険要因をもつ子ども　26
双極性障害の急性期における心理療法の効果　187
双極性障害の経過と転帰の予測　76
双極性障害の経過の加速化　171
双極性障害の経過を悪化させる機能不全の前操　195
双極性障害の誤診　22
双極性障害の誤診の可能性　21
双極性障害の子ども　94
双極性障害の最初に現れる気分エピソード　13
双極性障害の最初の表現　10
双極性障害の再発性の経過　47
双極性障害の自殺予防　116
双極性障害の生涯有病率　84
双極性障害の診断の状況　21

双極性障害の推定感受性遺伝子座　73
双極性障害の青年　88
双極性障害の躁病相に対する病識の欠如　201
双極性障害の特異性　33
双極性障害の特徴である極端な気分の変化　60
双極性障害の脳イメージング研究　43
双極性障害の発症年齢のピーク　85
双極性障害の非常に狭く均質な定義　18
双極性障害の発端者の生物学的近親者　55
双極性障害の予測因子　9
双極性障害の予防における抗うつ薬に関するランダム化試験の文献の系統的レビュー　147
双極性障害のリスク　50, 73, 75
双極性障害のリスクがあるうつ病の子どもに対するリチウムの有用性　92
双極性障害は誤診　15
双極性障害発症感受性の一因　62
双極性障害発症（の）脆弱性　61, 64
双生児と養子の研究　55
躁転により双極性障害へ診断　13
躁転の相対的リスク　150
躁転や急速交代型への移行　115
早発性のうつ病患者　13
躁病症状に対する洞察　6
躁病と軽躁病へのスイッチ率　145
躁病と診断　8
躁病における抑うつ症状　161
躁病の基本的な症状　7
躁病の症状評価　6
躁病の中核症状を覚えるための語呂合わせ　7
躁病の発見が必要条件　21
躁病の誘発　149

躁病や軽躁病のエピソードが存在しない
　双極性疾患　6

た　行

第1世代の抗精神病薬の抑うつ惹起作用
　159
第2世代の抗精神病薬　161
第一選択の治療法　111
大うつ病における自殺のリスク　97
大うつ病に躁的な症状を伴うもの　10
大うつ病の現象学　12
体液中の γ-アミノ酪酸（GABA）の低
　下　38
大規模な疫学調査　84
対人関係・社会リズム療法（interpersonal therapy with a social rhythm component：IPSRT）
　117, 189, 193
対人関係療法　91, 188
耐性出現の頻度　16
大脳半球間のスイッチング障害　44
タイプ9アデニル酸シクラーゼ遺伝子
　（ADCY9）　62
タウ遺伝子　203
多幸的気分　8
多幸的な躁病　99
多剤投与　165
多剤併用療法による治療　165
脱抑制的な行動の爆発　93
妥当性確認手段　5
妥当な双極性障害の次元的構成概念の創
　造　75
ダリエー病　60
単極うつ病　34
単極うつ病と双極うつ病の遺伝に関する
　連続モデル　48
単極うつ病における抗うつ薬誘発性躁病

　の比率　151
断眠　193
チアガビン　137
注意欠陥／多動性障害（ADHD）　90
注意欠陥／多動性障害（ADHD）と双
　極性障害の鑑別　25
注意欠陥障害（ADD）の症状　90
中核的なうつ病であるメランコリー症候
　群　34
中間表現型　52, 78
中鎖脂肪酸（MCT）食事療法　176
中枢刺激薬が双極性障害の発症を早め
　26
中枢刺激薬による治療を受けている子ど
　も　93
中枢刺激薬の自覚的効果に対する感受性
　が亢進　38
中枢神経系のイメージングの発展　203
中枢神経系の可塑性　208
聴覚誘発電位　41
長期の抗うつ薬による治療　148
長期の再発予防研究　159
長期のリチウム維持療法　113
長期の臨床的コホート研究　96
長期リチウム治療　109
長鎖の多価不飽和脂肪酸（PUFA）　177
治療コンプライアンス　111
治療選択肢　91
治療抵抗性のうつ病患者に対するVNS
　の効果　174
治療抵抗性の急速交代型双極性障害
　176
治療抵抗性の双極うつ病　183
治療に反応する患者の臨床的プロフィー
　ル　190
治療の遅れ　85
治療ノンコンプライアンス　112

治療反応性　15
治療非反応者のランダム化クロスオーバー試験　207
治療無反応　4, 15
チロシン水酸化酵素（TH）遺伝子　58
追加投与されたオランザピン　115
低コレステロール値　106
デカルトの還元主義　208
デカン酸ハロペリドール　160
デキサメタゾンの非抑制の率　38
適切な維持治療　107
電気けいれん療法（ECT）　171
動機づけや快感の喪失，動作緩慢　161
統合失調感情障害双極型（SABP）　59
統合失調症における自殺のリスク　115
島と前障における 2-デオキシグルコース取り込みと負の相関　45
当面の治療のゴール　107
ドーパミン D_2 受容体遺伝子（DRD2）の役割　60
ドーパミン D_4 受容体（DRD4）　59
ドーパミン作動薬　182
ドーパミントランスポーター遺伝子（DAT）　66
ドーパミンの調節障害　60
特異性　52
独自の遺伝的要因の存在　78
特定の身体疾患の共存と自殺のリスクとの関連　106
特定不能（NOS），あるいは混合性の双極性障害　86
時計遺伝子　50
ドコサヘキサエン酸（DHA）　178
トピラマート　135
トリプトファン（の）枯渇　38, 78

な 行

難治性の双極性障害患者　154
ニコチン依存　119
ニコチンの使用と依存　104
ニコチンの使用と自殺との関連　105
認知行動療法（cognitive-behavioral therapy：CBT）　91, 92, 117, 187, 189
認知行動療法的な介入　188
忍容性がない患者　206
脳エネルギー代謝の状態の変化　183
脳溝と第 3 脳室容積が増大　44
脳脊髄液中 10, 11 エポキシド代謝物の濃度　133
脳組織の研究　50
脳のクレアチニン酸　185
脳の細胞内 pH が低下　185
脳波の非対称性　78
脳由来神経栄養因子（BDNF）　49
能力障害の主要な原因　55
ノルアドレナリン系の機能に状態依存性の亢進　36
ノルアドレナリンとアドレナリンの代謝産物排泄パターンの判別解析　37
ノルアドレナリンに対する反応性　37

は 行

背外側前頭前野において N-アセチルアスパラギン酸濃度が低下　46
背外側と腹内側の前頭前野の活性化の異常　45
培養リンパ芽球の各ナトリウムポンプ当たりの能動輸送　47
白質の信号強度が過剰　44
発症年齢が早いこと　104
発揚（高揚）性（の）パーソナリティ

14, 152
パニック症状　103
バルプロ酸　92, 114, 128
バルプロ酸が再発防止に有効　131
バルプロ酸が双極II型のうつ病患者に有効である可能性　129
バルプロ酸とリチウムの併用による再発予防　132
バルプロ酸とリチウムを比較　108
バルプロ酸に対して部分的にしか反応しない双極性障害患者　169
バルプロ酸の再発予防効果　212
バルプロ酸の導入　123
パロキセチン　150
反復 TMS（rTMS）　172
微細運動機能の障害　43
皮質全体と扁桃体容積の減少　44
非常に狭いモデル　68
左腹側前頭前野の活性化　45
非定型うつ病　11
非定型抗精神病薬　114
非定型的なうつ病症状　9
非定型的なうつ病の病像　9
非定型な臨床像　89
非定型病徴の頻度の高さ　35
病気で過ごす総時間　155
病気の経過　12, 46
病気の経過にも違い　12
病気の重症度は自殺と関連　99
標準化され，一般的に受け入れられた治療法　91
病前の気分の状態　14
病相頻回化のリスクの増大　155
広いモデル　68
不安うつ病　11
不安障害の既往　103
不安定化（roughening）　16

不安の管理　196
部位 14q24.1-q32.12　71
付加的な予防的特性　113
腹側前頭前野の反応が増大　45
物質使用障害（SUD）　104
物質乱用　27
ブプロピオン　148
プライマリーケア医による治療　20
プライマリーケアでの双極性障害　20
プラセボ　145
プラミペキソール　182
フルオキセチン　143, 144, 148
フルオキセチン単独投与　145
フルペンチキソール　160
プレガバリン　138
プロテインキナーゼC　39
プロトタイプ（原型）による診断　6
プロトン MRS　45
プロニューロテンシン合成　49
吻側左腹側前頭前野がより活性化　45
米国国立精神保健研究所（NIMH）　48
米国国立精神保健研究所（NIMH）の双極性障害に関する遺伝学新規戦略（Genetics Initiative）　58
米国食品医薬品局（FDA）　92
米国精神医学会の双極性障害治療ガイドライン　123
米国のガイドライン　190
米国の治療ガイドライン　189
ペルフェナジン　160
扁桃体におけるグリアの減少　43
ベンラファキシン　144, 145, 148
ボーダーライン的な衝動行動　29
ボーダーラインと双極性障害の問題　29
他の抗けいれん薬　136
ボディマス（体格）指数（BMI）　100

ま 行

マーカー D11S1923　58
マーカー D16S2619　61
マーカー D1S251　65
マーカー D5S207　66
マーカー D6S7　67
マーカー D8S256　68
マーカー GATA144DO4　64
マリファナと幻覚剤　104
慢性の易刺激性抑うつ状態　156
ミオイノシトール　100
短い 5HTTLPR 対立遺伝子の頻度　72
ミトコンドリア内での酸化的リン酸化　184
ミトコンドリアの機能不全　185
無顆粒球症　166
迷走神経刺激（VNS）　173
メラトニンレベル　78
メランコリー型うつ病　11
妄想のリスク　49
目標志向の報酬に関連した活動の抑制　34
目標達成を必要とする生活上の出来事　76
最も説得力のあるモデル　51
最も狭く定義した場合　55
モノアミン酸化酵素阻害薬　142

や 行

薬物と心理療法の両方の最終共通経路　209
薬物療法に反応しない混合性躁病と双極うつ病　171
薬物療法に反応しない混合性躁病と双極うつ病の患者に対するECTの有効性　171

薬物療法へのアドヒアランス　95
ヤング躁病尺度　148
有意および示唆的な対数オッズ（ロッド）スコア　56
養子研究　55
抑うつ症状とうつ病エピソードの頻度と持続期間　98
予後不良の要因　141
予防効果　137

ら 行

ラモトリギン　114, 125, 206
ラモトリギンに反応しない患者　206
ラモトリギンによる自殺予防　114
ラモトリギンを上乗せした研究　127
ランダム化比較試験における急性躁病の比率　149
罹患していない親族にも存在する素因　78
リスペリドン　163, 166
リスペリドンとオランザピンの比較　168
理想的な神経生物学的仮説　202
リチウム　92, 108, 124, 207
リチウム中断後の自殺のリスク　113
リチウム治療に対するコンプライアンス　111
リチウム治療を受けている患者における自殺リスクの明らかな低下　109
リチウムとバルプロ酸の併用　129
リチウムに対する反応性　49
リチウムによってもたらされる自殺防止のメカニズム　113
リチウム濃度　124, 150
リチウムの中断に伴う潜在的危険　112
リチウムの副作用の負担　124
リチウムの予防的性質　110

両極性　17
リン MRS　46
臨床経過　99
臨床的管理の第一選択　113
臨床的コホートを縦断的に追跡調査した
　　結果　98
臨床的疾患単位としての双極うつ病　83
倫理面からの制約　212
レベチラセタム　138
連鎖不均衡存続検定（TDT）　70

わ　行

若い双極性障害の患者　100
若い人の精神病性うつ病　10
若者の感情障害　83

編者・著者

ジュリア・アップルバウム (Julia Appelbaum, M.D.)

Stanley Research Center, Division of Psychiatry, Faculty of Health Sciences, Ben Gurion University of the Negev, Beer Sheva, Israel

ロバート・H・ベルメーカー (Robert H. Belmaker, M.D.)

Professor of Psychiatry, Faculty of Health Sciences, Ben Gurion University of the Negev, Beer Sheva, Israel

ポリーナ・エイデルマン (Polina Eidelman, B.A.)

Graduate Student, Massachusetts General Hospital, Boston, Massachusetts

リフ・S・エル-マラーク (Rif S. El-Mallakh, M.D.)

Director, Mood Disorders Research Program ; Associate Professor, Department of Psychiatry and Behavioral Sciences, University of Louisville School of Medicine, Louisville, Kentucky

S・ナシア・ガミー (S. Nassir Ghaemi, M.D., M.P.H.)

Associate Professor, Department of Psychiatry and Behavioral Sciences, Rollins School of Public Health ; Director, Bipolar Disorder Research Program, Emory University, Atlanta, Georgia

フレデリック・K・グッドウィン (Frederick K. Goodwin, M.D.)

Center for Neuroscience, Medical Progress, and Society ; Psychopharmacology Research Center ; Research Professor, Department of Psychiatry and Behavioral Sciences, George Washington University, Washington, D.C.

エリザベス・P・ハイデン (Elizabeth P. Hayden, Ph.D.)

Assistant Professor, Department of Psychology, University of Western Ontario, London, Ontario, Canada

アヌープ・カリポット (Anoop Karippot, M.D.)

Assistant Professor, Division of Child and Adolescent Psychiatry, Bingham Child Guidance Center, University of Louisville School of Medicine, Louisville, Kentucky

ジョセフ・レビン (Joseph Levine, M.D.)

Associate Professor of Psychiatry, Stanley Research Center, Division of Psychiatry, Faculty of Health Sciences, Ben Gurion University of the Negev, Beer Sheva, Israel

ジョン・I・ナーンバーガー (John I. Nurnberger Jr., M.D., Ph.D.)

Joyce and Iver Small Professor of Psychiatry, Professor of Medical and Molecular Genetics, Institute of Psychiatric Research, Indiana University School of Medicine, Indianapolis, Indiana

マイケル・J・オスタチャー (Michael J. Ostacher, M.D., M.P.H.)

Associate Medical Director, Bipolar Clinic and Research Program, Massachusetts General Hospital ; Instructor, Harvard Medical School, Boston, Massachusetts

ジャックリン・サジェス (Jaclyn Saggese, B.A.)

Center for Neuroscience, Medical Progress, and Society ; Psychopharmacology Research Center ; Department of Psychiatry and Behavioral Sciences, George Washington University, Washington, D.C.

アラン・C・スワン (Alan C. Swann, M.D.)

Pat R. Rutherford Jr. Professor and Vice Chair of Research, Department of Psychiatry and Behavioral Sciences, University of Texas Medical School, Houston, Texas

フランセスク・コロム (Francesc Colom, Psy.D., M.Sc., Ph.D.)

Head of Psychoeducation and Psychological Treatment Areas, Bipolar Disorders Program, Stanley Research Center, University of Barcelona, Barcelona, Spain

エドゥアール・ビエタ (Eduard Vieta, M.D.)

Director of the Bipolar Disorders Program, Stanley Research Center, University of Barcelona, Barcelona, Spain

■訳者略歴

田島 治（たじま おさむ）

1950年，群馬県生まれ。杏林大学大学院修了。医学博士。財団法人精神医学研究所付属東京武蔵野病院嘱託。杏林大学医学部精神科助教授を経て，杏林大学保健学部教授（精神保健学）。

主な著書：『抗うつ薬の真実』（星和書店），『こころのくすり最新事情』（星和書店），『精神医療の静かな革命』（勉誠出版）

佐藤 美奈子（さとう みなこ）

愛知県生まれ。1992年，名古屋大学文学部文学科卒業。現在は翻訳家としての活動のかたわら，英語の学習参考書・問題集の執筆にも従事。星和書店より訳書多数。

双極うつ病

2013年2月26日　初版第1刷発行

著　者　リフ・S・エル-マラーク，S・ナシア・ガミー
訳　者　田島 治，佐藤美奈子
発行者　石澤雄司
発行所　㈱星和書店
　　　　〒168-0074　東京都杉並区上高井戸1-2-5
　　　　電話　03（3329）0031（営業部）／03（3329）0033（編集部）
　　　　FAX　03（5374）7186（営業部）／03（5374）7185（編集部）
　　　　http://www.seiwa-pb.co.jp

Ⓒ 2013　星和書店　　Printed in Japan　　ISBN978-4-7911-0836-7

・本書に掲載する著作物の複製権・翻訳権・上映権・譲渡権・公衆送信権（送信可能化権を含む）は㈱星和書店が保有します。
・ JCOPY 〈(社)出版者著作権管理機構 委託出版物〉
　本書の無断複写は著作権法上での例外を除き禁じられています。複写される場合は，そのつど事前に(社)出版者著作権管理機構（電話03-3513-6969，FAX 03-3513-6979，e-mail：info@jcopy.or.jp）の許諾を得てください。

抗うつ薬の時代
うつ病治療薬の光と影

デーヴィッド・ヒーリー 著　林 建郎、田島 治 訳
A5判　424p　3,500円

うつ病と抗うつ薬の関係を軸に、現代医学の抱える問題を鋭くえぐった名著。
精神科医には必読の書であり、心の医療に関心があるすべての人に推奨する1冊。

抗うつ薬の真実
抗うつ薬を飲む人、出す人へのメッセージ

田島 治 著
四六判　320p　2,800円

臨床医としての長い経験と深い知識をもとに、急増するうつ病の実態、
抗うつ薬による治療の現状や課題を鋭く解説し、新たな展望を解き明かす。

こころのくすり　最新事情

田島 治 著
四六判　160p　1,800円

心の病の治療に用いる向精神薬について、登場の背景や製薬業界の
裏事情などを絡めてドラマチックに紹介！

発行：星和書店　http://www.seiwa-pb.co.jp　価格は本体(税別)です

精神病性うつ病
病態の見立てと治療

C・M・シュワルツ、E・ショーター 著　上田 諭、澤山恵波 訳
A5判　336p　3,800円

「精神病性(妄想性)うつ病」をひとつの疾患概念としてとらえ、歴史的概念から病態と診断、治療までを詳述。7分類ごとの評価・治療を示す。

WFSBP(生物学的精神医学会世界連合)版
双極性障害の生物学的治療ガイドライン：躁病急性期の治療

Heinz Grunze 他著　山田和男 訳
B5判　80p　1,600円

躁病治療の基本をおさえEBMを実践するうえで、日常臨床に欠かせない一冊。WFSBPのガイドライン。

抗精神病薬の精神薬理
スタールのヴィジュアル薬理学

S.M.Stahl 著　田島 治、林 建郎 訳
A5判　160p　2,600円

抗精神病薬について豊富なイラストと共に解説したテキスト。本書を読めば、定型抗精神病薬、非定型抗精神病薬の特徴が鳥瞰できるようになっている。

発行：星和書店　http://www.seiwa-pb.co.jp　価格は本体(税別)です

大うつ病性障害の検証型治療継続アルゴリズム STAR*D
（Sequenced Treatment Alternatives to Relieve Depression）：
その臨床評価とエビデンス

稲田俊也 編著　山本暢朋、佐藤康一、藤澤大介、稲垣 中 著
A4判　80p　2,800円

米国の大規模臨床試験である STAR*D プロジェクトから得られた
豊富な知見を紹介。日本語版評価尺度を付録として掲載。

我々の内なる狂気
統合失調症は神経生物学的過程である

ロバート・フリードマン 著　鍋島俊隆 監訳
四六判　336p　2,600円

ビギナーにも理解しやすいシンプルな記述で脳と心の2つの面から、
統合失調症の本質に迫る。

うつ病の完全な治療回復は可能か

Mike Briley 編　山田和夫 監訳
四六変形（188mm×112mm）56p　1,600円

うつ病から完全に治療回復するためには、再燃・再発を防ぐための
長期的薬物療法が必要であることを、EBMに基づいて検証する。

発行：星和書店　http://www.seiwa-pb.co.jp　価格は本体（税別）です

「うつ」がいつまでも続くのは、なぜ？
双極Ⅱ型障害と軽微双極性障害を学ぶ

ジム・フェルプス 著　荒井秀樹 監訳　本多篤、岩渕愛、他 訳
四六判　468p　2,400円

気分障害スペクトラムの概念を詳説し、すぐに実践できる対処法を紹介する。

バイポーラー（双極性障害）ワークブック
気分の変動をコントロールする方法

M・R・バスコ 著　野村総一郎 監訳　佐藤美奈子、荒井まゆみ 訳
A5判　352p　2,800円

双極性障害による気分の変動を抑制する対処法を、認知療法的な手法を用いて、分かりやすく説明している。

不安とうつの脳と心のメカニズム
感情と認知のニューロサイエンス

Dan J. Stein 著　田島治、荒井まゆみ 訳
四六判　180p　2,800円

うつ病や不安障害の臨床に関わる医療関係者だけでなく、
不安やうつに悩む当事者の方も必読の書。

発行・星和書店　http://www.sciwa.pb.co.jp　価格は本体(税別)です

ママは躁うつ病
んでもって娘は統合失調症デス

文月ふう 著
四六判　272p　1,600円

漫画でつづるジェットコースターのような波乱に満ちた躁うつ病の闘病体験。診察場面の描写や主治医の解説で病の理解が深まる。

オトコのうつ

デヴィッド・B・ウェクスラー 著
山藤奈穂子 訳・監訳　荒井まゆみ 訳
四六判　372p　2,200円

新型うつ病、自己愛型うつ病、男性のうつ病の治療に悩む治療者、精神保健関係者にもおすすめ。

職場のうつ
対策実践マニュアル

松原六郎、五十川早苗、齊藤 忍 著
四六判　220p　1,800円

企業内におけるメンタルヘルス対策のすべてを、詳しくわかりやすく解説する。

発行：星和書店　http://www.seiwa-pb.co.jp　価格は本体(税別)です